간호사 국가시험 **출 제 범 위**

모성간호학	1. 여성건강의 이해	1. 여성건강 개념
		2. 성 건강 간호
		3. 생식기 건강사정
	2. 생애전환기 여성	1. 월경 간호
		2. 완(폐)경 간호
	3. 생식기 건강문제 여성	1. 생식기 종양 간호
		2. 생식기 감염질환 간호
		3. 자궁내막질환 간호
		4. 생식기 구조이상 간호
		5. 난(불)임 여성 간호
	4. 임신기 여성	1. 정상 임신 간호
		2. 고위험 임신 간호
		3. 태아 건강사정
	5. 분만기 여성	1. 정상 분만 간호
		2. 고위험 분만 간호
	6. 산욕기 여성	1. 정상 산욕 간호
		2. 고위험 산욕 간호

C O N T E N T S

목 차

C O N T E N T S

간결 **간호사 국가시험대비**
모 성 간 호 학

C O N T E N T S

목 차

여성건강의 이해

1

P A R T

CHAPTER 01

We Are Nurse

위아너스
간 호 사
국가시험
이 론 편

여성건강의 개념

모성간호학

● ● ● ●

🔬 UNIT 01 　여성건강 간호

1) 대상

여성과 그 가족

2) 범위

① 사춘기 이후 여성 즉, 가임기 여성부터 완경(폐경)기 이후 여성까지의 여성건강간호
② 생식기관, 생식작용, 모성역할 뿐 아니라 여성의 삶 전체의 문제들을 간호
③ 그들의 가족에 대한 간호

3) 목적 ★★★

(1) 광의의 목적

① 여성의 성 특성을 중심으로 생식기관, 생식작용, 출산과정, 어머니 역할을 탐구하고 간호
② 여성의 전 생애를 통해 건강유지 및 건강증진, 질병예방 및 회복 등을 탐구하고 간호
③ 여성은 가족구성원의 핵심이므로 가족중심 접근법을 적용하여 여성 개인뿐 아니라 가족 전체의 건강을 도모
④ 여성의 관점에서 이해하는 여성중심 접근방법으로 여성이 자신의 건강문제를 스스로 인식하고 지식을 습득하여 결정하고 조정하는 능력을 함양하도록 함
⑤ 여성건강간호사는 여성의 가치와 신념을 존중하고 경험을 함께 나눔으로써 옹호자, 교육자, 지지자, 제공자의 역할을 담당

(2) 협의의목적

① 여성의 성 특성과 관련하여 사춘기부터 완경(폐경)기 이후의 여성이 가족 및 사회문화적 맥락 내에서 발생하는 문제를 가족중심, 여성중심적 접근방법을 사용하여 건강을 관리함

4) 여성건강간호학의 개념 ★★★★★

① 여성의 전 연령층의 건강관리를 제공하는 학문
② 여성 자신과 그 가족의 안녕과 건강유지 및 증진을 돕는 것
③ 가임기 여성, 신생아, 남편을 포함한 가족 전체의 건강관리에 관심
④ 여성의 성 특성과 관련하여 사춘기부터 완경(폐경)기 이후의 여성이 가족 및 사회문화적 맥락 내에서 그들의 역할과 기능, 신념 및 경험과 관련하여 발생하는 건강문제를 가족중심과 여성중심 접근방법으로 건강문제를 해결하고 중재하는 학문
⑤ 여성건강간호사는 대상 여성과 동반자 관계로 대상자와 함께 건강유지, 증진, 질병예방, 효과적인 건강문제 해결방법을 적용하여 최적의 안녕상태를 유지하도록 도움

5) 여성건강간호학의 범위

① 여성건강간호학은 여성의 생식기관을 포함한 생물학적인 특성과 사회문화적인 지위, 역할에 따른 건강문제를 포함
② 정치, 경제, 법적인 것 등 새로운 건강문제가 주요 쟁점으로 대두되어 학문의 범위가 점차 확대

6) 여성건강 간호의 접근방법

(1) 가족중심간호 ★★★★

① 임산부와 가족에게 출산은 정상적이고 건강한 사건이며, 자연적 현상인 생의 전환으로 인식하도록 접근
② 임산부, 신생아 등 가족에게 신체적, 사회·심리적 요구를 충족시켜 질적인 간호를 제공
　예 참여분만, 모자동실, 가족분만, 가정분만의 부활 등
　※ 가족 : 결혼, 혈연, 입양, 친분 등으로 관계되어 같이 일상의 생활을 공유하는 사람들의 집단(공동체) 또는 그 구성원
　※ 가족의 기능 : 애정적 기능, 경제적 기능, 사회화 기능, 생리적 기능

(2) 여성중심간호 ★★★★★

① 여성의 삶을 총체적으로 고려하고 인식하여 여성의 입장에서 자기 건강문제를 스스로 해결하도록 중재
② 여성이 능동적으로 환경과 끊임없이 상호작용하며, 이러한 상호작용을 통해 스스로 조정하고 자율적으로 의사결정할 수 있는 힘이 있는 존재로 인식하도록 접근

7) 여성건강간호의 기본철학

① 실존주의, 여성주의, 포스트모던 주의의 철학을 근거로 성을 총체적으로 이해
② 여성이 스스로 자신의 건강상태를 알고 건강을 관리할 수 있는 능력을 함양
③ 여성과 동반자 관계에서 옹호하고 지지하는 여성중심, 가족중심의 간호 접근방법을 적용하여 여성의 삶의 질을 향상시키는 것

8) 여성건강간호의 지식체

① 여성건강간호의 지식체를 이루는 근간은 인간의 성장·발달, 성, 가족발달에 대한 이해
② 가장 근간이 되는 지식체는 인간 생식과 여성의 특성 및 성욕 변화에 대한 이해

9) 여성건강간호의 실무지침

① 건강증진과 질병예방에 대한 간호 제공
② 여성이 자신의 신체기능을 이해하며, 문화 속에서 자신의 역할에 능숙하도록 돕는 것
③ 개인의 건강은 가족체계, 사회체계 속에서 다른 모든 사람의 영향을 받음을 인식해야 함

10) 여성건강간호사의 역할

① 지식과 기술을 전달하는 간호 제공자
② 여성 스스로가 자신의 건강관리를 선택하도록 돕는 옹호자
③ 여성이 자신의 건강을 유지하게 할 수 있도록 교육하는 교육자
④ 전문가적 입장을 견지함으로 타인이 존경할 수 있는 역할 모델이 됨
⑤ 여성의 건강을 위해 사회적·정치적 역할을 담당하는 사회, 정치가의 역할

11) 여성건강에 관련된 생정통계

※ 생정통계
① 생정통계는 출산, 결혼, 질병, 사망 등 인구동태를 중심으로 하는 통계
② 가임여성 : 15~49세의 임신이 가능한 여성
③ 초저출산 : 합계 출산이 1.3명 이하를 의미

(1) 출산통계

가. 조출생률 : 1,000명에 대한 1년간 총 출생 수

$$조출생률 = \frac{연간\ 총\ 출생아\ 수}{당해\ 연도의\ 연중앙인구} \times 1,000$$

나. 출산율 : 15~49세 가임여성 1,000명에 대한 총 출산 수

$$출산율 = \frac{1년간\ 총\ 출생아\ 수}{가임여성의\ 연앙인구} \times 1,000$$

다. 연령별 출산율 : 해당 년도 별 특정 연령의 여성의 출산 수

$$연령별\ 출산율 = \frac{그\ x세\ 연령군에서의\ 연간\ 출생아\ 수}{어떤\ 연도의\ x세\ 가임여성\ 인구} \times 1,000$$

라. 합계출산율 : 가임여성 1명이 일생동안의 출산 수

(2) 사망통계

가. 조사망률 : 1,000명에 대한 1년간 총 사망 수

$$조사망률 = \frac{연간\ 총\ 사망자\ 수}{당해\ 연도의\ 연중앙인구} \times 1{,}000$$

나. 영아사망률 : 1년간 출생아 1,000명에 대한 생후 1년 미만의 사망 수

$$영아사망률 = \frac{해당연도의\ 만\ 1세\ 미만의\ 사망자\ 수}{특정\ 연도의\ 총\ 출생아\ 수} \times 1{,}000$$

다. 신생아사망률 : 1년간 출생 후 28일까지 신생아의 사망률

$$신생아\ 사망률 = \frac{해당\ 연도의\ 생후\ 28일\ 이내의\ 사망자\ 수}{특정연도의\ 총\ 출생아\ 수} \times 1{,}000$$

라. 주산기사망률 : 연간출산 수 중에 연간 주산기 사망 수

$$주산기\ 사망률 = \frac{연간주산기\ 사망\ 수}{특정연도의\ 총\ 출생아\ 수} \times 1{,}000$$

※ 주산기 : 자궁외 생활이 가능한 임신 제 28주 이후부터 출생 7일까지의 기간

마. 사산 또는 태아사망률 : 임신 20주 이상의 태아가 출산 전 자궁 내에서 사망하는 수

$$태아사망률 = \frac{1년간\ 사산\ 수}{1년간\ 출산\ 수} \times 1{,}000$$

바. 모성사망률 : 임신 중 또는 출산한 지 42일 이내의 여성의 사망할 확률
  ※ 우발적 사고는 제외, 가임여성 1,000명 당 모성사망 수

$$모성사망률 = \frac{모성\ 사망\ 수}{가임\ 여성\ 수} \times 1{,}000$$

사. 모성사망비 : 신생아 10만 명 당 모성 사망의 비율

$$모성사망비 = \frac{모성\ 사망\ 수}{출생아\ 수} \times 100{,}000$$

단원별 문제

01 여성건강간호사의 역할 중 여성이 자가 간호와 자가 검진을 스스로 선택할 수 있도록 교육하는 역할은 무엇인가?

① 교육자   ② 옹호자

③ 역할모델   ④ 간호제공자

⑤ 사회 정치가

> **해설** [여성건강간호사의 역할]
> ① 지식과 기술을 전달하는 간호 제공자
> ② 여성 스스로가 자신의 건강관리를 선택하도록 돕는 옹호자
> ③ 여성이 자신의 건강을 유지하게 할 수 있도록 교육하는 교육자
> ④ 전문가적 입장을 견지함으로 타인이 존경할 수 있는 역할 모델이 됨
> ⑤ 여성의 건강을 위해 사회적·정치적 역할을 담당하는 사회, 정치가의 역할

02 여성건강간호학의 기본가정에 포함되는 것은?

① 출산경험은 부부와 가족에게 발달기회가 된다.

② 인간의 성은 생식을 전제로 한다.

③ 출산경험은 문화의 영향을 받지 않는다.

④ 생식은 부부들만의 경험으로 본다.

⑤ 육아는 여성만의 책임으로 본다.

> **해설** 여성건강간호의 접근법은 여성중심 접근법과 가족중심 접근법이다. 가족 및 사회문화적 맥락 내에서 발생하는 문제를 가족중심, 여성중심적 접근방법을 사용하여 건강을 관리를 하도록 한다.

정답 ☑   01. ②   02. ①

03 여성건강간호의 범위에 대해 가장 잘 설명한 것은?

① 가임기 여성의 건강관리
② 정상 임부와 고위험 산모의 산전 건강관리
③ 임부와 태아의 건강 관리
④ 사춘기 이후 여성과 그 가족 전체의 건강관리
⑤ 영유아의 부모 역할 교육

> 해설 [여성건강간호의 범위]
> • 사춘기 이후 여성 즉, 가임기 여성부터 완경(폐경)기 이후 여성까지의 여성건강간호
> • 생식기관, 생식작용, 모성역할 뿐 아니라 여성의 삶 전체의 문제들을 간호[여성건강간호의 목적]
> • 그 가족 전체의 건강관리

04 여성건강간호의 목적을 가장 잘 설명한 것은?

① 임신부의 산전관리를 한다.
② 여성의 성과 질환에 대한 관리를 한다.
③ 여성의 성 특성을 중심으로 생식기관, 생식작용, 출산과정, 어머니 역할을 탐구하고 간호한다.
④ 여성생식기의 질병과 초경, 사춘기, 완경(폐경)에 관한 관리를 한다.
⑤ 임신부, 신생아 및 그 가족이 임신과 출산으로 인한 새로운 변화에 잘 적응하도록 돕는다.

> 해설 [여성건강간호의 목적]
> • 여성의 성 특성을 중심으로 생식기관, 생식작용, 출산과정, 어머니 역할을 탐구하고 간호

05 여성건강간호학의 개념으로 가장 옳은 것은?

① 특정 연령의 여성의 건강문제를 중재한다.
② 개인 중심으로 건강문제를 해결한다.
③ 가족 전체보다는 여성만의 건강관리를 목표로 한다.
④ 임부의 산전간호를 제공한다.
⑤ 가족 및 사회문화적 맥락 내에서 여성건강에 접근한다.

> 해설 여성건강간호학의 개념은 여성의 성 특성과 관련하여 사춘기부터 완경(폐경)기 이후의 여성이 가족 및 사회문화적 맥락 내에서 그들의 역할과 기능, 신념 및 경험과 관련하여 발생하는 건강문제를 가족중심과 여성중심 접근방법으로 건강문제를 해결하고 중재하는 학문

06 여성건강간호에서의 접근법을 옳게 설명한 것은?

① 여성에게 출산은 비정상적인 삶의 과정으로 이해한다.
② 출산은 여성만이 담당해야 하는 사건으로 이해하고 접근한다.
③ 모성간호학은 여성 삶의 전체 맥락에서 나타나는 신체적 문제에 국한해서 접근해 나간다.
④ 임신, 분만, 육아는 어머니의 일만이 아니라 가족 전체의 과업이므로 가족주의 접근법을 사용한다.
⑤ 모성간호사는 대상여성이 연약함을 이해하고 정확한 지시와 교육을 통해 건강문제를 해결해 준다.

해설 여성건강간호의 접근방법은 가족중심간호, 여성중심간호이다.

07 다음 중 여성건강간호에서 가족중심 간호접근방법으로 사용되는 사례로 옳은 것은?

① 가족참여분만   ② 제왕절개분만
③ 조산원 이용 증가   ④ 인공수유의 증가
⑤ 신생아실 운영

해설 출산과 분만은 여성만의 일이 아니라 가족 전체의 일이라는 가족 중심의 간호접근의 방법으로는 참여분만, 자연분만, 모자동실, 가족분만, 가정분만의 부활 등이 있다.

08 여성건강간호의 개념변화에 대한 설명으로 옳은 것은?

① 최근 여성의 임신과 출산에 대한 관심 증가로 주로 모성간호학은 임신, 출산 시의 건강을 강조하고 있다.
② 모성간호사는 대상 여성이 연약함을 이해하고 정확한 지시와 교육을 통해 건강문제를 해결해 준다.
③ 최근 여성의 건강문제는 과거와 마찬가지로 사회, 문화, 정치, 경제 전체에 영향을 좀처럼 받지 않으므로 이 부분에 대한 중재는 중요하지 않다.
④ 최근 여성의 건강문제는 과거와 마찬가지로 사회, 문화, 정치, 경제에 영향을 받으므로 다학제적 중재가 요구된다.
⑤ 모성간호학은 여성 삶의 전체 맥락에서 나타나는 신경체적 문제에 국한해서 접근해 나간다.

해설 최근의 여성의 건강문제는 과거와는 달리 사회, 문화, 정치, 경제에 영향을 받으므로 다학제적 중재가 요구되어 진다.

정답 🔒   06. ④   07. ①   08. ④

09 여성건강간호에서 가족중심 접근을 강조하는 이유는?

① 가정의 사회적 단위 중 가장 기본이기 때문
② 임신은 여성에게 위기이므로 가족의 도움이 반드시 필요하기 때문
③ 임신, 분만, 육아는 여성만이 감당해야할 일이 아니라 가족 전체의 과업이기 때문
④ 출산은 결혼하여 가족이 형성된 후에 가능하기 때문
⑤ 아기의 성장발달에는 남편의 역할이 강조되기 때문

> **해설** 출산과 분만은 여성만의 일이 아니라 가족 전체의 일이라는 가족 중심의 간호접근의 방법으로는 참여분만, 자연분만, 모자동실, 가족분만, 가정분만의 부활 등이 있다.

10 여성간호사의 역할 중 여성 대상자와 가족에게 당면한 임신과 출산의 문제에 대해 지식을 제공하고 문제를 해결할 수 있는 여러 가지 제안을 제시하여 대상자가 가장 합리적인 대안을 결정할 수 있도록 도와주며 지지해 주는 것은 어떠한 역할에 대한 설명인가?

① 교육자   ② 치료자
③ 상담자   ④ 연구자
⑤ 옹호자

> **해설** [여성건강간호사의 역할]
> ① 지식과 기술을 전달하는 제공자
> ② 여성 스스로가 자신의 건강관리를 선택하도록 돕는 옹호자
> ③ 여성이 자신의 건강을 유지하게 할 수 있도록 교육하는 교육자
> ④ 전문가적 입장을 견지함으로 타인이 존경할 수 있는 역할 모델이 됨
> ⑤ 여성의 건강을 위해 사회적·정치적 역할을 담당하는 사회, 정치가의 역할

11 모성사망비와 모성사망율의 분자는?

① 출산한 지 42일 이내의 여성 사망자수
② 임신 28주 이후의 사산수와 초생아사망 수의 합
③ 28주 이후의 사망한 사산아를 둔 모성 수
④ 임신 중, 분만 중 사망한 모성 수
⑤ 같은 해 임신, 분만, 산욕 합병증으로 사망한 모성수

[모성사망률, 모성사망비 분자]
임신 중 또는 출산한 지 42일 이내의 사망한 모성 수
= 임신, 분만, 산욕 합병증으로 사망한 모성 수
　(우발적 사고는 제외)

$$모성사망률 = \frac{모성 \ 사망 \ 수}{가임 \ 여성 \ 수} \times 1,000$$

$$모성사망비 = \frac{모성 \ 사망 \ 수}{출생아 \ 수} \times 100,000$$

12 다음 통계에서 분모가 같은 것은?

① 영아사망률, 합계 출산률
② 조사망률, 주산기사망률
③ 일반출산율, 조사망률
④ 조사망률, 신생아사망률
⑤ 영아사망률, 모성사망비

영아사망률, 모성사망비, 신생아사망률의 분모는 연간 총 출생아수
조사망률의 분모는 연 중앙 인구

13 여성건강에 관련된 생정 통계 중 인구 1,000명에 대한 1년간 총 출생수를 의미하는 것은 무엇인가?

① 조출생률　　　　　　　② 출산률
③ 합계출산률　　　　　　④ 연령별 출산률
⑤ 총출산률

조출생률은 인구 1,000명에 대한 1년간 총 출생수를 의미

$$조출생률 = \frac{연간 \ 출생아 \ 수}{당해 \ 연도의 \ 연 \ 중앙 \ 인구} \times 1,000$$

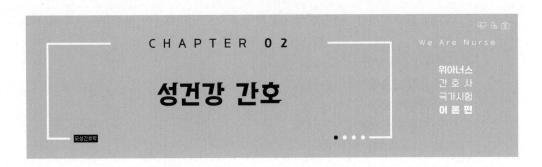

CHAPTER 02

성건강 간호

모성간호학

We Are Nurse

위아너스
간 호 사
국가시험
이 론 편

UNIT 01   사춘기의 성

1) 성에 대한 개념

(1) 성에 관련된 용어 ★

① Sex
  ㉠ 생물학적 성(남, 여)의 차이로 선천적 생식기의 구조와 기능에 따른 차이
  ㉡ 개인의 해부학적 특성에 근거한 신체적, 유전적 개념

② Gender
  ㉠ 성별, 성차, 성역할을 의미함
  ㉡ 사회문화적 의미의 성으로 후천적 남녀에 따른 심리, 사회적 성역할 차이
  ㉢ 남·녀간의 대등한 관계의 사회적 동등함을 실현한다는 의미

③ Sexuality ★
  ㉠ 생물학적, 사회문화적, 성역할 포함하는 포괄적인 성을 의미함
  ㉡ 남·녀 생식기 구조와 기능에 따른 차이, 남·녀 심리·사회적인 성역할의 차이, 인간
     의 성욕구로 표현되는 인간관계를 포함하는 개념
  ㉢ 여성으로, 남성으로 자신의 성을 인식함
  ㉣ 자신의 성에 대해 갖는 느낌, 태도, 인식으로 동성, 이성관계를 유지시키는 인간
     관계 시작의 출발점이자 원동력
  ㉤ 남성다움, 여성다움으로 유아기 때부터 발달하여 성인기에 완성
  ㉥ 자아정체감을 성립시키도록 도움

(2) 성정체감(Sexual identity) ★

① 성정체감(성정체성)의 특성
  ㉠ 자신의 성을 스스로 인지하고 수용하는 내면적인 느낌을 의미
  ㉡ 동성이나 이성관계를 유지시키는 인간관계의 출발점이며, 원동력

ⓒ 대인관계 유지와 애정표현의 기본적 동력으로 성정체감이 형성되면 거의 변하지 않음

② 성정체감에 영향을 미치는 요소
- ㉠ 부모의 양육방식
- ㉡ 생물학적 요인
- ㉢ 성장과정의 경험
- ㉣ 생식, 해부학적 요인

(3) 성역할

① 성정체감의 표현적 요소

② 남성과 여성에게 달리 기대되는 행동양식으로 개인의 사회화 과정을 통해 학습
- ㉠ 성역할 정립 : 죄의식, 분노, 혼란이 없이, 건전한 대인관계를 형성함
- ㉡ 성역할 미정립 : 자신의 성별에 성적 역할갈등

③ 양육하는 부모의 행동과 태도에 영향을 받음

(4) 성건강

① 세계보건기구 정의 : 성적 존재가 인격, 의사소통 및 사랑을 긍정적으로 향상시키는 방식으로 신체적·정서적·지적 및 사회적 측면의 통합을 이루는 것

② 협의 : 성행위와 관련된 임상적·기능적 행동방식

③ 광의 : 적응과 행복(만족스러운 성생활과 질)

(5) 성발달 ★

① 남성 혹은 여성으로 출생하여 양육과 사회화에 의해 형성된 내면적인 성정체감과 그에 근거하여 나타나는 감정, 마음, 태도, 생각 및 행동의 발달을 의미

② 성발달 단계별 성정체감 형성과 발달 및 적응의 결과는 일생을 성적으로 건강하게 살 수 있게 하는 원동력

2) 사춘기의 신체·생리적 발달(2차 성징) ★★★

호르몬의 현저한 변화로 신체·생리적으로 많은 변화를 경험

(1) 여자 청소년

① 호르몬 : 에스트로겐의 영향으로 지방 축척(둔부와 가슴)
- → 여성스러운 신체 윤곽을 나타냄

② 유방 : 유방과 유륜은 월경이 시작되기 2~3년전 젖몽우리가 나타나고 확대됨

③ 치모 : 유방이 발달된 이후 치모가 형성

④ 신장 : 빠른 속도로 성장하여 3년 이내에 성인 신장에 이르게 됨

⑤ 체중 : 성장의 시작과 초경 발생의 중요한 요소

⑥ 초경 : 여성의 생리적 성숙의 신호, 성성숙도를 나타내는 지표 ★
- → 긍정적으로 수용하도록 대비, 정상적 생리적 반응으로 이해
- → 초경 시에는 무배란성, 불규칙하거나 생리의 양이 많을 수 있음
- → 12~18개월 이후 정상월경주기

⑦ 목소리 : 약간 저음
⑧ 피부 : 여드름 생김

(2) 남자 청소년

① 호르몬
  ㉠ 난포자극호르몬(FSH)은 정자 생성
  ㉡ 황체형성호르몬(LH)은 남성 호르몬(테스토스테론) 생산 자극
② 생식기 : 고환이 커짐, 정액 생성되며 사정이 가능
③ 치모 : 여성보다 치모가 많으며 2차 성징 중 먼저 나타남
④ 신장 : 13~15세에 급성장하여 20cm까지도 자람
⑤ 신체 질량과 근력 : 증가

3) 사춘기의 사회 심리적 발달

① Erikson : 정체성 대 정체성 혼돈
② 또래와의 차이에 불안해하고, 이성과의 차이에 더 관심을 보임
③ 정체성은 또래집단의 문화적 가치에 의해 영향을 받음
④ 성정체감 형성

4) 초경의 의미와 태도

① 초경은 여성의 성 성숙도를 나타내는 지표 ★
② 평균 13세경에 시작되나 여러 요인의 영향을 받아 빨라지고 있음
③ 초경에 대한 적절한 지식과 대비로 긍정적 경험으로 받아들이는 것이 필요

5) 성건강문제의 원인

(1) 성발달 관련 건강문제

① 반음양(성샘은 여성인데, 외생식기가 불분명 혹은 성샘은 남성이나 불완전한 남성 생식기인 경우)
② 사춘기 조발증
③ 사춘기 지연증

(2) 식이 관련 건강문제

① 비만
② 신경성 식욕부진
③ 대식증

(3) 월경과 관련된 성건강문제

월경장애 : 부정자궁출혈, 무월경, 월경곤란증 등

(4) 청소년 성 형태의 변화

성개방화로 인해 성경험 시작 연령이 낮아지고, 피임법 사용은 잘 안되어 있어 임신, 유산, 성병 감염 등의 문제가 있으므로 교육을 통해 예방 필요

6) 성교육과 성상담

(1) 개념

① 성교육의 정의
  ㉠ 남녀 간의 성적인 특징과 차이를 이해
  ㉡ 역할을 포함한 성에 관한 과학적인 지식과 사회규범을 지도하는 교육
② 성상담의 정의
  성건강을 유지하기 위해 자신의 성적인 표현, 가치, 책임, 필요 행동들을 인지하고 이해하며, 해결할 수 있도록 상호작용하는 과정으로 성교육을 포함

(2) 성교육의 목표

기본적인 목적은 남녀의 성적 특성과 성역할, 성욕구에 대한 이해
① 남녀 간의 성의 차이와 특성을 이해하며, 자신의 문제를 객관적으로 판단하고, 적응하는 능력을 함양
② 인간과 생명의 존엄성과 가치 및 성의 엄숙함을 자각하도록 함
③ 올바른 윤리관과 가치관의 함양으로 원숙한 인격 형성을 도움
④ 개성 존중과 평등사상을 바탕으로 우리 사회에 필요한 여성과 남성을 키움
⑤ 자라나는 청소년들에게 현재와 미래 사회의 주인으로서 책임감과 연대의식을 갖고 사회 환경에 올바르게 대처해 나가도록 지도

(3) 성교육의 내용

대상자의 성장발달에 따라 자기존중감, 생명의 존엄성, 가치관, 이성관계, 성의식, 임신과 피임방법 등의 성에 대한 체계적인 지식과 사회적으로 인정받을 수 있는 가치관과 태도가 포함

7) 성상담

(1) 이성교제

① 성숙하지 못한 청소년들의 독립심의 표출, 또래 집단의 행동이나 억압의 순응, 부모와 사회에 대한 도전, 외로움에서의 탈피, 스트레스에 대한 반응으로서 성행위가 이루어지기도 함
② 사춘기 청소년은 성 정체성이 형성되는 단계에 있으므로 이들의 성행위는 감정적으로 더 많은 걱정과 혼란을 유발

(2) 성행위 관련 문제 : 자위, 성기능장애, 생식기의 비정상, 동성애 등

① 자위
  ㉠ 정상적 행위이나 잦은 자위로 죄의식과 걱정을 유발
  ㉡ 청소년의 경우 자위를 정상에서 벗어난 일탈행위로 받아들이기 쉬움
② 성기능장애 : 성적 미성숙으로 발기불능, 조기 사정, 윤활작용의 부족, 고통스런 성교, 오르가즘의 부족을 경험

③ 동성애 : 극도의 죄책감, 걱정
　　㉠ 동성 친구에 대한 강한 끌림은 사랑의 대상이 부모에서 또래 친구로 가는 변화기의 첫 단계
　　㉡ 사춘기 말까지 어느 정도 성 정체성이 확립됨

(3) 혼전 성문제와 성적 자율성

혼전 순결에 있어서 가장 중요한 것은 두 남녀의 성적 자기결정관에 따라 혼전 성관계를 할 수 있다는 성적 자율성이 고려
① 자신의 몸을 사랑하며 성적 자기결정과 상대방의 성적 자기결정을 존중하는 배려가 요구
② 혼전 성관계를 가진 두 남녀에게는 성행위 결과에 따른 임신에 대한 책임

(4) 성교육과 성상담 방법

질병에 대해서는 치료에 적합한 전문가에게 소개하고 치료받도록 함
① 개방형, 폐쇄형 질문을 사용하여 실시 전에 궁금해 하는 것을 파악 함
② 성교육 내용의 구성은 논리중심보다는 주제나 문제 중심
③ 대상자의 수준에 맞는 성교육 제공
④ 대상자 학습집단은 남녀의 혼성집단으로 구성
⑤ 성에 대한 지나친 흥미나 비하감을 갖지 않게 교육
⑥ 성에 대해 조숙하거나 미숙함에 대해 열등감을 느끼지 않게 교육
⑦ 성폭행 등의 문제가 있는 대상자가 상처 입지 않도록 교육
⑧ 전문용어 보다는 사실적, 구체적, 직설적인 언어와 설명을 사용
⑨ 성교육 교육자는 열린 마음과 태도를 가짐
⑩ 대상자에게 성에 대해 긍정적이고 확고한 가치관을 적극적으로 습득하도록 함

(5) 성상담자가 피해야 할 감정

① 비판적 감정
② 양가감정
③ 구원 감정
④ 주관적인 느낌

(6) 건전한 성문화 조성

① 가정, 학교, 지역사회가 협력하여 건전한 성문화를 조성해야 함
② 부모가 가장 좋은 성교육자 임

🔖 UNIT 02   결혼기의 성

1) 건강한 결혼을 위한 기준 ★

① 함께 시간을 보내기
② 화해의 능력
③ 성숙
④ 놀이와 유머
⑤ 친밀성
⑥ 헌신
⑦ 영적생활

2) 가족계획 ★

(1) 정의

출산의 시기 및 간격이나 출생 자녀 수의 조절, 불임증 환자의 진단 및 치료 등을 하여 궁극적으로 모자의 건강과 가족의 행복을 도모하고 가족의 건강을 향상시키는 것

(2) 목적

① 자녀를 출산 전에 부모의 건강과 가정의 경제적 능력을 고려
② 자녀를 양육할 부모의 능력에 맞게 미리 계획
③ 몇 명의 자녀를 몇 년의 터울로, 언제 둘 것인지 결정
④ 궁극적으로 모성의 건강과 가족의 건강을 향상

3) 피임

(1) 정의

① 성교 시에 어떤 기구나 방법을 사용하여 임신이 되지 않도록 막는 것
② 여성에게 피임은 남자와 동등한 입장에서 성적 기쁨을 나누면서 자신의 의지에 따라 책임질 수 있는 성행동을 선택
③ 남자들에게 피임은 원치 않은 임신으로 해를 입게 될 태아를 보호하려는 최소한의 배려와 책임
　　→ 피임은 아는 것뿐 아니라 실천 또한 중요

(2) 피임의 조건

① 피임효과의 확실성(효과성)
② 효과가 일시적이며 복원 가능해야 함(복원성)
③ 인체에 무해해야 함(안정성)
④ 성교나 성감을 해쳐서는 안 됨(수용성)
⑤ 사용법이 간단해야 함(간편성)
⑥ 비용이 적게 들어야 함(경제성)
⑦ 성병 예방효과가 있어야 함

(3) 피임의 원리

① 제1단계 : 성세포의 생산을 억제 → 난소와 고환을 영구적으로 제거

② 제2단계 : 성세포 수송을 억제 → 경구피임약, 주사약, 피하이식법, 정관절제술, 난관절제술, 난관결찰술

③ 제3단계 : 수정을 저지 → 점액관찰법, 월경주기법, 기초체온법, 콘돔, 페서리, 자궁목캡

④ 제4단계 : 착상을 저지 → 자궁 내 장치, 인공임신중절법, 성교 후 응급복합피임약

4) 피임법의 종류

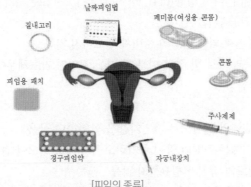

[피임의 종류]

구분	분류	종류
사용자	남성	콘돔, 성교중절법(질외사정법), 정관수술
	여성	페미돔, 자궁내 장치, 경구피임약, 월경주기법, 다이아프램(페서리), 살정제, 난관결찰술
지속성	영구적	난관결찰술, 정관결찰술
	일시적	경구피임약, 콘돔, 질외사정법, 월경주기법, 다이아프램, 살정제
원리	자연적	월경주기법, 기초체온법, 점액관찰법
	물리적 차단	질외사정법, 질세척법, 콘돔, 페미돔, 자궁내 장치, 살정제, 다이아프램
화학적 피임	호르몬	경구피임약, 피하이식법, 응급피임법(사후피임법), 주사형 피임제, 피임패치 등
수술요법		정관수술, 난관수술, 임플란트

(1) 자연피임법

별도의 처치가 필요 없이 피임하는 방법으로 피임의 성공률은 낮음

가. 월경주기법

① 원리

㉠ 여성의 배란기를 예측하여서 가임기를 확인하고 성교를 피하는 방법

㉡ 월경주기가 28일인 경우 월경일에서 14일째를 배란기로 보고 정자의 생존기간을 더하여 월경 전 12~19일에 성행위를 피하는 방법

ⓒ 월경 주기가 불규칙한 경우 지난 6개월간의 월경주기 중 가장 짧은 주기에서 18일을 뺀 날짜부터 가장 긴 주기에서 11일을 뺀 날짜까지 성행위를 피함

② 장점 : 정확하게 이해하고 사용하면 효과적이며, 약이나 기구를 사용할 필요 없음

③ 단점 : 피임실패율 높음(특히 월경주기가 불규칙한 사람)

나. 기초체온법

① 원리

ⓐ 여성의 배란일을 예측하여서 피임하는 방법 : 체온이 배란기 전까지 일정 유지하다가 배란 24시간 전 약간 하강(0.3℃)

ⓑ 배란 이후 다시 상승(0.4℃)하여 월경기까지 고온기가 유지됨(프로게스테론 분비에 영향 받음)

② 장점 : 체온계 외에 별도의 준비가 필요하지 않음

③ 단점 : 감염, 과로 및 성교 여부 등 다른 요인이 기초체온에 변화

다. 경관점액관찰법 ★

① 원리

ⓐ 경관 점액의 양상으로 가임기간을 확인하여 금욕

ⓑ 배란 시에는 점액의 양이 증가하고 투명하고 맑으며 견사성이 높아짐

② 장점 : 별도의 장치가 필요하지 않음

③ 단점 : 피임실패율 높음

(2) 호르몬 사용법

가. 경구피임약 ★

① 원리

ⓐ 배란이 억제되는 호르몬 제제를 복용

ⓑ 에스트로겐과 프로게스테론 복합제 또는 프로게스테론 단독 사용

ⓒ 체내 호르몬 조절로 FSH와 LH 호르몬 분비를 억제시켜 배란을 억제함

ⓓ 난관기능 방해, 자궁내막, 경관점액 변화로 착상을 방해하는 등 피임효과

② 장점 : 피임의 성공률이 높음, 월경주기 조절 효과

③ 단점

ⓐ 월경주기가 28일인 여성의 경우 생리를 마친 후 21일을 복용해야 하는 번거로움

ⓑ 호르몬 제제의 복용으로 부작용 발생 : 오심, 유방압통, 수분정체, 기미, 조기 점적출혈, 과소월경, 신경과민, 위축성 질염, 식욕증가, 피로, 우울, 다모증, 무월경, 후기 점적출혈, 자궁출혈

ⓒ 금기증

ⓐ 절대 금기증 환자 : 혈전색전증 환자, 혈관질환자, 간기능 장애, 유방암, 자궁암, 난소암 병력자, 임신 의심 시

ⓑ 상대 금기증 환자 : 편두통, 고혈압, 자궁근종, 간질, 당뇨, 원인불명의 자궁출혈, 우울증, 수술을 앞둔 자, 담낭질환자, 산욕기 대상자

④ 주의 사항

　ㄱ 복용을 잊은 경우 : 전날 분을 먹고 다시 정해진 시간에 그날 분을 복용

　ㄴ 피임약 복용 중단을 원할 때 : 그 주기 복용을 마친 후 중단

　ㄷ 임신을 원할 때 : 다른 피임법을 2개월 정도 사용 후 임신

나. 주사형 피임제

① 원리

　ㄱ 프로게스테론 제제를 3개월 마다 근육주사

　ㄴ 배란을 정지

　ㄷ 자궁경관의 변화로 정자의 이동을 차단

② 장점 : 피임의 성공률이 높음

③ 단점 : 출혈, 체중 증가, 수정력 회복이 지연

다. 피하이식(프로게스틴)

① 원리

　ㄱ 프로게스테론이 배출되는 캡슐을 여성의 피하에 이식하여 피임

　ㄴ 자궁경관의 변화로 정자의 이동을 차단

　ㄷ 3년간의 피임 지속 효과

② 장점

　ㄱ 피임의 성공률이 높음

　ㄴ 장기간의 연속적인 피임

③ 단점 : 출혈이나 무월경이 발생할 수 있음

(3) 차단피임법

가. 질외사정법

① 원리 : 남성의 사정 직전에 음경을 여성의 질에서 빼내는 방법

② 장점 : 별도의 장치가 필요하지 않음

③ 단점

　ㄱ 남성의 절제와 인내가 필요하여 실패하기 쉬움

　ㄴ 성적 만족 저하

　ㄷ 사정 전에 남성의 정액이 질에 배출되어 임신될 가능성 있음

　ㄹ 피임효과가 가장 낮은 방법

나. 콘돔

① 원리 : 콘돔을 남성의 음경에 씌워 정자가 여성의 질 내로 사정되는 것을 막음

② 장점

　ㄱ 피임의 성공률이 높음

　ㄴ 저렴하며 인체에 무해함

　ㄷ 성병을 차단하는 예방 효과가 있음

③ 단점
  ㉠ 벗겨질 수 있으며, 손톱이나 반지 등에 찢어질 수 있음
  ㉡ 성감장애
  ㉢ 1회용으로 재사용 불가
다. 페미돔
  ① 원리 : 여성형 콘돔으로 여성의 질에 삽입하여 정자가 자궁 내로 들어가는 것을 차단
  ② 장점 : 성병을 차단하는 예방 효과가 있음
  ③ 단점 : 착용이 어려움, 1회용으로 재사용 불가
라. 다이아프램(페서리)

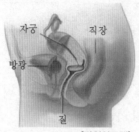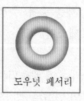

[다이아프램]

  ① 원리 : 자궁 경관에 씌워 정자가 자궁 내로 들어가는 것을 차단
  ② 장점 : 여성용 피임기구
  ③ 단점
  ㉠ 삽입이 어려움
  ㉡ 성관계 수 시간 전에 삽입하고 관계 후 6시간 이내에 빼내야 함
  ㉢ 고정 시 압박으로 경부 자극, 삽입의 어려움, 악취 나는 분비물, 요로감염을 유발
마. 자궁 내 장치(IUD: intrauterine device, 루프) ★★

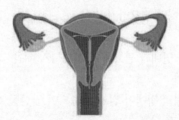

  ① 원리 : <u>수정란이 자궁 내 착상되는 것을 차단, 월경이 끝날 무렵 삽입</u>
  ② 장점 : 피임의 성공률 높음, 지속적으로 피임이 가능하며 임신을 원하는 경우에
    제거(1회 삽입으로 장기간 피임 가능, 터울조절)
  ③ 단점
  ㉠ 부작용 : 자궁출혈, 월경과다, 월경불순, 하복부 불편감, 골반염증성 질환, 세
    균성 질염, 요통, 경련, 질 분비물, 자궁천공, 자궁외임신 등
  ㉡ 금기증 : 골반염증성 질환, 근종, 자궁암, 자궁의 부정출혈, 임신 의심 시

바. 살정제

① 원리 : 질 내 정자를 죽이는 살정제를 삽입, 살정제가 자궁 입구를 막으며 정자를 죽이는 효과

② 장점 : 삽입이 간편

③ 단점 : 알레르기 반응이 발생할 수 있음

(4) 영구피임법

가. 난관결찰술, 난관절제술

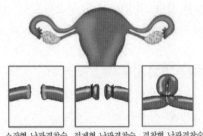

소작형 난관결찰술   절제형 난관결찰술   결찰형 난관결찰술

[난관결찰술]

① 원리 : 난자의 이동 통로 차단을 위해 난관을 절제하고 결찰, 배란, 월경, 호르몬 분비는 정상, 피임의 효과

② 장점

   ㉠ 수술시간 약 20분간, 10일 이내 상처 치유, 당일 시술이 가능

   ㉡ 수술 후 바로 피임효과(100%)

   ㉢ 부작용이 적음

나. 정관절제술

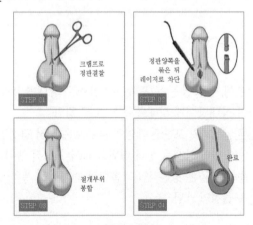

[정관절제술]

① 원리 : 정관을 결찰하는 방법으로 정자가 몸 밖으로 배출되는 것을 차단

② 장점 : 수술이 간단하고 수술 후 24시간 이후에 정상 활동 재개 가능, 성생활에 지장이 없고, 정액량 변화 없음, 피임효과 100%

③ 단점 : 수술 후 1~2일간 음낭부종, 통증, 복원이 어려움

→ 수술 후 약 2~3개월 간 다른 피임방법 사용(수술 전 정관 내에 남아있던 정자가 1~3개월간 있을 수 있으므로)

(5) 응급피임법(Yuzpe 응급피임법, 성교 후 피임법) ★★

① 원리
    ㉠ 불가피한 성접촉이나 기존의 피임법의 실패로 임신의 위험이 있을 경우 성관계 72시간 이내에 호르몬 요법과 자궁내장치를 이용하여 임신을 방지
    ㉡ 수정란의 착상 이전에 호르몬 작용으로 자궁착상 억제효과

② 장점 : 계획되지 않은 성교, 피임의 실패, 성폭력으로 인한 성행위 후 임신을 방지하기 위함

③ 단점
    ㉠ 수정란 착상 후에는 효과 없음
    ㉡ 임신 시에는 효과 없음(태아기형 유발은 하지 않음)
    ㉢ 의사의 처방이 있어야 사용가능
    ㉣ 복용법 : 성교 후 72시간 내에 1회 복용, 그 후 12시간 후 다시 1회 복용으로 평균 75% 피임효과(최근에는 72시간 내 1회 복용하는 약도 있음)
    ㉤ 피임 성공 시에는 1주일 내에 질 출혈이 있음
    ㉥ 주의점 : 유방암, 생식기암, 뇌졸중, 혈전증, 고혈압, 심장질환, 당뇨, 간질환, 신질환 시 신중한 투여 필요
    ㉦ 부작용 : 오심, 두통, 유방통

🧬 UNIT 03   사회문화적 건강문제가 있는 여성

1) 성폭력

(1) 용어 정리

① 성폭력
    ㉠ 성희롱, 성추행, 성폭행 등을 포함하는 용어로 상대방의 동의 없이 일방적으로 성과 관련하여 상대방에게 피해를 주는 모든 행위
    ㉡ 여성은 물론 남성까지 포함된 개인의 자유로운 성적 결정권을 침해하는 범죄
    ㉢ 상대방의 동의 없이 강제로 성적 행위를 하거나 성적 행위를 강요
    ㉣ 신체적인 폭력은 물론 정신적인 괴롭힘과 언어적인 폭력 그리고 상징적인 폭력까지 포함한 포괄적인 개념

② 성희롱
업무와 관련해 성적 언어나 행동 등으로 성적 굴욕감을 느끼게 하거나 성적 언동 등을 조건으로 고용상 불이익을 주는 행위
    예 음란한 농담이나 말, 외모에 대한 성적인 비유나 평가, 원치 않는 신체접촉, 회식이나 야유회 등에서 옆에 앉히거나 술을 따르도록 하는 행위

③ 성추행

강제 추행을 뜻하며 성희롱과 차이점은 폭행이나 협박을 통해서 추행이 이루어짐

예 상대방의 가슴을 만지는 행위, 일방적으로 강요하는 비정상적인 성행위

④ 성폭행

㉠ 강간 또는 강간미수를 뜻함, 폭행이나 협박을 통해 강제로 성행위를 하는 것을 뜻함

㉡ 성추행과 차이점은 성기삽입 여부에 따라 달라짐

⑤ 성추문

섹스 스캔들이라고 하며 성과 관련된 좋지 못한 소문을 일컬음

(2) 발생원인

① 성차별과 성의 이중윤리, 가부장적인 성에 대한 인식

② 왜곡된 성문화, 성교육 부족

③ 성의 상업화와 퇴폐적인 성문화, 차별화된 사회구조

(3) 성폭력의 영향

정신적, 신체적, 성적, 사회적, 가족관계에서 총체적으로 후유증이 나타남

(4) 성폭력의 유형

① 어린이 성폭력

만 13세 미만의 어린이에게 가해지는 성폭력으로 아동 성학대의 하나의 형태

② 청소년 성폭력

만 13세 이상 19세 이하의 청소년에게 발생하는 성폭력. 폭력사용 여부, 저항 여부, 동의 여부와 상관없이 범죄행위로 취급. 교사 혹은 동년배 친구들로 인해 발생

③ 데이트 성폭력

㉠ 이성간의 데이트 중에 상대방으로부터 강요나 조종에 의해 일어나는 성폭력으로 서 상대의 동의 없이 일어나는 성행위를 의미

㉡ 데이트 중인 남녀 간에 일어나는 데이트 강간은 가해자뿐만 아니라 피해 당사자 도 이것을 성폭력 범죄로 인식하지 못하고, 다만 윤리적인 잘못으로 간주하는 경 우가 많음. 의사소통의 문제. 알고 있는 사이의, 성인사이에 일어난 일로 처벌이 어려움

④ 직장 내 성폭력

채용과정이나 근무기간에 직장상사·동료·계열사 혹은 거래처 직원들이 상대방의 의 사에 반하여 행하는 성적인 언어나 행위

⑤ 친족성폭력

친족에 의해서 이루어지는 성폭력. 지속성

⑥ 사이버 성폭력

음란 채팅이나 이메일을 통하여 원하지 않는 성관련 경험을 하게 되는 것

(5) 성폭력 피해 시 대처방법 ★★★★

① 성폭력 상담소나 각종 위기 전화상담소에 전화
② 사건 즉시 병원응급실이나 산부인과에서 검진
　　㉠ 닦지 말고 와서 검사물 채취토록(피해자의 동의하에 증거채취) 함
　　㉡ 사생활 보호할 수 있도록 유지, 상해 정도를 사정하고 구체적으로 기록
③ 사건과 가해자에 대해 기억나는 것을 모두 기록
④ 경찰에 신고
⑤ 심리상담
⑥ 비슷한 경험이 있는 사람들이 모이는 단체에 가입하여 지지체계 마련

(6) 성폭력에 대한 잘못된 인식

① 강간만이 성폭력이다.
② 성폭력은 20대 젊은 여성에게만 발생한다.
③ 여성들의 심한 노출이 성폭력을 유발한다.
④ 성폭력은 낯선 사람에게 일으켜진다.
⑤ 여자가 끝까지 저항하면 강간은 불가능하다.
⑥ 부부간의 강간은 없다.
⑦ 여성들만 조심하면 성폭력은 막는다.
⑧ 강간범은 정신 이상자이다.
⑨ 성폭력은 억제할 수 없는 남성의 충동 때문에 발생된다.
⑩ 남자들은 성폭력을 당하지 않는다.
⑪ 성폭력을 당한 여성은 순결을 잃는 것이다.

(7) 간호 ★★★★★

① 정서적 지지 : 당황하고 응급한 상황
　　㉠ 간호사는 피해자와 지지적 관계를 형성할 것
　　㉡ 피해자를 무감각한 태도로 대하지 말 것
　　㉢ 성급한 판단이나 평가하거나 비난하지 말 것
　　㉣ 가해자도 역시 과하게 비난하지 말 것
　　㉤ 혼자 두지 말 것
　　㉥ 신체접촉은 적당히 할 것
　　㉦ 여전히 가치 있는 사람이고 전폭적으로 지지해 줄 수 있는 사람이라는 확신을 줄 것
② 신체손상간호
③ 전체적인 검사와 피검물을 채취
④ 기밀이 보장될 수 있도록 특별히 마련된 조용하고 편안한 치료 장소 이용
⑤ 되도록 피해자의 입장을 존중하고 무비판적 지지를 제공하며, 의사결정에 참여하고 적극적 청취를 하는 자세
⑥ 성폭력 지원단체 소개

⑦ 성병예방을 위한 검사 : 성병검사 및 치료

⑧ 임신 예방을 위한 <u>응급복합피임약 복용</u> 및 임신반응검사 ★

　㉠ <u>72시간 내에 1정, 다시 12시간 후 1정 복용</u>

　㉡ 임신반응검사는 임신 후 3주가 지나야 반응이 나타나므로 응급피임약을 먼저 복용

⑨ 성폭력 피해자가 병원에 오기 전 주의 사항

　㉠ 72시간 안에 즉각적으로 갈 것

　㉡ 샤워, 질 세척 등 하지 말고 피해당시 입었던 옷 그대로 갈 것(갈아입을 것을 가지고 감)

　㉢ 피해 직후 술이나 약물 등을 먹지 말 것(진술시 신빙성이 떨어짐)

　㉣ 가장 지지적인 사람과 동반할 것

2) 가정폭력 ★★★

(1) 용어정리

① 부부폭력

부부폭력의 유형		부부폭력의 개별행위
신체적 폭력	경한 폭력	• 배우자에게 물건을 집어던지는 행위 • 배우자의 어깨나 목 등을 꽉 움켜잡는 행위 • 손바닥으로 배우자의 뺨이나 신체를 때리는 행위
	중한 폭력	• 배우자의 목을 조르는 행위 • 칼이나 흉기 등으로 배우자를 위협하거나 다치게 하는 행위 • 배우자를 벨트, 몽둥이로 때리는 행위 • 배우자를 사정없이 마구 때리는 행위
정서적 폭력		• 배우자에게 모욕적인 이야기를 해서 기분을 상하게 하는 행위 • 배우자를 때리려고 위협하는 행위 • 배우자의 물건을 파손하는 행위
경제적 폭력		• 배우자에게 생활비를 주지 않는 행위 • 배우자의 동의 없이 재산을 임의로 처분하는 행위 • 수입과 지출을 독점하는 행위
성학대		• 배우자가 원치 않음에도 성관계를 강요하는 행위 • 배우자가 원치 않는 형태의 성관계를 강요하는 행위
방임		• 배우자를 무시하거나 배우자에게 무관심하게 대하는 행위 • 배우자가 병원에 가야 할 때에 허락을 받도록 하는 행위
통제		• 배우자의 친구들을 만나지 못하게 하는 행위 • 배우자의 가족(친정식구/본가)와 접촉을 못하게 하는 행위 • 배우자가 어디에 있는지 알려고 하는 행위 • 배우자가 다른 이성과 이야기를 하면 화를 내는 행위 • 배우자가 다른 이성을 만난다고 의심하는 행위

② 가족원 폭력

가족원 폭력의 유형		가족원 폭력의 개별행위
신체적 폭력	경한 폭력	• 가족원(본인)의 물건을 집어던지는 행위 • 가족원(본인)의 어깨나 목 등을 꽉 움켜잡는 행위 • 손바닥으로 가족원(본인)의 뺨이나 신체를 때리는 행위
	중한 폭력	• 가족원(본인)의 목을 조르는 행위 • 칼이나 흉기 등으로 가족원(본인)을 위협하거나 다치게 하는 행위 • 가족원(본인)을 벨트, 몽둥이로 때리는 행위 • 가족원(본인)을 사정없이 마구 때리는 행위
정서적 폭력		• 가족원(본인)에게 모욕적인 이야기를 해서 기분을 상하게 하는 행위 • 가족원(본인)을 때리려고 위협하는 행위 • 가족원(본인)의 물건을 파손하는 행위
경제적 폭력		• 가족원(본인)에게 생활비를 주지 않는 행위 • 가족원(본인)의 동의 없이 재산을 임의로 처분하는 행위 • 가족원(본인)의 수입과 지출을 독점하는 행위

(2) 가정폭력의 요인

• 폭력 행사의 원인은 다양
• 원인에 관한 이론들 중 몇 가지를 이해하기 쉽게 단순화시켜 설명하면 다음과 같음
① 정신분석이론 : 미성숙한 인격과 여러 가지 정신적 질환으로 폭력을 행사한다.
② 사회학습이론 : 어려서 가정폭력을 당하거나 목격하며 자랐다.
③ 인지행동이론 : 폭력을 가장 효과적인 의사소통방법으로 알고 있다.
④ 여성주의이론 : 가부장적 사고에 의해 폭력을 통제의 수단으로 사용한다.
⑤ 스트레스이론 : 스트레스 때문에 폭력을 사용한다.

(3) 가정폭력의 잘못된 통념 ★★

① 가정폭력에 관한 사실
　가정폭력은 경제적 및 학력 수준이 낮은 사람들에게만 일어나는 것이다.
　→ 피해자들은 경제력이나 학력을 떠나 모든 계층에 있다. 인종, 문화, 직업, 수입 정
　　도 그리고 나이를 떠나 배우자, 이성 친구, 애인 그리고 동거관계에 있는 배우자로
　　부터 학대를 받을 수 있다.
② 임신한 여자들은 맞지 않을 것이다.
　→ 피해자 중 25% ~ 45%가 임신 중에 맞는다.
③ 가정폭력은 개인적인 문제이므로 다른 사람이 관여할 문제가 아니다.
　→ 가정폭력은 범죄이다. 이것은 심각한 사회적 문제이며 더 이상 개인의 문제가 아니다.
④ 배우자를 학대하는 것은 자녀들에게는 전혀 영향을 끼치지 않는다.
　→ 자녀들이 직접적으로 학대를 받지 않았다 하더라도 가정폭력은 자녀들에게 매우
　　심각한 영향을 준다.

⑤ 구타를 당하는 피해자들은 피학대 음란증을 가지고 있다.

→ 학대 관계를 떠나지 못하는 피해자들은 경제적·감정적으로 의존적이기 쉽고 수치심과 고독감을 가지고 있으며 가해자의 보복을 두려워해 죄책감에 시달리고 있다.

⑥ 술이나 약물을 사용했기 때문에 배우자를 학대한다.

→ 가해자들 중에 많은 사람들이 술과 약물을 남용하는 것으로 나타난다. 술이나 약물을 사용했기 때문에 폭력을 행사하는 것이 아니라 폭력을 행사하기 위해 술과 약물을 복용한다고 보아야 한다. 가해자 중에 술이나 약물을 복용하지 않는 사람들도 상당수 있다.

⑦ 가해자들은 모든 대인관계에서 폭력적이다.

→ 대부분의 가해자들은 가정에서만 폭력적이다. 그들은 다른 사람에게는 친절하고 예의 바르다.

⑧ 가해자들은 자신들의 폭력적 행동을 통제할 수 없다.

→ 가해자들은 자신의 행동을 통제할 수 있다. 그들은 폭력 대신에 보다 나은 다른 방법을 선택하도록 교육을 받고 행동에 변화를 가져올 수 있다.

⑨ 피해자들이 잔소리를 하지 않는다면 맞지 않을 것이다. 피해자들의 바르지 못한 행동이 폭력의 원인이다.

→ 가정폭력은 피해자의 행동이나 태도에 따라 발생하는 것이 아니다. 대부분의 가해자들이 사회에서는 폭력을 행하지 않는 것은 가해자가 힘으로 통제할 수 있는 사람에게만 폭력을 행사한다는 것을 의미한다. 피해자들이 어떻게 행동하든 가해자는 폭력을 행사한다.

⑩ 여자도 남자와 같이 폭력적이다.

→ 대부분의 여자들은 자기 방어를 위해 폭력을 행사한다. 이런 경우에도 남자가 폭력의 피해자가 되는 경우는 매우 적다.

⑪ 가정폭력은 일시적으로 감정을 통제하지 못해서 발생하는 것이다.

→ 가정폭력은 지속적이고, 시간이 지남에 따라 점점 심각해지는 경향이 있다. 가해자는 폭력행사를 통해 피해자를 통제하려 하며 두려움을 조장하는 것이다.

⑫ 피해자들은 가정폭력 관계에서 벗어날 수 없다. 그것은 운명이므로 감수하고 살아야 한다.

→ 피해자들은 가정폭력 관계에서 벗어나기 힘든 것처럼 보인다. 그것은 운명이기 때문이 아니라 스스로를 보호하도록 배울 기회가 없었기 때문이다. 피해자도 스스로를 보호하는 법을 배우면 충분히 폭력적 관계에서 벗어날 수 있다.

⑬ 피해자들은 정신이 이상하거나 열등하다.

→ 피해자들은 자신들이 학대를 받는다는 사실을 인정하려 하지 않기 때문에 종종 혼란에 빠진다. 피해자가 이상하기 때문에 맞는 것이 아니라, 폭력을 당하기 때문에 이상해지는 것이다.

가정은 가족을 위한 사랑의 보금자리가 되어야 한다.

(4) 가정폭력의 역동

① 긴장이 고조되는 상태

　㉠ 사소한 폭력, 장소를 피하거나 남성의 폭력을 자신의 탓으로 여기며 합리화시킴

　㉡ 여성은 점차 평정심을 잃어가고 위축되고 순종적으로 됨

　㉢ 남성은 더욱 난폭

　㉣ 여성은 사회적 고립을 두려워하여 자신의 처지를 다른 이에게 말하지 못함 → 강화

② 갑작스런 폭력발생

　㉠ 여성의 반발에 의해 이루어지나 나중에는 자신의 통제력 상실 때문에

　㉡ 여성은 즉각적 도움을 구하지 않고 아무 일없는 것처럼 행동

　㉢ 점차적으로 에너지, 힘, 동기를 잃고 죄책감을 가짐

　㉣ 분노가 신체증상으로 일어나 식욕부진, 위장장애, 두통, 우울, 위축감, 무력감

　㉤ 자신과 자녀를 더 심하게 때릴지도 모른다는 공포

　㉥ 가정을 떠났을 때의 공포사이에서 갈등

　㉦ 지속직으로 일어남

③ 친절, 후회 및 사랑행위

　㉠ 가해자는 자신의 폭력에 대해 사과하고 자신의 처지나 자식의 처지에 대해 동정
　　심을 사고자 함, 서로에 대한 필요성 등으로 설득

　㉡ 여성은 자신의 탓으로 돌린다.

④ 가정폭력의 주기와 반복

(5) 가정폭력 예방법

① 어떤 상황에서라도 폭력은 사용하지 말기

② 자녀들에게 매를 들기 전에 다시 한 번 생각하기

③ 평소 폭력적인 말과 행동을 삼가기

④ 남이 폭력을 사용하는 것을 보면 제지하기

⑤ 가까운 경찰서와 가정폭력 상담기관의 전화번호를 메모해 두기

⑥ 심각한 폭력이 일어나는 위기상황인 경우 바로 경찰에 신고하기

⑦ 경찰은 가정폭력 신고가 들어오면 즉각 출동하기

⑧ 의사나 간호사는 가정폭력 피해자를 위한 적절한 조치를 취하기(진단서 확보, 피해
　자 보호, 상담기관과 연계 등)

⑨ 가정 내 폭력을 호소하는 가족이나 친구에게는 상담기관을 안내해 주기

⑩ 가족 간의 대화를 통해 서로를 존중하고 이해하도록 노력하기

(6) 지역사회 지원

① 상해에 대한 의료적 처치

② 자신과 자녀를 위한 안전한 피신처(Shelter)

③ 보호와 고소를 위한 법적도움

④ 피난처, 음식, 옷가지 등의 재정적 지원

⑤ 직업교육이나 취업상담

⑥ 자존감 회복을 위한 상담 및 인지치료

⑦ 남성이나 자녀와의 관계에 대해 상담할 수 있는 지속적 지지집단

⑧ 재정적 지원

(7) 가족폭력에 관한 간호중재 ★

① 서두르지 말고 스스로 자신의 과거와 문제점을 다루도록 한다.

② 가해자와의 사랑-증오관계에 대한 대상자의 양가감정을 고려한다.

③ 폭력을 당한 여성의 변화 및 성숙가능성을 존중한다.

④ 특정 문제를 규명하도록 도와주고 이를 해결하기 위한 현실적 상황을 지지해 준다.

⑤ 폭력을 당한 여성이 가진 자기비난이나 죄책감을 파악한 후에 잘못된 인식을 바꾸도록 정보를 제공해 준다.

⑥ 가족폭력 대처요령에 대한 설명

　㉠ 폭력 발생 시 일단 그 상황을 피하고 112에 신고하여 경찰의 도움을 받는다. 피해자는 가정보호사건이나 형사사건으로 처벌을 요구할 수 있으며, 가해자와의 격리를 요구할 수 있다.

　㉡ 여성폭력 긴급전화는 전국 어디서나 국번 없이 1366으로 도움을 요청할 수 있다.

　㉢ 맞은 상처는 병원치료를 받아 진단서를 끊어두고 날짜가 나오도록 사진을 찍어 둔다.

　㉣ 평소 폭력이 자주 발생하고 있었다면 주민등록증, 운전면허증, 비상금, 비상열쇠, 의료보험증, 진단서나 치료확인서, 옷가지 등을 미리 준비해 두어 폭력상황을 피해 가지고 나올 수 있도록 한다.

　㉤ 상담소나 경찰서, 쉼터 등의 전화번호를 항상 메모해 둔다.

단원별 문제

01 성정체감의 의미를 가장 잘 설명한 것은?

① 자신의 성역할을 인식하는 것이다.
② 외생식기계의 성숙을 의미한다.
③ 여성이 남성과 동등해지는 것을 의미한다.
④ 이차성징이 나타나는 것을 의미한다.
⑤ 자신을 성적 존재로 인지하고 수용하는 것이다.

> **해설** [성정체감(Sexual identity)]
> 성정체감은 자신의 성을 인지하고 수용하는 내면적인 느낌으로 자신이 어느 한 성별에 속해 있다는 것을
> 알게 되는 것으로부터 시작된다.
> ① 스스로 자신의 성을 인지하고 수용하는 내면적인 느낌을 의미
> ② 동성이나 이성관계를 유지시키는 인간관계의 출발점이며, 원동력
> ③ 대인관계 유지와 애정표현의 기본적 동력으로 성정체감이 형성되면 거의 변하지 않음

02 청소년의 성 형태의 변화로 옳은 것은?

① 청소년들의 피임방법을 남용하고 있어 성병에 노출되고 있다.
② 성적인 자유를 억압하여 이탈이 심화되고 있다.
③ 성병, 인공유산이 피임으로 인해 줄어들고 있다.
④ 청소년의 성경험이 늦어지고 있다.
⑤ 성개방화로 성경험 시작 연령이 낮아지고 있다.

> **해설** [청소년 성 형태의 변화]
> 성개방화로 인해 성경험 시작 연령이 낮아지고, 피임법 사용은 잘 안되어 있어 임신, 유산, 성병 감염 등
> 의 문제가 있으므로 교육을 통해 예방이 필요하다.

03 35세 여성이 월경주기가 불규칙하고 월경통과 월경과다를 호소한다. 이 여성에게 추천되는 피임방법은?

① 콘돔　　　　　　　　　　　② 월경주기법
③ 자궁 내 장치　　　　　　　　④ 페미돔
⑤ 경구피임약

> **해설** [경구피임약]
> ① 배란이 억제되는 호르몬 제제를 복용, 월경주기 조절의 효과
> ② 에스트로겐과 프로게스테론 복합제 또는 프로게스테론 단독 사용
> ③ 체내 호르몬 조절로 FSH와 LH 호르몬 분비를 억제시켜 배란을 억제함

04 매일 저녁 경구용 피임약을 복용하던 여성이 다음날 아침에 복용을 잊은 것을 알게 되었다. 어떻게 복용해야 하는가?

① 저녁에 2정을 복용한다.
② 저녁에 1정을 복용한다.
③ 생각이 난 즉시 1정을 복용하고 정해진 시간에 복용한다.
④ 바로 2정을 복용한다.
⑤ 1정을 복용하고 다음날 1정을 복용한다.

> **해설** [경구용 피임약 사용 시 주의점]
> ① 복용을 잊은 경우 : 전날 분을 먹고 다시 정해진 시간에 그날 분을 복용
> ② 피임약 복용 중단을 원할 때 : 그 주기 복용을 마친 후 중단
> ③ 임신을 원할 때 : 다른 피임법을 2개월 정도 사용 후 임신

05 30세 여성이 첫 아이를 출산하고 3년 후에 둘째를 계획하고 있다. 터울을 조절하기 위한 경산모에게 가장 적당한 피임방법은?

① 페미돔
② 정관결찰술
③ 난관결찰술
④ 루프(자궁내 장치)
⑤ 월경주기법

[자궁내 장치]
① 원리 : 수정란이 자궁 내 착상되는 것을 차단, 월경이 끝날 무렵 삽입
② 장점 : 피임의 성공률 높음, 지속적으로 피임이 가능하며 임신을 원하는 경우 제거(1회 삽입으로 장기
간 피임 가능, 터울조절)
③ 단점
　㉠ 부작용 : 자궁출혈, 월경과다, 월경불순, 하복부 불편감, 골반염증성 질환, 세균성 질염, 요통, 경
　　련, 질 분비물 경험, 자궁천공, 자궁외임신 등
　㉡ 금기증 : 골반염증성 질환, 근종, 자궁암, 자궁의 부정출혈, 임신 의심 시

06 남성의 영구적 피임법인 정관절제술을 받은 사람에게 교육해야 할 사항으로 옳은 것은?

① 말타기, 자전거 등의 운동은 회복에 도움이 된다.
② 다음날부터 안심하고 부부관계를 가져도 피임이 된다.
③ 수술 후 적어도 2일간은 절대 안정해야 한다.
④ 2~3개월은 다른 피임법으로 피임해야 한다.
⑤ 하복통은 7~10일이 지나면 없어지니 안심해도 된다.

해설 수술 후 약 2~3개월 간 다른 피임방법 사용(수술 전 정관 내에 남아있던 정자가 1~3개월간 있을 수 있으므로)

07 성정체감에 대한 설명으로 옳은 것은?

① 성별, 성차, 성역할을 의미한다.
② 청소년기 전후에 이때 형성된 성정체감은 변화되지 않는다.
③ 자신의 성을 인지하고 수용하는 내면적인 느낌이다.
④ 태어날 때부터 가지고 태어나는 본질적인 부분이므로 사회화에 영향 받지 않는다.
⑤ 생리학적인 면만을 이야기하는 것으로 태어나는 순간부터 어느 정도 형성된다고 볼 수
있다.

해설 성정체감은 자신의 성을 인지하고 수용하는 내면적인 느낌으로 자신이 어느 한 성별에 속해 있다는 것을
알게 되는 것으로부터 시작된다.
[성정체감(Sexual identity)]
① 스스로 자신의 성을 인지하고 수용하는 내면적인 느낌을 의미
② 동성이나 이성관계를 유지시키는 인간관계의 출발점이며, 원동력
③ 대인관계 유지와 애정표현의 기본적 동력으로 성정체감이 형성되면 거의 변하지 않음

08 사춘기 소녀에게서 내부 생식계의 성숙을 알 수 있는 확실한 징후는?

① 임신 　　　　　　　　② 월경
③ 유방 발달 　　　　　　④ 음모 출현
⑤ 호르몬의 변화

> **해설** 초경 : 여성의 생리적 성숙의 신호
> ① 초경 시에는 무배란성, 불규칙하거나 생리의 양이 많을 수 있음
> ② 12~18개월 이후 정상월경주기

09 성적 존재가 인격, 의사소통 및 사랑을 긍정적으로 향상시키는 방식으로 신체적·정서적·지적 및 사회적 측면의 통합을 이룬다는 것은 무엇에 대한 설명인가?

① 성건강 　　　　　　　② 성발달
③ 성반응 　　　　　　　④ 성역할
⑤ 성정체감

> **해설** [성건강]
> ① 정의 : 성적 존재가 인격, 의사소통 및 사랑을 긍정적으로 향상시키는 방식으로 신체적·정서적·지적 및 사회적 측면의 통합을 이루는 것(세계보건기구)
> ② 협의 : 성행위와 관련된 임상적·기능적 행동방식
> ③ 광의 : 적응과 행복(만족스러운 성생활과 질)

10 다음 중 성교육의 기본목표는?

① 인간과 생명의 존엄성과 가치 및 성의 엄숙함을 자각한다.
② 성폭력에 대한 대처법 등 실생활에 주로 적용할 수 있는 방법을 익힌다.
③ 남녀의 성적 특성과 성욕구, 성역할을 이해한다.
④ 개성 존중과 평등사상을 바탕으로 우리 사회에 필요한 여성과 남성을 키운다.
⑤ 임신과 출산과정에 대해 정확한 지식을 갖는다.

> **해설** [성교육의 목표]
> 성교육의 기본적인 목적은 남녀의 성적 특성과 성욕구, 성역할에 대한 이해이다.

11 청소년을 대상으로 성상담을 진행하려고 할 때 성상담자에게 요구되는 감정은 무엇인가?

① 비판적 감정 ② 양가 감정
③ 구원 감정 ④ 주관적인 느낌
⑤ 열린 마음

> **해설** 열린 마음은 성상담자에게 요구되는 감정과 태도이다.
> 성상담자가 피해야 할 감정 : ① 비판적 감정 ② 양가 감정 ③ 구원 감정 ④ 주관적인 느낌

12 피임의 조건 중에 성교나 성감을 해쳐서는 안된다는 것은 무엇에 대한 설명인가?

① 피임의 효과성 ② 피임의 안정성
③ 피임의 간편성 ④ 피임의 수용성
⑤ 피임의 예방성

> **해설** [피임의 조건]
> ① 피임효과의 확실성(효과성)
> ② 효과가 일시적이며 복원 가능해야 함(복원성)
> ③ 인체에 무해해야 함(안정성)
> ④ 성교나 성감을 해쳐서는 안 됨(수용성)
> ⑤ 사용법이 간단해야 함(간편성)
> ⑥ 비용이 적게 들어야 함(경제성)
> ⑦ 성병 예방효과가 있어야 함

13 피임의 원리 중 성세포의 수송을 억제하는 피임법은 무엇인가?

① 페서리 ② 자궁 내 장치
③ 경구피임약 ④ 월경주기법
⑤ 콘돔

> **해설** [피임의 원리]
> ① 제 1단계 : 성세포의 생산을 억제 → 난소와 고환을 영구적으로 제거
> ② 제 2단계 : 성세포 수송을 억제 → 경구피임약, 주사약, 피하이식법, 정관절제술, 난관절제술, 난관결찰술
> ③ 제 3단계 : 수정을 저지 → 점액관찰법, 월경주기법, 기초체온법, 콘돔, 페서리, 자궁목캡
> ④ 제 4단계 : 착상을 저지 → 자궁 내 장치, 인공임신중절법, 성교 후 응급복합피임약

14 다음은 자연피임법인 월경주기법에 대한 설명이다. 옳은 것은?

① 배란일을 예측하여서 피임하는 방법이다.
② 점액의 양상을 확인하여 배란일을 추정하는 방법이다.
③ 배란기 때 체온이 상승하는 것은 에스트로겐의 영향 때문이다.
④ 배란 전에 체온은 올라가고 배란 시에는 기초체온이 하강한다.
⑤ 음식, 운동, 감정변화 등 체온을 변경시킬 만한 조건이 없을 때에 측정한 체온을 기초체온이라고 한다.

> **해설** [월경주기법의 원리]
> ① 여성의 배란일을 예측하여서 피임하는 방법
> ② 월경주기가 28일인 경우 월경일에서 14일째를 배란기로 보고 정자의 생존기간을 더하여 월경 전 12~19일에 전에 성행위를 피하는 방법

15 다음 피임방법 중 프로게스테론이 배출되는 캡슐을 여성의 피하에 이식하여 피임으로 자궁경관의 변화로 정자의 이동을 차단시키는 피임의 원리는?

① 피하이식(프로게스테론) ② 경관캡
③ 페서리 ④ 경구피임약
⑤ 자궁 내 장치(IUD)

> **해설** [피하이식(프로게스틴)의 원리]
> ① 프로게스테론이 배출되는 캡슐을 여성의 피하에 이식하여 피임
> ② 자궁경관의 변화로 정자의 이동 차단
> ③ 3년간의 피임 지속 효과

16 다음 중 가족계획에 대한 설명으로 적절한 것은 무엇인가?

① 여성의 건강문제를 고려하여 출산 간격을 2~3년으로 조절하는 것이다.
② 자녀를 가진 여성의 육아를 돕는 것이다.
③ 저출산 고령화의 사회적 문제를 해결하기 위해 출산을 장려하는 것이다.
④ 자녀를 출산하기 전에 모자의 건강과 가정의 경제적인 능력을 고려하여 출산 간격을 고려하는 것이다.
⑤ 자녀의 성별을 고려하고 출산하는 것이다.

[가족계획의 목적]
① 자녀를 출산 전에 부모의 건강과 가정의 경제적 능력을 고려
② 자녀를 양육할 부모의 능력에 맞게 미리 계획
③ 몇 명의 자녀를 몇 년의 터울로, 언제 둘 것인지 결정
④ 궁극적으로 모성의 건강과 가족의 건강을 향상

17 난관결찰술을 하였을 때 발생할 수 있는 여성의 신체적인 변화는 무엇인가?

① 월경이 중단된다.
② 성병 차단의 효과가 있다.
③ 호르몬 분비에는 변화가 없다.
④ 알러지 반응이 발생할 수 있다.
⑤ 배란이 되지 않는다.

해설 [난관결찰술의 원리]
① 난자가 배출되지 못하도록 난관을 절제하고 결찰
② 배란, 월경, 호르몬 분비는 정상, 피임의 효과

18 피임의 방법 중 수정란이 착상되는 것을 차단하며 임신을 원하는 경우 제거가 가능한 성공률이 높은 피임 방법은 무엇인가?

① 페미돔   ② 경부캡
③ 월경주기법   ④ 경구피임약
⑤ 자궁 내 장치

해설 [자궁 내 장치(IUD: intrauterine device)]
① 원리 : 수정란의 착상 방지
② 장점 : 피임의 성공률 높음, 지속적으로 피임이 가능하며 임신을 원하는 경우 제거

19 계획되지 않은 임신이나 성폭행 등으로 인한 임신을 방지하기 위한 피임법을 사용하려고 한다면 어떠한 피임법이 적절한가?

① 응급피임약   ② 살정제
③ 콘돔   ④ 난관결찰술
⑤ 경구피임약

해설 [응급피임법(Yuzpe 응급피임법, 성교 후 피임법)의 원리]
① 불가피한 성접촉이나 기존의 피임법의 실패로 임신의 위험이 있을 경우 성관계 72시간 이내에 호르몬
   요법과 자궁내장치를 이용하여 임신을 방지
② 수정란의 착상 이전에 호르몬 작용으로 자궁착상 억제효과

20 기초체온법에 대한 설명으로 옳은 것은?

① 피임 성공률이 매우 높다.
② 배란 후 24시간 이후에 기초체온이 떨어진다.
③ 기초체온의 변화는 에스트로겐의 분비로 인한 변화이다.
④ 월경주기가 불규칙한 사람들에게도 효과적으로 적용할 수 있는 피임법이다.
⑤ 체온이 배란기 전까지 일정하게 유지하다가 배란 24시간 전 약간 하강(0.3℃)한다.

해설 [기초체온법]
㉠ 원리
   • 여성의 배란일을 예측하여서 피임하는 방법
   • 체온이 배란기 전까지 일정하게 유지하다가 배란 24시간 전 약간 하강(0.3℃)
   • 배란 이후 다시 상승(0.4℃)하여 월경기까지 고온기가 유지됨(프로게스테론 분비에 영향 받음)
㉡ 장점 : 별도의 장치가 필요하지 않음
㉢ 단점
   • 피임실패율 높음(특히 월경주기가 불규칙한 사람)
   • 체온은 감염, 과로 및 성교 여부 등이 기초체온에 변화

21 규칙적인 월경을 하던 17세 여학생이 3개월 동안 월경이 없을 때 우선적으로 시행할 검사는?

① 황체화호르몬 검사
② 에스트로겐 부하 검사
③ 프로게스테론 부하 검사
④ 융모생식샘자극호르몬 검사
⑤ 난포자극호르몬 검사

해설 월경을 규칙적으로 하던 여성이 갑자기 무월경을 보일 때는 먼저 임신유무를 확인하기 위해 융모생식자
극호르몬검사를 실시한다.

22 성폭력 피해자에게 발생할 수 있는 원치 않는 임신을 예방하기 위한 중재는?

① 근치적 자궁적출술을 시행한다.
② 3~4주 동안 부신피질호르몬제를 투여한다.
③ 24시간내에 살정자제를 투여한다.
④ 즉시 질세척을 시행한다.
⑤ 72시간 이내에 응급피임약을 투여한다.

> **해설** 임신 예방을 위한 응급복합피임약 복용 및 임신반응검사
> ㉠ 72시간 내에 1정, 다시 12시간 후 1정 복용
> ㉡ 임신반응검사는 임신 후 3주가 지나야 반응이 나타나므로 응급피임약을 먼저 복용

23 가정폭력이 발생하는 이유에 대한 설명으로 옳은 것은?

① 술과 약물 남용은 폭력을 유발한다.
② 교육수준이 높을수록 발생률이 높다.
③ 구타를 당하는 여성이 임신하면 안전해질 것이다.
④ 가해자들은 자신의 행동을 통제할 수 있다.
⑤ 가정폭력을 당하는 여성은 피학적이다.

> **해설** [가정폭력의 잘못된 통념]
> ① 술이나 약물을 사용했기 때문에 배우자를 학대한다.
>   → 가해자들 중에 많은 사람들이 술과 약물을 남용하는 것으로 나타난다. 술이나 약물을 사용했기 때
>   문에 폭력을 행사하는 것이 아니라 폭력을 행사하기 위해 술과 약물을 복용한다고 보아야 한다.
>   가해자 중에 술이나 약물을 복용하지 않는 사람들도 상당수 있다.
> ② 피해자들은 경제력이나 학력을 떠나 모든 계층에 있다. 인종, 문화, 직업, 수입 정도 그리고 나이를 떠
>   나 배우자, 이성 친구, 애인 그리고 동거관계에 있는 배우자로부터 학대를 받을 수 있다.
> ③ 임신한 여자들은 맞지 않을 것이다.
>   → 피해자 중 25% ~ 45%가 임신 중에 맞는다.
> ④ 가해자들은 자신들의 폭력적 행동을 통제할 수 없다.
>   → 가해자들은 자신의 행동을 통제할 수 있다. 그들은 폭력 대신에 보다 나은 다른 방법을 선택하도록
>   교육을 받고 행동에 변화를 가져올 수 있다.
> ⑤ 가정폭력을 당하는 여성은 피학적이다.
>   → 그렇지 않다. 일부 몇몇 학자가 주장하는 것이다.

24 한 여대생이 성폭행의 피해를 호소하며 간호사에게 대처 방법에 대해서 상담을 하였다. 적절한 상담 내용은 무엇인가?

① 성폭행은 시간이 지나면 정서적인 상처가 없어지므로 안심시킨다.
② 자궁적출술을 즉시 실시한다.
③ 사건과 가해자에 대해 기억나는 것을 모두 기록하게 한다.
④ 피해자가 침묵을 지키면 불안이 증가하므로 지속적인 대화로 격려한다.
⑤ 성폭행의 경험에 대한 분노를 참고 승화하도록 교육한다.

> **해설** [성폭력 피해 시 대처방법]
> ① 성폭력 상담소나 각종 위기 전화상담소에 전화
> ② 사건 즉시 병원응급실이나 산부인과에서 검진
>   – 닦지 말고 와서 검사물 채취토록(증거채취)
>   – 사생활 보호할 수 있도록 유지
> ③ 사건과 가해자에 대해 기억나는 것을 모두 기록
> ④ 경찰에 신고
> ⑤ 심리상담
> ⑥ 비슷한 경험이 있는 사람들이 모이는 단체에 가입하여 지지체계 마련

25 업무와 관련해 성적 언어나 행동 등으로 성적 굴욕감을 느끼게 하거나 성적 언동 등을 조건으로 고용상 불이익을 주는 행위를 무엇이라 하는가?

① 성폭력   ② 성추행
③ 성폭행   ④ 성추문
⑤ 성희롱

> **해설** [성희롱]
> 업무와 관련해 성적 언어나 행동 등으로 성적 굴욕감을 느끼게 하거나 성적 언동 등을 조건으로 고용상 불이익을 주는 행위
> 예) 음란한 농담이나 말, 외모에 대한 성적인 비유나 평가, 원치 않는 신체접촉, 회식이나 야유회 등에서 옆에 앉히거나 술을 따르도록 하는 행위

26 다음 중 가정폭력을 당하는 여성에 대한 간호사의 중재의 내용으로 옳은 것은?

① 가능한 조기에 자신의 과거와 문제에 대해 다루도록 한다.
② 자녀의 양육을 위해 가능한 빠른 시기에 가정에 돌아가도록 한다.
③ 폭력을 당한 여성이 가진 자기비난이나 죄책감을 파악한 후에 잘못된 인식을 바꾸도록 정보를 제공해 준다.
④ 가해자와의 사랑-증오의 감정에 대해 객관성을 강조시킨다.
⑤ 직접적인 구타의 원인에 대한 질문은 삼간다.

해설 [가족폭력에 관한 간호중재]
① 서두르지 말고 스스로 자신의 과거와 문제점을 다루도록 한다.
② 가해자와의 사랑–증오관계에 대한 대상자의 양가감정을 고려한다.
③ 폭력을 당한 여성의 변화 및 성숙가능성을 존중한다.
④ 특정 문제를 규명하도록 도와주고 이를 해결하기 위한 현실적 상황을 지지해 준다.
⑤ 폭력을 당한 여성이 가진 자기비난이나 죄책감을 파악한 후에 잘못된 인식을 바꾸도록 정보를 제공해 준다.
⑥ 가족폭력 대처요령에 대해 설명

27 가정폭력 여성의 간호중재 시 옳은 것은?

① 남편과 아내가 화해하도록 돕는다.
② 가능한 빨리 여성의 문제를 다루도록 한다.
③ 남편과 함께 방문했을 때 남편을 꾸짖는다.
④ 가정폭력상담소나 여성의 전화로 즉시 넘긴다.
⑤ 서두르지 말고 스스로 자신의 과거와 문제점을 다루도록 한다.

해설 [가족폭력에 관한 간호중재]
① 서두르지 말고 스스로 자신의 과거와 문제점을 다루도록 한다.
② 가해자와의 사랑–증오관계에 대한 대상자의 양가감정을 고려한다.
③ 폭력을 당한 여성의 변화 및 성숙가능성을 존중한다.
④ 특정 문제를 규명하도록 도와주고 이를 해결하기 위한 현실적 상황을 지지해 준다.
⑤ 폭력을 당한 여성이 가진 자기비난이나 죄책감을 파악한 후에 잘못된 인식을 바꾸도록 정보를 제공해 준다.
⑥ 가족폭력 대처요령에 대해 설명

정답 📷 27. ⑤

CHAPTER 03

생식기 건강사정

모성간호학

🔖 UNIT 01 　여성생식기

치골에서 회음부에 이르는 외부 생식기와 골반강 안의 내부 생식기로 나뉨

1) 외부 생식기

　　① 눈으로 보이는 바깥쪽 생식기

　　② 음부 또는 외음이라 부름

　　③ 요도와 질 입구를 보호하는 기능

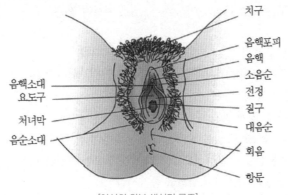

음핵소대
요도구
처녀막
음순소대

치구
음핵포피
음핵
소음순
전정
질구
대음순
회음
항문

[여성의 외부 생식기 구조]

(1) 치구(mons pubis)(불두덩)

　　① 치골결합을 덮고 있는 피하 지방층과 결합조직으로 구성

　　② 풍부한 혈관, 피지선, 한선이 있어 습한 상태 유지함

　　③ 성교 중에 치골 결합 보호

　　④ 사춘기 이전에는 별로 발달 하지 않으나 사춘기 이후에는 치모로 덮혀 있음

(2) 대음순(labia majora)

　　① 치구에서 회음까지 전면을 피부로 덮고 있는 2개의 지방층으로 된 피부주름

② 남성의 음낭에 상응하는 기관

③ 갈색세포 침착, 피지선 많음

(3) 소음순(labia minora)

① 대음순 내측 2개의 편평한 붉은 주름

② 치모가 없으며, 성적 흥분 시 붉어짐. 외음 표피에 윤활작용

③ 남성의 귀두에 상응하는 기관

④ 혈관, 신경, 피지선, 탄력섬유가 풍부

(4) 음핵(clitoris)

① 얇은 표피로 덮여 있는 발기성 조직

② 신경, 혈관으로 구성된 작고 매우 민감한 기관

③ 온도, 접촉 등의 자극에 예민

④ 남성의 음경에 상응하는 기관

(5) 질전정(질어귀, vestibule of vagina)

① 좌우 소음순 사이의 함몰부위

② 요도구, 질구, 2개의 스킨샘, 2개의 바르톨린샘이 포함됨

　　㉠ 요도구

　　　　ⓐ 질전정 중심선의 음핵 2.5cm 아래 위치

　　　　ⓑ 요도의 입구, 소변이 배출되는 입구

　　　　ⓒ 요도는 남성 15cm, 여성 4~5cm로 여성이 짧음

　　㉡ 질구

　　　　ⓐ 요도구 밑에 있는 요도구 보다 약간 큰 구멍

　　　　ⓑ 입구에는 처녀막이라 불리는 결합조직으로 덮여 있음.

　　㉢ 바르톨린샘 ★

　　　　ⓐ 질구 양 옆에 위치하는 분비기관(4시, 8시방향)

　　　　ⓑ 성적 자극으로 맑은 점액물질을 분비하여 질 주변을 윤활하게 함.

　　　　ⓒ 점액물질은 알칼리성으로 정자에게 적절한 환경을 제공해줌

　　　　ⓓ 임균 등의 감염의 위험성을 증가시킴

　　　　ⓔ 남성의 쿠퍼씨 관에 상응하는 기관

　　㉣ 스킨샘

　　　　ⓐ 요도구 양 옆에 위치하는 분비기관(2시, 10시방향)

　　　　ⓑ 점액을 분비하여 질전정을 윤활시키고 성교를 도와 줌

(6) 처녀막

① 여성의 외부생식기계와 내부생식기계 간의 영역을 구분하는 경계

② 탄력성을 가진 결합조직으로 구성된 막

③ 첫 성교, 또는 성교 없이 심한 신체적 활동, 운동, 탐폰사용으로 파막될 수 있음

(7) 회음(샅, perineum)

① 골반을 이루는 치골결합부, 좌골결절과 미골을 잇는 근육체

② 회음근육체 : 항문올림근과 질, 항문 및 요도를 둘러싼 두꺼운 근막

→ 요도, 질, 항문의 수축을 도움(분만 시 손상의 위험)

㉠ 회음의 구성 : 항문올림근+회음체

- 항문올림근 : 치골미골근(케겔 운동으로 강화), 장골미골근, 치골직장근으로 구성
  골반의 바닥을 구성하고 직장, 요도, 질을 뚫고 지나감

- 회음체(항문올림근을 보강) : 망울해면체근, 회음가로근(회음표면 횡근), 외항문
  괄약근(항문외조임근)으로 구성 → 케겔 운동(골반저근훈련법)으로 강화 ★

㉡ 내음부동맥으로부터 혈액공급

㉢ 음부신경의 영향

2) 내부 생식기

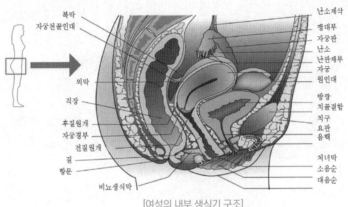

[여성의 내부 생식기 구조]

(1) 질 ★

① 구조 : 외음에서 자궁까지 연결시키는 7~10cm 정도의 점막으로 이루어진 섬유성
근육관

② 위치 : 전방에는 요도와 방광, 후방에는 직장, 상단에는 자궁경부, 하단에는 처녀막,
양쪽에는 기인대, 후벽에는 자궁천골인대가 있음

③ 질벽 : 안에는 가로 주름이 잡혀 있는데, 이를 추벽이라고 함. 전·후 / 상·하로 잘 늘
어나 진통과 분만 동안 질을 크게 확장시키는 역할을 함. 중층편평상피세포로 구성.
완경(폐경)이후 추벽 주름이 줄어듬

④ 질점막 : 산성을 유지하여 병원균이 침입하지 못하도록 함

→ 질강 내 정상세균인 되데를라인간균(Duderline bacillus)이 질 상피세포에서
분비되는 글리코겐을 분해하여 유산균을 만들어 질 분비물을 산성으로 유지시
킴 (pH 4.5~5.5) ★

⑤ 질원개 : 경관이 질 상부에 삽입된 빈 공간으로 전·후 / 좌·우 구분

㉠ 전원개 : 앞쪽 질벽과 경부의 사이

ⓒ 후원개(임상적으로 중요) : 후질벽과 경부사이. 전원개보다 길이가 김, 질좌약 삽입부위

  ⓐ 맹낭천자와 맹낭경 검사의 중요한 부분(맹낭천자 : 직장과 자궁 후벽사이의 공간에서 자궁외 임신과 골반 염증성 질환의 진단 시)

  ⓑ 암세포 검사의 중요한 지표

⑥ 질의 주요 기능 ★

 ㉠ 월경혈이나 분비물의 배출기관

 ⓒ 여성의 성교기관(성교동안 음경이 삽입되어 정자가 사출되는 부위)

 ⓒ 출산 시 산도역할

※ 파파니콜라우 도말검사 : 자궁경부암 진단검사 시 후원개와 편평원주상피 접합부에서 시행

(2) 자궁 ★★★★

질 상부에 위치하는 서양배 모양의 속이 비어 있는 근육성 기관

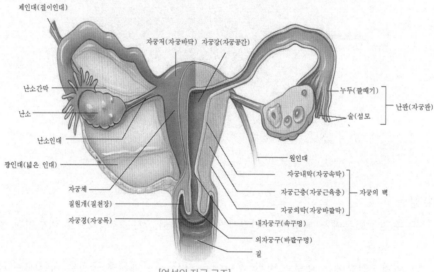

[여성의 자궁 구조]

① 위치

 직장의 전방, 방광의 후방

② 모양과 크기

 ㉠ 전경, 전굴, 질과 직각을 이룸 ★

 ⓒ 방광이 가득차면 자궁이 뒤로 기울어지고 직장이 팽만해지면 앞으로 기울어져 이동가능

 ⓒ 여성의 자세, 임신, 나이 등에 따라 위치 변경

 ⓔ 인대와 회음체를 포함한 골반상의 근육에 의해 지지

 ⓜ 길이 7.5~8cm, 너비 5cm, 두께 2.5cm

 ⓗ 임신 전 무게 : 60~70g, 만삭 시 무게 : 1,100g에 달함

③ 구조
- 자궁 : 저부, 체부, 협부, 경부로 구성
  - ㉠ 저부(fundus) : 자궁상부, 난관이 시작되는 곳의 사이, 치밀도 높아 자궁수축 정도 측정 ★
  - ㉡ 체부(body) : 중심부, 자궁내강을 둘러쌈
    - 자궁내막(endometrium), 자궁근층(myometrium), 자궁외막(exometrium)의 3개의 층으로 이루어짐
  - ㉢ 협부(isthmus) : 체부와 경부가 연결되는 좁은 부분, 임신 중 자궁하부 형성
  - ㉣ 경부(cervix, 목)
    - ⓐ 자궁경부의 구성
      - 자궁내구 : 자궁강과 경관 내막사이의 좁은 입구, 분만 시 소실, 개대
      - 자궁외구 : 경관 내막과 질 사이의 가장 좁은 구, 분만 시 개대(최대 10cm)
    - ⓑ 결합조직으로 구성되어 탄력성이 있고 견고함
    - ⓒ 점액 분비
    - ⓓ 호르몬에 의해 배란이나 임신 시에 부드러워 짐
※ 편평원주상피세포 접합점 : 편평상피세포(질)와 원주상피세포(자궁강)가 만나는 부위(경부) ★★ → 자궁경부암의 호발부위로 pap smear 검사 시행
④ 주요기능
  - ㉠ 월경을 하게 함
  - ㉡ 수정란을 자궁내막에 착상시켜 임신을 유지시킴
  - ㉢ 임신 후부터 분만 시까지 태아를 자라나게 함
  - ㉣ 분만 시 태아를 밀어냄
⑤ 연령에 따른 자궁 크기 변화 ★
  - ㉠ 유년기 : 체부 1/3, 경부 2/3
  - ㉡ 성숙기 : 체부 2/3, 경부 1/3 → 연령이 증가함에 따라 체부가 커짐
⑥ 자궁벽

자궁벽 구분	특징
자궁내막	• 자궁체부의 가장 안층 • 점막으로 구성, 혈관이 풍부히 분포되어 있는 해면체로 구성 • 구분 　㉠ 기저층 : 알칼리성 물질을 생성하며 자궁내막을 재생함, 임신과 월경에도 유지 　㉡ 기능층(조밀층, 중간층) : 월경이나 분만 시에 탈락되며 결합조직으로 구성
자궁근층	• 자궁에서 가장 두꺼운 부분으로 근육층으로 구성 　㉠ 윤상근(괄약근)(내층) : 자궁 근육층 중 가장 내부에 위치, 경부를 대부분 차지, 손상 시 자궁경관 무력증 　㉡ 사행근(사위근, 중간층) : 자궁 근육층 중 중간에 위치, 큰혈관이 위치에 있으며 분만 중 자궁수축을 통해 지혈작용을 함 　㉢ 종행근(외층) : 자궁 근육층 중 가장 외부에 위치, 분만 중 태아와 태반을 배출 시킴

자궁외막	• 자궁의 가장 바깥층 • 장막층으로 구성되어 있음 • 광인대로 연결되어 있으며 자궁의 전·후/좌·우 지지

⑦ 혈액공급 : 2개의 자궁 동맥과 2개의 난소 동맥에 의해 이루어짐

   ⑦ 자궁동맥 : 궁상동맥-부챗살동맥-나선동맥(기능층), 곧은 동맥(기저층)

   ⓒ 나선동맥 : 호르몬의 영향으로 주기적으로 괴사 탈락되어 월경이 이루어짐, 기능층(중간층, 조밀층)에 혈액공급

   ⓒ 곧은 동맥 : 호르몬의 영향을 받지 않고 남아 있음. 기저층에 혈액공급

⑧ 인대 : 자궁, 난소, 난관들을 골반 내에서 위치와 자세를 유지 ★

기인대(cardinal ligament)	자궁의 탈수방지, 손상이 되면 자궁이 아랫부분으로 내려 감
광인대(broad ligament)	자궁측방~골반벽까지. 자궁, 난관, 난소를 정상위치에 놓이게 함
원인대(round ligament)	자궁저부~자궁경부와 대음순까지. 자궁의 전경, 전굴이 유지되도록 함, 임신 중에는 가장 많은 힘을 받음 ★
자궁천골인대 (sacrouterine ligament)	자궁이 탈수되는 것을 방지함, 자궁을 견인시켜 제 위치에 놓이게 함

⑨ 신경

   ⑦ 주 : 교감신경(자궁근육 수축과 혈관수축)

   ⓒ 부 : 부교감신경(자궁근육 수축작용 억제 및 혈관확장)

(4) 난관

자궁저부와 연결되어 있으며, 양쪽으로 난소까지 뻗어 있는 원통 모양을 한 얇고 움직이는 8~14cm의 근육성 관

① 구조 : 팽대부, 협부, 간질부, 채부로 구성

   ⑦ 간질부 : 자궁강과 근접위치, 자궁의 근육층에 포함

   ⓒ 협부 : 직경 1~3mm의 좁은 부위, 자궁외 임신의 호발 부위(25%)

   ⓒ 팽대부 : 난관의 가장 긴 부분, 수정의 장소, 자궁외 임신이 가장 호발하는 부위(55%)

   ⓔ 채부 : 손가락처럼 벌려져 있는 깔대기 모양의 부위로 복강 내에서 자유롭게 운동, 배란 시 난자를 받아 팽대부로 이동시킴

② 기능

   ⑦ 섬모운동, 연동운동, 호르몬의 영향으로 인한 난관의 수축운동에 의해 난자를 자궁으로 운반 (난소의 배설관 역할)

   ⓒ 수정란을 자궁강 안으로 운반

(5) 난소

① 위치와 모양

   ⑦ 자궁 양 옆에 1개씩 아몬드 모양의 기관, 난관 후방부에 위치

ⓛ 자궁 광인대와 난소인대에 의해 지지

ⓒ 복막에 싸이지 않고 복강 내에 자유롭게 존재, 밑 부분만 복강 내에 싸여 있음

ⓡ 배란기에 일시적으로 커지고 완경(폐경)이 되면 위축됨

ⓜ 길이 4cm, 너비 2cm, 두께 1cm 정도

ⓗ 남성의 고환에 상응하는 기관

② 구조

　　ⓣ 피질 : 발달 단계가 다른 원시난포, 성숙난포, 황체, 백체와 난자가 들어 있음.

　　ⓛ 수질 : 느슨한 결합조직, 혈관, 림프관, 비횡문근으로 이루어짐

③ 기능

　　ⓣ 배란 : 일정 간격(보통은 매달)으로 난소에서 성숙한 난자를 배출하는 것

　　ⓛ 호르몬 분비(에스트로겐, 프로게스테론, 릴랙신 등)

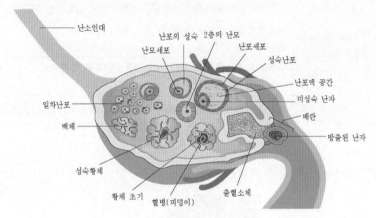

[난소의 구조와 난자의 성숙]

3) 골반

골반의 구성

① 관골(장골, 좌골, 치골)(볼기뼈), 천골(엉치뼈), 미골(꼬리뼈)

② 관절 : 천장골관절(2개), 치골결합(1개), 천미관절(1개)

　　골반장기를 고정하고, 보호하며 임신기간 동안 태아 성장을 조절

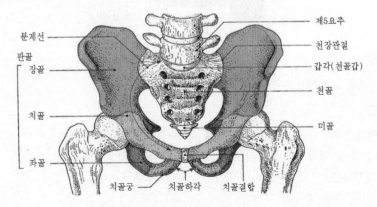

[골반의 구조]

관골	장골	골반의 위와 뒷면을 잇는 가장 큰 부분
	좌골	고관절 아랫부분 앉을 때 힘을 받는 좌골결절 위치 좌골극 : 중골반 출구의 지표 - 좌골극 간의 거리는 골반강에서 가장 협소하여, 정상분만 여부를 결정 (10cm 이상) - 태아 선진부 하강정도의 기준(-5~+5)
	치골	골반강 앞쪽에 위치 각도(90° 이상)는 자연분만의 좋은 지표
천골		골반의 후벽을 이루는 5개의 척추골로 융합된 뼈 골반입구의 전후경선 지표
미골		골반의 후벽을 이루는 천골끝부분에 4~5개의 척추골이 융합되어 있는 하나의 뼈 이동성이 있어 분만 시 골반 출구의 전후 경선을 넓혀 주는 역할
관절	천장골 관절	천골과 장골의 상면을 연결하는 관절, 골반 뒤쪽 임신 중 대부분의 요통
	치골결합	양쪽의 치골이 연골로 결합되어 있으며 골반의 앞 쪽에 위치 임신 말에 약간 벌어져 통증
	천미골 관절	천골과 미골 사이의 관절로 아두 만출시 앞뒤로 움직여 태아만출을 도움

4) 유방

유즙을 분비하는 한 쌍의 큰 분비선

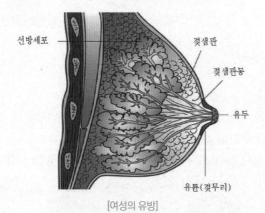

[여성의 유방]

(1) 위치

2~3번째 늑골에서 6~7번째 늑골간에 대칭적으로 위치

(2) 구조

유방경계에서 유륜까지의 피부, 유륜, 유두 등의 3부분으로 구성
나이, 유전, 영양상태에 따라 크기, 모양이 다름(지방에 의해 결정)
① 외부구조
피부, 유륜, 유두로 구성됨

ㄱ 유두(nipple)
   ⓐ 많은 혈관과 신경분포로 성적 자극 시 예민한 발기성 조직
   ⓑ 15~20개의 젖샘관이 개구됨
ㄴ 유륜(젖무리, areola)
   ⓐ 유두 주위를 둘러싼 핑크나 갈색 부분
   ⓑ 몽고메리샘(Montgomery's gland)
      → 유륜 표면의 거칠고 작은 결절로 지방샘이 있어 유두 보호
      → 임신 중에 짙은 갈색으로 뚜렷해짐
② 내부구조
실질적인 샘조직과 기질인 지지조직, 지방층, 섬유성 결체조직으로 구성
   ㄱ 실질(parenchyma)
      ⓐ 샘조직을 통한 유즙배출 기전 : 선방세포(acini cell)에서 삼투압에 의해 유즙 생산 → 젖샘 소엽 → 젖샘엽 → 젖샘관 → 젖샘관동(유즙저장) → 유두 통해서 배출
      ⓑ 젖샘의 양이 유방의 크기나 강도를 좌우함
   ㄴ 기질(stoma)
      ⓐ 지방조직 : 젖샘조직 및 관을 보호
      ⓑ 지지조직 : 쿠퍼인대(Cooper's ligament)에 의해 흉벽에 유방지지

(3) 기능

수유기능, 성적 흥분

(4) 유즙분비와 호르몬

① estrogen : 유방에 지방을 축적시켜 유방의 성장을 자극, 혈관분포도를 증가, 젖샘의 성장을 자극
② progesterone : 젖샘조직을 성숙시키고 크기를 증가시킴
③ prolactin : 유즙 생성 (분만 후 에스트로겐과 프로게스테론 감소에 의해 분비 촉진)
④ oxytocin : 유즙 배출
※ 젖샘 발육 : estrogen, insulin, cortisol, T3, T4, prolactin, 성장호르몬, 태반락토겐

💊 UNIT 02 　　 호르몬과 생식작용

1) 시상하부 호르몬(hypothalamic hormone)

분비 또는 억제호르몬을 방출하여 뇌하수체호르몬 분비를 자극
① 갑상선 자극유리호르몬(thyrotropin releasing H.)
② 성장호르몬 방출 억제호르몬
③ 부신피질 자극유리호르몬(corticotropin releasing H., CRH)
④ 성선 자극유리호르몬(gonadotropin releasing H., GnRH)

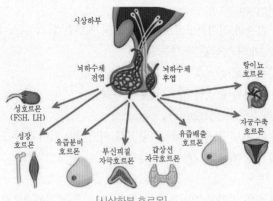

[시상하부 호르몬]

2) 뇌하수체 호르몬 ★

① 뇌하수체 전엽 호르몬(FSH, LH, Prolactin)

　㉠ 난포자극 호르몬(follicle-stimulation hormone, FSH)

　　ⓐ 난소의 원시난포를 성숙난포로 성숙시킴.

　　ⓑ 난포의 성장으로 난소에서 estrogen 분비시킴.

　　ⓒ 질점막 비후

　　ⓓ 자궁, 난소발달

　　ⓔ 자궁목의 점액량이 많아지고 점도가 묽어짐

　　ⓕ 뼈 형성 촉진

　㉡ 황체화 호르몬(luteinizing, LH)

　　ⓐ 배란 유발

　　ⓑ 배란 후 황체형성으로 progesterone, estrogen 분비촉진

　　ⓒ 에스트로겐 자극 → LH → 에스트로겐/프로게스테론

　　ⓓ 임신지속 작용 : 수정란 착상, 자궁속막 준비

　㉢ 유선 자극 호르몬(prolactin)

　　ⓐ 임신 5주부터 분비, 분만 시 최고수준에 이름

　　ⓑ 수정란의 착상과 임신 유지, 유방의 젖샘이 젖을 만들도록 촉진

　　ⓒ 분만 후 유즙분비 촉진, 난소주기 억제 → 배란 억제

② 뇌하수체 후엽호르몬

　㉠ 항이뇨호르몬(vasopressin)

　㉡ 옥시톡신(oxytocin)

　　ⓐ 자궁수축과 유즙 사출 작용

　　ⓑ 분만 동안 태아의 배출 도움

3) 난소호르몬의 종류와 기능

(1) Estrogen(난포호르몬, 여성호르몬)

① 난소의 과립막, 난포막, 황체, 태반, 부신피질, 남성고환의 간질세포에서 생성

② 종류 : Estrone, estriol, estradiol 3가지. 대소변으로 배설

③ 기능

   ㉠ 생식기계의 작용

      ⓐ 자궁 : 자궁내막 비후, 자궁근육 증대, 혈액공급 증대

      ⓑ 경관 : 점액분비 증가, pH 증가, 점성도 저하, 견사성 증가, 양치엽상 형성

      ⓒ 질강 : 질강상피 각질화

      ⓓ 난관 : 난관운동성 촉진 → 배란기 때 운동능력을 최대화하여 난자 이동 촉진

      ⓔ 대음순 : 비후되고 커져 윤곽 뚜렷

   ㉡ 유방 : 젖샘관의 발달

   ㉢ 뇌하수체 : FSH(난포자극호르몬) 분비 억제, LH(황체화 호르몬) 분비 촉진

   ㉣ 골격 : 뼈의 성장 촉진(부족 시 골다공증 유발)

   ㉤ 혈액 : 혈액응고인자 증가(죽상동맥 경화, 심근경색, 혈전색전증 유발 가능성 증가)

(2) Progesterone(황체호르몬, 모성화 호르몬, 임신유지 호르몬)

① 황체, 난소, 태반, 부신피질에서 생성

② 자궁내막에서 수정란 착상준비 및 임신유지

③ 배란 후 7~8일째 가장 많이 분비. 월경 전 2일간 완전 저하. 임신 시 증가

④ 기능

   ㉠ 자궁내막

      ⓐ 수정란 착상, 임신유지

      ⓑ 나선동맥형성 및 혈액공급, 선분비 증가

      ⓒ 글리코겐 축적으로 착상에 적당한 영양상태 형성하여 수정란의 지속적 발달에 도움

   ㉡ 자궁의 운동성 저하 : 자궁근 이완(oxytocin 분비 억제로 인해 초래)

   ㉢ 난관 : 난관의 연동운동 촉진으로 황체기에 자궁강 내로 수정란 운반

   ㉣ 자궁경관 : 점액점성도 상승. 분비물 양이 줄어듦. 백혈구 증가, 견사성 및 양치모양 감소 → 정자의 통과를 어렵게 함

   ㉤ 유즙 분비하는 선방세포 및 젖샘소엽 발달

   ㉥ 체온 : 기초체온 상승

   ㉦ 뇌하수체호르몬 : FSH의 분비 촉진, 간질세포자극호르몬(ICSH) 분비 억제

(3) Relaxin(릴랙신)

① 자궁근육 이완

② 조산 예방, 경관을 유연하게 해주어 분만에 도움

(4) 융모생식샘자극호르몬(Human Chorionic Gonadotropin, hCG)

① 임신 초기 황체의 기능 유지 → 에스트로겐과 프로게스테론 분비

② 임신초기(수정 8~10일 후)부터 모체 혈액이나 소변에서 나타남

③ 50~70일에 최고, 100~130일부터 농도 하강

(5) 태반락토겐(HPL)

① 임신 5~6주에 검출, 임신 말기까지 지속
② 모체의 신진대사 촉진·모체의 당단백 및 지방수준을 조절
③ 태아발달을 위한 포도당을 공급하기 위해 인슐린 작용을 억제하여 당뇨 유발
④ 태아의 위험상태 사정 가능, 태아성장촉진

4) 난자의 발달과 성숙

① 태생기 : 난소에 난모세포로 존재
② 출생기 : 1차 난모세포가 난소에 준비
③ 사춘기 : 13~15년간 휴식하다 2차 난모세포(염색체 23개)와 제 1극체 형성(1차 감수분열)
④ 수정 : 정자가 난자와 만나면 제 2극체 형성(제 2차 감수분열 완성)

5) 난소주기

① 월경을 시작 한 첫날부터 다음번 월경 시작 첫날까지가 1주기 임
② 닌소주기는 대부분 28일이나 개인차가 있음
③ 난소주기는 난소에서 분비되는 호르몬에 의해 영향
④ 원시난포 → 성장난포 → 성숙난포 → 배란(LH, FSH 분비 급상승, 월경 14일 후) → 황체
 → 백체

(1) 난포기(원시난포가 성숙하여 배란 전까지)

• 출생 시 난소에 30~40만 개 원시난포 존재
• 에스트로겐의 양이 점차 증가

(2) 배란기(성숙난포에서 난자가 복강 내로 배출) ★★

• 배란기에 LH(황체형성호르몬), FSH(여포자극호르몬) 분비가 급상승
• 배란기에 월경 14일 후, 좌우 난소에서 번갈아 난자 방출
• 난포액으로 둘러싸인 성숙난자가 복강 안으로 방출
• LH(황체형성호르몬)이 증가한 후 배란이 일어나며 주로 난소주기(월경주기) 14일째
• 난소의 난포가 파열되면서 난자가 배출 됨
• 에스트로겐이 가장 많이 분비 됨

(3) 황체기(배란 직후~월경 시작)

• 배란 후 바로 시작하며, 월경의 시작과 함께 끝남
• 수정(임신)이 안 된 경우 황체는 퇴화되고 사라짐
• 수정(임신)이 된 경우는 황체는 그대로 존재하여 태반완성(임신 12주)까지 수정란의
 착상 및 임신유지를 도와줌

6) 배란 시 신체적 증상과 징후 ★★★

(1) 기초체온의 변화 ★

① 저온에서 고온으로 옮겨가는 시기(배란기를 중심으로 기초체온이 저온에서 고온으로 바뀐 후 월경 전기까지 고온 지속)

② 체온이 약간 하락한 후에 0.5~1.0℃ 상승(난포기 : 저온, 황체기 : 고온)

(2) 자궁경관 점액의 변화 : 정자 통과가 용이하도록 환경이 바뀜

① 경관 점액량은 맑고 양이 많음

② 경관 점액의 점성도 저하

③ 경관 점액 pH의 변화 : 약알칼리성

④ 견사성(탄력 있게 늘어나는 성질)의 증가

• 월경 첫날로 10일 : 견사성 6cm

• 월경 첫날로 13일 : 견사성 12cm(배란일)

• 월경 첫날로 16일 : 견사성 3cm

→ 즉, 견사성이 높으면 정자의 통과와 이동이 용이하게 됨

⑤ 양치모양(ferning) : 점액을 슬라이드 글라스에 말려서 보면 분지 또는 양치모양

(3) 중간 통증(mittelschmerz)

배란 시 소량의 출혈이 복막을 자극하여 하복통을 느낌

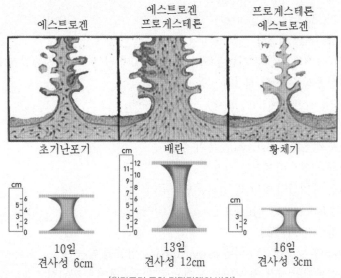

[월경주기 동안 경관점액의 변화]

(4) 호르몬 검사

소변의 성선자극호르몬, 프레그난디올, 에스트로겐의 증가

(5) 자궁내막검사

자궁내막 생검을 통해 황체호르몬의 변화 확인

7) 월경과 월경주기(자궁내막주기)

(1) 월경

① 배란 14일 후 자궁내막이 탈락되는 현상으로 내분비 기능에 의해 일정한 주기로 반복되는 자궁내막에서의 출혈

② 평균 기간 5일, 60~180ml의 양, 28일 주기

③ 주증상

- 둔부의 무거운 느낌. 빈뇨 및 변비
- 경미한 불안정감
- 특별한 불편감은 없음

④ 특성

- 정맥혈같이 검붉은색
- 음부 피지선 분비물과 혼합되어 특유의 냄새
- 섬유용해성 효소가 있어 응고가 안 됨
- 혈구, 경관점액, 괴사된 조직 및 질 점액, 세균포함
- 개인의 나이, 신체, 정서상태, 환경이 월경의 규칙성에 영향을 줌

(2) 월경주기(자궁내막주기)

시상하부, 뇌하수체, 난소의 호르몬 영향으로 주기적인 변화가 일어나는 현상. 월경기, 증식기, 분비기, 월경전기(허혈기)로 구분, 대략 28일 주기

① 월경기(menstrual phase)

- 월경주기의 첫 5일
- 나선동맥의 파열로 기능층(조밀층, 해면층)이 떨어지고 기저층만 남음
- 나선동맥 수축 시 월경이 멎음

② 증식기(proliferative phase)

- 월경주기 5~14일
- 난포 성장으로 estrogen 분비 촉진
- 자궁내막이 비후되는 시기
- 자궁 내막선의 발달 및 혈관분포의 증가

③ 분비기(secretory phase)

- 월경주기 14~25일
- 배란 후 황체에서 분비된 progesterone 영향을 받음
- 나선동맥의 성장 및 분비물 축적으로 자궁내막이 두꺼워짐
- 수분이 많아지고 글리코겐(glycogen)이 풍부해져 난자 착상에 이상적 환경 조성

④ 월경전기(허혈기, ischemic phase)

- 월경주기 25~28일
- 수정이 안 되면 황체가 퇴화하여 에스트로겐과 프로게스테론 수치가 급격히 저하됨
- 자궁내막 나선동맥의 혈액공급 차단으로 혈관이 괴사

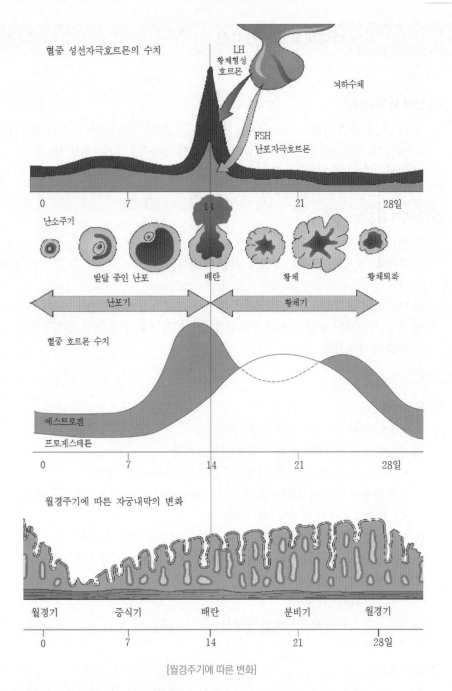

혈중 성선자극호르몬의 수치

LH
황체형성
호르몬

뇌하수체

FSH
난포자극호르몬

0 7 14 21 28일

난소주기

발달 중인 난포   배란   황체   황체퇴화

난포기   황체기

혈중 호르몬 수치

에스트로겐
프로게스테론

0 7 14 21 28일

월경주기에 따른 자궁내막의 변화

월경기   증식기   배란   분비기   월경기

0 7 14 21 28일

[월경주기에 따른 변화]

8) 시상하부 – 뇌하수체 – 성선 관계 ★

시상하부 → 뇌하수체전엽 → 난포성장 → 에스트로겐

　　FSH/LH　　　배란　→ 황체 → 프로게스테론

1) 건강력

(1) 면담 시 고려사항

① 여성건강관련 기본 지식 : 여성의 기본욕구, 생식기계의 이해, 여성의 성장과 발달, 병리 및 여성건강과 관련된 다양한 사회·경제·문화적 기초에 대한 이해 필요

② 의사소통 기술 : 면담에 필요한 자료수집 기술 및 수용적 태도, 비밀유지, 언어적·비언어적 의사소통 기술 필요

(2) 건강력 사정요소

① 현재력 : 월경력, 질분비물, 비뇨기 증상, 피임력, 성생활

② 과거력 : 월경력, 산과력, 성생활, 피임력, 병력

③ 가족력 : 가족의 질병 및 가족기능 사정

④ 연령에 따른 특성 : 사춘기, 성인기, 임신기, 갱년기 등의 특성별로 사정

⑤ 건강관리양상 : 영양, 스트레스와 위험요인, 적절한 활동량, 직업, 정기검진 등

⑥ 역할 및 관계양상

2) 신체 검진

(1) 유의사항

① 적절한 장비의 사용 : 시진, 촉진, 타진, 청진

② 대상자에게 검진절차에 대한 설명 및 정보제공

- 불편할 수 있다는 정보를 제공하고 감정을 표현하도록 격려
- 성 경험이 없는 여성의 경우 질 대신 항문검사를 실시(처녀막 보호를 위해)
- 간호사가 곁에서 지지자 역할을 함

③ 편안한 환경 및 프라이버시 유지 : 복식호흡, 적절한 조명기구 사용 등

④ 24시간 이내 질 세척 여부 및 월경 여부 확인(질 분비물 검사에 영향)

⑤ 생식기 검사 전 방광을 비움

⑥ 시술 시 무균법 사용

⑦ 진찰자의 손과 질경을 따뜻하게 유지

⑧ 자세 : 쇄석위

(2) 전신 검진

혈압, 신장, 체중, 림프구(머리, 목, 겨드랑이, 서혜부), 갑상선, 심장, 폐, 유방, 복부, 사지, 비뇨생식기계, 항문 등을 사정함

3) 여성 생식기 검진 ★★

(1) 준비

① 준비물

적절한 조명기구, 질경(대상자에 따라 알맞은 크기로), 슬라이드 고정액, 면봉, 압설자, 장갑

② 자세 : 쇄석위

③ 유의사항
- 순서 및 정보제공, 프라이버시 보호
- 검사 24시간 전에 질 세척, 질 좌약 사용금지
- 검사 전 배뇨(방광손상예방)
- 월경시기를 피해서 오도록 함

(2) 생식기 검진순서

복부관찰 → 외생식기 검진(시진 후 촉진) → 질경검사 → 검사물 채취(검사물 채취 후 Pap smear) → 쌍합진(양손진찰법)

(3) 외생식기 검진

① 시진
- 장갑을 끼고 대음순을 벌린 후 관찰
- 외부구조 파악, 외음부의 성적 성숙 유형 및 상처 등 관찰
- 음모, 음핵의 크기, 음순의 비후, 부종, 낭종, 스킨샘, 요도구, 질개구부의 열상, 궤양, 분비물

② 촉진
- 외음부, 요도와 스킨샘, 바르톨린샘 촉진
- 분비물의 냄새, 색깔, 양 확인

외음부	• 쇄석위나 좌측위에서 촉진 • 소음순, 음핵, 요도개구부, 질구의 병소 촉진 • 비정상 소견 : 압통, 결절, 열감, 염증 등
스킨샘	• 질 내에 검지 삽입 후 11시, 1시 방향으로 눌러 분비물 확인 및 배양 • 압통, 결절, 화농성 분비물은 임질 의심
바르톨린샘	• 질 내에 검지 삽입 후 5시와 7시 방향으로 촉진 • 종창, 덩어리 확인, 농성 분비물 촉진 시 배양검사(임균의심)

③ 골반근육의 지지 정도 검사

한쪽 손의 검지와 중지로 음순을 벌리고 다른 쪽 손의 검지(집게손가락), 중지(가운데손가락)을 질 안으로 넣은 후 대상자에게 아래로 힘을 주게 함

정상	질벽의 팽윤이나 요실금 없음
비정상	• 방광류, 직장류, 경한 탈수 시 : 아래로 힘을 줄 때 팽윤됨 • 복압성 요실금 : 아래로 힘을 줄 때 소변이 흐름 • 성적 만족도 감소 : 탄력성 감소 및 소실

(4) 내생식기 검진

① 질경 삽입 ★★
- 검진대상자 준비 : 방광비우기, 사전 질세척, 질약 사용금지(24시간이내) 미리 안내

- 검사자 : 검사 목적과 방법 안내, 프라이버시 고려, 손씻기 및 소독된 장갑 착용
- 크기에 맞는 질경 선택
- 따뜻한 물로 질경을 덥혀 사용(윤활제 사용 시에는 검사물 결과에 영향을 미치기 때문)
- 질구를 벌리고 외구를 사정하며 삽입
- 질경은 닫은 상태로 질 후벽 쪽으로 45° 각도 아래쪽 방향으로 비틀어 삽입 후 질경의 날이 수평이 되도록 회전시킴
- 치모나 음순이 끼이지 않도록 주의
- 질경이 완전히 들어간 후 경부가 보이도록 질경을 벌리고 나사를 고정시킴

② 경관 시진

자궁경부, 질구, 내자궁구(경산부/미산부), 색깔, 발적, 궤양, 출혈, 결절, 종양, 기형, 분비물 여부

③ 경관도말 및 배양검사 ★★★
- 검사물 채취
- 임균배양을 위한 검사물 채취는 Pap smear 전에 시행(필요한 분비물의 제거를 예방)
- Pap smear ★
  - 자궁경부암 진단에 사용, 만 20세부터 선별 검사
  - 검사 24시간 전 질 세척, 좌약, 성교 모두 금지, 월경 시기 피해서 방문, 검사전 배뇨, 금식 필요 없음
  - 미지근한 물(생리식염수)에 덥힌 질경 삽입
    (윤활제는 정균작용으로 검사결과에 영향을 주어 사용하지 않음)
  - 면봉이나 브러쉬로 경부분비물 채취(경관 내부, 편평원주상피세포 접합부, 후질 원개의 3곳)

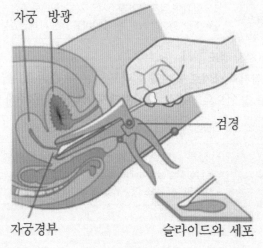

[자궁경부세포진검사]

• 결과 해석 ★

분류	Class I	Class II	Class III	Class IV	Class V
결과	이상세포 없음	염증으로 이상 세포 출현	비정상 유핵세포변화	암으로 생각할 수 있는 세포상출현	침윤암으로 시사 할 만한 세포상

④ 질벽 시진
 • 질경을 빼면서 질벽을 관찰
 • 색깔, 염증, 분비물, 궤양, 종양 등 검사
⑤ 양손진찰법
 • 질과 경관, 자궁 및 난소, 난관 등의 부속기와 직장을 두 손 사이에서 촉진
 • 한 손 검지와 중지는 질강에, 다른 한 손은 치골결합과 제와 사이의 복부에 놓고 진찰
 • 자궁 크기, 압통, 종양 여부와 확인

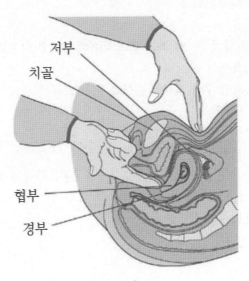

저부
치골
협부
경부

[양손진찰법]

⑥ 직장-질 검진법
 • 새 장갑에 윤활제를 바른 후 검지는 질강에, 중지는 항문에 넣고 밑으로 힘을 주게 함
 • 자궁경부 후면의 경부의 크기, 표면 특성, 이동성 관찰
 • 직장과 질 누공 및 자궁후굴 관찰
 • 대변이 묻을 경우 잠혈 확인
⑦ 항문검진 ★★
 • 골반 질병 평가 시 시행
 • 삽입 전 항문주위를 문질러 항문조임근을 이완 시킴
 • 질, 직장벽의 종양, 폴립, 누공, 손상 등 확인
 • 성경험이 없는 경우 처녀막 보호를 위해 항문검진 수행

4) 유방검진 ★★

(1) 유방검진 시기
① 사춘기 이후 : 매달 월경 후 1주일 내에 시행
② 완경(폐경)기 이후 : 날짜를 정해 놓고 매달 같은 날짜에 시행. 연 1회 정기검진 필요

(2) 유방검진 절차 ★
① 시진
　㉠ 대상자를 앉힌 상태에서 상의를 벗기고 팔을 양 옆으로 내린 후 관찰
　㉡ 시진내용
　　- 크기, 모양, 대칭성
　　- 유방의 색, 피부 표면의 특징, 함몰, 위축 유무 확인
　　- 유두의 분비물 및 유두 종양 관찰
　　- 목과 액와부위의 종창, 발적 시진
② 촉진
　㉠ 대상자를 눕힌 후 검사하는 쪽의 어깨에 베개로 받친 후 팔을 머리 위로 올리도록 하고 촉진
　㉡ 유방 밑, 유방 주위, 젖무리 순서로 체계적으로 검사
　㉢ 촉진 시 유의점
　　- 유방근육의 경도와 신축성 확인
　　- 유방의 병변 및 압통 확인
　　- 소결절 촉진 시 자세히 기록 : 유방을 4등분하여 유두로부터 거리 표시, 모양, 경도, 압통, 분비물 양상을 기록
　　- 유두의 탄력성, 분비물 확인

(3) 유방의 자가 검진 ★
① 시기
　㉠ 사춘기 이후부터 매달 시행하여야 하며, 월경 시작 전 유방이 팽팽한 시기를 피해 실시
　㉡ 월경 직후 5일 이내 실시(완경(폐경)이나 불규칙한 경우는 매달 일정한 날을 정해 시행)
② 방법
　• 누워서 오른쪽 어깨 아래에 베개를 고인 후 오른팔을 머리 뒤에 놓고 왼손으로 오른쪽 유방 촉진
　• 유방 주위를 움직이며 만져봄
　　- 둥글게 움직이며 촉진, 세로 방향으로 움직이며 촉진, 가장자리에서 중심으로 움직이며 촉진(원을 그리며, 쐐기 모양, 수직방향)
　• 양팔을 머리위로 올린 자세와 양쪽 대퇴관절의 뒤쪽으로 한 자세에서 유방모양의 변화가 어떠한지 관찰

- 유방이 크거나 늘어진 경우, 검사자의 손으로 받쳐 준 상태에서 앞으로 굽히도록 하여 모양의 변화를 관찰
- 엄지와 검지로 유두를 눌러 분비물 확인
- 같은 방법으로 왼쪽 유방도 검진
- 변화 발견 시 병원 방문
- 샤워하는 동안 유방 자가 검진 가능
- 유방과 겨드랑이, 쇄골, 유방 위쪽, 어깨까지 검진 필요

③ 절차 : 시진(거울 앞에 서서, 샤워 시) → 촉진(앉거나 서서) → 촉진(누운 자세)

④ 확인 내용
- 유두, 윤곽, 크기의 대칭성
- 혹이나 움푹 들어간 곳, 납작한 곳 등의 외형
- 피부색깔, 두께나 부종유무, 정맥혈관 형태
- 피부의 함몰
- 유두 함몰 또는 유두 모양의 변화
- 유두의 궤양 또는 습진
- 유두 분비물
- 피부의 부스럼, 종기, 홍반
- 오렌지 껍질 같은 피부
- 유륜부위의 변화
- 유방조직의 표면과 조직의 강도
- 몽우리
- 악성은 표면이 거칠고 각이 져 있으며, 돌같이 단단함

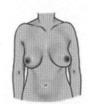 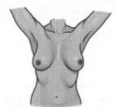 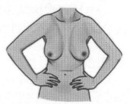

거울 앞에 서서 대칭성 사정　　팔을 올리고 대칭성, 변화 사정　　손을 허리에 대고 누르며 유방 사정

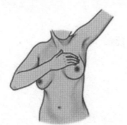 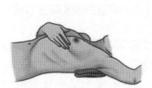

팔을 들고 가볍게 문지르며 촉지　　누워서 유방촉지

[유방자가검진]

단원별 문제

● ● ● ●

01 **다음 중 여성생식기의 구조와 기능에 대해 옳게 설명한 것은?**

① 바르톨린샘은 임균의 좋은 은신처가 된다.
② 음핵은 남성의 고환에 해당하는 기관이다.
③ 전정은 음순 후연합부에서 항문까지의 삼각으로 된 근육체를 말한다.
④ 처녀막은 경부 안쪽에 위치하며 주로 첫 번 성교나 탐폰 등에 의해 파열된다.
⑤ 스킨샘은 질구 양옆에 있는 2개의 분비기관으로 성적 자극 시 다량의 점액을 분비한다.

해설 [외생식기]
　　ⓐ 음핵 : 발기조직, 남성의 음경에 해당
　　ⓑ 회음 : 음순 후 연합부에서 항문까지의 삼각으로 된 근육체
　　ⓒ 처녀막 : 내생식기와 외생식기 경계에 위치
　　ⓓ 바르톨린샘
　　　　ⓐ 질구 양 옆에 위치하는 분비기관(4시, 8시방향)
　　　　ⓑ 성적 자극으로 맑은 점액물질을 분비하여 질 주변을 윤활하게 함
　　　　ⓒ 점액물질은 알칼리성으로 정자에게 적절한 환경을 제공해줌
　　　　ⓓ 임균 등의 감염의 위험성을 증가시킴
　　　　ⓔ 남성의 쿠퍼씨 관에 상응하는 기관
　　ⓜ 스킨샘
　　　　ⓐ 요도구 양 옆에 위치하는 분비기관(2시, 10시방향)
　　　　ⓑ 점액을 분비하여 질전정을 윤활시키고 성교를 도와 줌

02 **여성의 외생식기 중 바르톨린샘에 대한 설명으로 옳은 것은?**

① 요도 입구 양옆으로 위치한다.
② 임질 감염 시 증상이 빨리 나타난다.
③ 질의 크기를 조절하는 기능을 통해 자궁을 보호한다.
④ 산성 분비물을 내서 균이 질에 들어가지 못하게 예방한다.
⑤ 질구 양옆 2개의 분비기관으로 성적 자극 시 알칼리성 분비물을 분비한다.

정답 ⒸⓈ　　01. ①　　02. ⑤

해설 [바르톨린샘]
ⓐ 질구 양 옆에 위치하는 분비기관(4시, 8시방향)
ⓑ 성적 자극으로 맑은 점액물질을 분비하여 질 주변을 윤활하게 함
ⓒ 점액물질은 알칼리성으로 정자에게 적절한 환경을 제공해줌
ⓓ 임균 등의 감염의 위험성을 증가시킴
ⓔ 남성의 쿠퍼씨 관에 상응하는 기관

03 여성 유방 조직 중 피지선으로 지방성 물질을 분비하여 유두를 보호하는 기관은?

① 선방세포　　　　　　② 몽고메리샘
③ 유륜　　　　　　　　④ 쿠퍼씨 인대
⑤ 젖샘관동

해설 [여성유방조직]
• 몽고메리샘(Montgomery's gland) : 유륜 표면의 거칠고 작은 결절로 지방샘이 있어 유두 보호
• 젖샘관동 : 유즙저장
• 선방세포 : 삼투압에 의해 유즙생산
• 쿠퍼인대(Cooper's ligament) : 흉벽에 유방지지
• 유륜(젖무리, areola) : 유두 주위를 둘러싼 핑크나 갈색 부분

04 하복부 통증을 호소하는 14세 소녀의 골반 검진을 위해 골반강과 복강 내 장기를 촉진하려고 한다. 어떤 검진 방법이 좋겠는가?

① 복부촉진법　　　　　② 방광경검사법
③ 질경검진법　　　　　④ 양손진찰법
⑤ 항문검진법

해설 [항문검진]
• 골반 질병 평가 시 시행
• 삽입 전 항문주위를 문질러 항문조임근을 이완 시킴
• 질, 직장벽의 종양, 폴립, 누공, 손상 등 확인
• 성경험이 없는 경우 처녀막 보호를 위해 항문검진 수행

05 질 내 상주하는 정상세균인 유산균의 일종인 되데를라인 바실러스의 역할은?

① 질 내 염증을 일으킨다.
② 질의 정상습도를 유지한다.
③ 질 내 식균작용을 담당한다.
④ 질의 pH를 산성으로 유지한다.
⑤ 질 내 점액분비를 촉진하는 기능을 한다.

 [질점막]
산성을 유지하여 병원균이 침입하지 못하도록 함
→ 질강 내 정상세균인 되데를라인간균(Duderline bacillus) : 질 상피세포에서 분비되는 글리코겐을 분해하여 유산균을 만들어 질 분비물을 산성으로 유지시킴 (pH 4.5~5.5)

06 다음 중 뇌하수체 – 난소 – 자궁의 관계를 옳게 설명한 것은?

① 뇌하수체 전엽 – FSH – 난포성장
② 프로게스테론 – 자궁내막증식 – 수정란착상
③ 뇌하수체 후엽 – LH – 난포성장
④ 뇌하수체 전엽 – FSH – 황체형성
⑤ 에스트로겐 – 내막증식기 – 월경

 • 뇌하수체전엽-FSH-난포성장-에스트로겐-증식기
• 뇌하수체전엽-LH-황체생성-프로게스테론-분비기

07 유방 자가 검진을 시행할 때 가장 먼저 해야 하는 검사는?

① 유방을 촉진하여 덩어리 유무를 확인한다.
② 누운 자세에서 견갑골 아래 베개를 댄 후 임파절을 촉진한다.
③ 손가락으로 양쪽 유두를 짜서 분비물의 유무를 확인한다.
④ 서서 겨드랑이를 촉진하여 결절이 있는지 확인한다.
⑤ 거울 앞에 서서 유방의 대칭성과 윤곽을 확인한다.

 절차 : 시진 (거울 앞에 서서, 샤워 시)→ 촉진(앉거나 서서) → 촉진(누운 자세)

08 치골결합 앞쪽의 치구에서 항문 쪽까지 양측으로 둥글게 뻗어 있는 세로로 된 피부주름으로, 치구부위에 치모가 나 있으며 여성생식기를 보호하는 역할을 하는 곳은?

① 대음순　　　　　　　　　② 소음순
③ 전정　　　　　　　　　　④ 음핵
⑤ 질구

> **해설** [대음순(labia majora)]
> ① 치구에서 회음까지 전면을 피부로 덮고 있는 2개의 지방층으로 된 피부주름
> ② 남성의 음낭에 상응하는 기관
> ③ 갈색세포 침착, 피지선 많음

09 자궁경부에서 분비되는 점액에 대한 설명으로 알맞은 것은?

① 배란 후의 점액은 알칼리성을 나타낸다.
② 배란 직전의 점액은 농도가 진하며 양이 적다.
③ 자궁경부 점액은 호르몬에 영향을 받지 않는다.
④ 배란 시기의 점액은 탄력성이 있는 견사성이 나타난다.
⑤ 월경직전의 자궁경부 점액은 묽고 양이 많다.

> **해설** 배란시의 점액은 견사성이 높아 정자의 통과가 용이하게 함
> [자궁경관 검사]
> ① 자궁경관에서 분비되는 점액의 점성도를 확인
> ② 점성도 : 양도 많아지고 늘려도 끊어지지 않을 정도의 탄력 있는 견사성을 띰
> 　견사성 증가로 정자 통과를 용이하게 한다.
> 　㉠ 월경 첫날로 10일 : 견사성 6cm
> 　㉡ 월경 첫날로 13일 : 견사성 12cm(배란일)
> 　㉢ 월경 첫날로 16일 : 견사성 3cm
> 　　→ 즉, 견사성이 높으면 정자의 통과와 이동을 용이하게 함

10 여성의 생식기관 중 음순 후 연합부에서 항문까지 삼각으로 된 근육체는 무엇인가?

① 회음　　　　　　　　　　② 소음순
③ 전정　　　　　　　　　　④ 음핵
⑤ 질구

> **해설** [회음]
> 음순 후 연합부(대음순이 하부에서 연결되어 만나는 부위)에서 항문까지 삼각으로 된 근육체

11 자궁의 구조 중 자궁의 가장 두꺼운 부분으로 윤상근, 사행근, 종행근이 포함된 부분은 무엇인가?

① 자궁내막　　　　　　　② 자궁근층
③ 자궁외막　　　　　　　④ 자궁인대
⑤ 자궁동맥

해설 [자궁근층]
자궁에서 가장 두꺼운 부분으로 근육층으로 구성
㉠ 윤상근(괄약근) : 자궁 근육층 중 가장 내부에 위치, 경부를 대부분 차지, 손상 시 자궁경관 무력증
㉡ 사행근 : 자궁 근육층 중 중간에 위치, 큰 혈관이 위치해 있으며 분만 중 자궁수축을 통해 지혈작용을 함
㉢ 종행근 : 자궁 근육층 중 가장 외부에 위치, 분만 중 태아와 태반 배출시킴

12 다음 중 난소의 기능에 대한 설명으로 알맞은 것은?

① 수정란의 착상　　　　　② 태아에 영양제공
③ 월경 분비　　　　　　　④ 성교기관
⑤ 호르몬 분비

해설 [난소의 기능]
① 배란 : 좌우에 난소가 위치하여 한달에 한번씩 난자를 배출
② 호르몬 분비 : 에스트로겐과 프로게스테론을 분비

13 자궁인대 중 자궁이 탈수되는 것을 방지하고, 자궁을 견인시켜 제 위치에 놓이게 하는 인대는 무엇인가?

① 기인대　　　　　　　　② 광인대
③ 원인대　　　　　　　　④ 자궁천골인대
⑤ 자궁미골인대

해설 [자궁인대]

기인대 (cardinal ligament)	자궁의 탈수방지, 손상이 되면 자궁이 아랫부분으로 내려 감
광인대(broad ligament)	자궁측방~골반벽까지. 자궁, 난관, 난소를 정상위치에 놓이게 함
원인대(round ligament)	자궁저부~자궁경부와 대음순까지. 자궁의 전경, 전굴이 유지되도록 함, 임신 중에는 가장 많은 힘을 받음
자궁천골인대 (sacrouterine ligament)	자궁이 탈수되는 것을 방지함, 자궁을 견인시켜 제 위치에 놓이게 함

14 난관 중 난자와 정자의 수정이 이루어지는 장소로서 자궁외 임신이 가장 호발하는 부위는?

① 난관 간질부　　　　　　② 난관 팽대부
③ 난관 협부　　　　　　　④ 난관 체부
⑤ 난관 자궁관 결합부

> **해설** [난관]
> 팽대부
> ① 난관의 가장 큰 부분으로 난자와 정자의 수정이 이루어지는 장소
> ② 자궁외 임신이 가장 호발하는 부위(55%)

15 골반검진 시 Pappanicolaou smear 검사부위로 가장 적합한 부위는?

① 자궁 내 조직　　　　　　② 질벽
③ 전정　　　　　　　　　　④ 후원개, 편평원주상피 접합부
⑤ 자궁 체부

> **해설** Pappanicolaou smear : 자궁경부암의 진단 검사
> 위치 : 후원개, 편평원주상피 접합부

16 난소에서 분비되는 호르몬 중 자궁내막 유지, 자궁근 이완초래, 체온약간상승, 경관점액은 정자 통과가 어렵게 하는 기능을 담당하는 것은?

① 프로게스테론　　　　　　② hCG
③ 에스트로겐　　　　　　　④ 릴락신
⑤ 옥시토신

> **해설** [난소에서 분비되는 호르몬]
> ① 에스트로겐 : 자궁, 내분비계, 뼈의 성장촉진, 혈액 내 단백질 양 증가, 응고인자, 섬유소원 등 증가시
> 　킴. 경관점액의 양치엽상
> ② 프로게스테론 : 자궁내막 유지, 자궁근 이완초래, 체온약간상승, 경관점액은 정자통과가 어렵게 함
> ③ 릴락신 : 자궁경관 유연하게 해줌, 조산예방

17 다음 중 출산과정 시 질을 늘어나게 해주는 특징적인 구조는?

① 편평원주상피세포 접합부　　② 자궁 내부
③ 질의 추벽　　　　　　　　　④ 질 후원개
⑤ 처녀막

18 골반의 주요경선 중 내진에 의해 측정 가능하므로 임상적으로 가장 중요한 경선은 무엇인가?

① 전후경선   ② 진결합선

③ 대각결합선   ④ 산과적결합선

⑤ 좌골극간

해설 [주요경선]

전후경선, 진결합선(11cm)	태아의 선진부가 진골반 내에 진입여부를 결정하는 것으로 입구의 가장 짧은 경선 진결합선 = 대각결합선 − 1.5cm~2cm
산과적 결합선(10.5cm)	골반 입구 경선 중 분만 시에 가장 짧은 경선 산과적 결합선 = 진결합선 − 0.5cm
대각 결합선(12.5~13cm)	내진에 의해 측정 가능하므로 임상적으로 가장 중요한 경선

19 정상적인 질 분비물에 대한 설명으로 옳은 것은?

① 중성, 일반세균 상주   ② 알칼리성, 정상세균 상주

③ 산성, 대장균 존재   ④ 알칼리성, 대장균 존재

⑤ 산성, 정상세균 상주

해설 정상적인 질 내의 환경은 산성이며 정상세균이 상주한다.

20 자궁에 대한 설명으로 알맞은 것은?

① 자궁 내구를 중심으로 상부를 체부, 하부를 경부로 나눈다.
② 전경 후굴의 형태이다.
③ 에스트로겐과 프로게스테론의 호르몬이 분비된다.
④ 수의적인 근육층으로 이루어져 있다.
⑤ 난자와 정자가 만나는 장소이다.

해설 자궁은 전경 전굴의 형태이며, 호르몬은 난소에서 분비된다. 불수의적인 근육층으로 구성되어 있고 난자와 정자가 만나는 장소는 난관이다.

21 다음 골반을 이루는 뼈 중 골반의 후벽을 이루는 천골끝부분에 4~5개의 천추골이 융합되어 있는 하나의 뼈로 이동성이 있어 분만 시 골반 출구의 전후 경선을 넓혀 주는 역할을 하는 것은?

① 장골   ② 좌골
③ 치골   ④ 천골
⑤ 미골

> **해설**
>
> | 미골 | • 골반의 후벽을 이루는 천골끝부분에 4~5개의 척추골이 융합되어 있는 하나의 뼈
• 이동성이 있어 분만시 골반 출구의 전후 경선을 넓혀 주는 역할 |
> | --- | --- |

22 여성에게 분비되는 호르몬 중 자궁내막 비후와 자궁근육을 증대시키고, 난관운동성을 촉진하며, 질의 점성도를 저하시키고, 견사성을 증가시키는 작용을 하는 호르몬은?

① 옥시토신   ② 에스트로겐
③ 황체형성호르몬   ④ 프로게스테론
⑤ 태반락토겐

> **해설** [Estrogen의 기능]
> ① 임신 6~12주에 분비시작, 임신 말기까지 지속
> ② 자궁 증대하며 혈액공급을 증가시키고, 자궁근육을 증대 함
> ③ 자궁근육의 수축을 자극
> ④ 난관의 운동성을 촉진
> ⑤ 질의 점성도를 저하하고 견사성을 증가
> ⑥ 에스트리올 수준은 태반의 기능과 태아의 안녕 평가
> ⑦ 유방에 젖샘관을 발달시킴
> ⑧ 뇌하수체의 FSH의 분비를 억제하며, LH의 분비를 촉진시킴
> ⑨ 뼈의 성장을 촉진(완경(폐경) 시 에스트로겐의 수치가 낮아져 골다공증이 발생)
> ⑩ 혈액응고를 증가시킴

23 월경과 월경 사이의 질 분비물의 양상이 맑고 투명하며, 양이 많고, 10cm 정도의 견사성이 나타난다면 이 경우의 상태는?

① 임신의 증상이다.
② 월경이 시작되려는 초기 증상이다.
③ 완경(폐경)의 초기 증상이다.
④ 자궁내막암의 증상이 의심된다.
⑤ 배란기의 정상적인 소견이다.

24 여성의 유방검진 방법으로 옳은 것은?

① 유방검진 시기는 배란일이다.
② 유방자가검진은 1년에 1회 실시한다.
③ 대상자를 앉힌 후 상의를 벗기고 팔을 양 옆으로 내리게 한 후 관찰한다.
④ 2인이 1조로 시행한다.
⑤ 엄지와 검지로 유두를 부드럽게 짜주어 유즙 분비물이 나오는 것은 정상이다.

해설 유방암 자가검진은 매달 월경 직후 5일 이내가 적절하며 검진 시 유즙 분비물이 배출되는 것은 비정상적
이다.
　① 시진
　　㉠ 대상자를 앉힌 후 상의를 벗기고 팔을 양 옆으로 내리게 한 후 관찰
　　㉡ 사정 내용
　　　→ 양쪽 유방의 윤곽, 크기의 대칭성(양쪽 유방의 크기가 약간 다른 것은 정상)
　　　→ 혹이나 움푹 들어간 곳, 납작한 곳 등의 외형 관찰
　　　→ 피부를 겉으로 보아 색깔, 두께, 부종 유무, 정맥혈관 형태 관찰
　　　→ 유두 끝의 방향, 발적이나 궤양 유무, 분비물 유무 관찰

25 다음 중 배란 시 나타나는 증상과 징후를 설명한 것으로 옳은 것은?

① 기초체온이 고온에서 저온으로 하강한다.
② 경관점액의 pH가 산성으로 바뀐다.
③ 자궁내막이 얇아진다.
④ 점액의 견사성이 높아진다.
⑤ 경관점액의 견사성이 감소한다.

해설 [배란시의 특징]
배란의 증상과 징후
① 자궁경관에서 분비되는 점액의 점성도를 확인
② 점성도 : 양도 많아지고 늘려도 끊어지지 않을 정도의 탄력 있는 견사성을 띰
　　견사성 증가로 정자 통과를 용이하게 한다.
　㉠ 월경 첫날로 10일 : 견사성 6cm
　㉡ 월경 첫날로 13일 : 견사성 12cm(배란일)
　㉢ 월경 첫날로 16일 : 견사성 3cm
　→ 즉, 견사성이 높으면 정자의 통과와 이동을 용이하게 함
③ 결정모형 : 분지나 양치모양

26 중년부인이 질 분비물 때문에 검진을 받으려고 한다. 검진 시 유의사항으로 적합한 것은?

① 검사 12시간 전에 금식을 시킨다.
② 검사 24시간 전에 질 세척, 좌약, 성교를 금지하도록 한다.
③ 질경의 크기는 될 수 있는 한 큰 것으로 선택한다.
④ 질경에는 반드시 윤활제를 발라 자극을 줄여주어야 한다.
⑤ pap smear 후 균배양 검사를 시행한다.

> **해설** [질 분비물 검진 전의 유의사항]
> ① 검진 대상자에게 검진의 절차와 방법들에 대한 정보제공과 설명
> ② 검진 대상자에게 편안한 환경 제공
> ③ 검진 대상자에게 privacy를 보호
> ④ 병원 방문 전 24시간 이내 질세척과 출혈(월경) 여부에 대해 확인 : 질세척, 좌약, 성교를 금지하도록 교육
> ⑤ 검사 전에 방광을 비우도록 함
> ⑥ 검사자의 손과 질경은 따뜻하게 준비
> ⑦ 진찰 시 쇄석위(lithotomy position)를 취하며, 발걸이에 다리를 올림

27 다음 중 여성생식기 검진 단계로 가장 적절한 것은?

① 복부 진찰 – 쌍합진 – 외생식기 검사 – 질경 검사 – 검사물 채취
② 외생식기 검사 – 질경 검사 – 검사물 채취 – 쌍합진 – 복부 진찰
③ 검사물 채취 – 쌍합진 – 외생식기 검사 – 질경 검사 – 복부 진찰
④ 복부 진찰 – 질경 검사 – 검사물 채취 – 외생식기 검사 – 쌍합진
⑤ 복부 진찰 – 외생식기 검사 – 질경 검사 – 검사물 채취 – 쌍합진

> **해설** [여성생식기 검진순서]
> 복부진찰시진 및 촉진 → 외생식기 검진 → 질경검사 → 검사물 채취 → 양손 진찰법(쌍합진)

28 다음 중 여성 생식기 검진 시 외음의 상태 중 정상적 상태로 볼 수 있는 것은?

① 경산부가 요실금을 보인다.
② 요도에서 농성 분비물이 보인다.
③ 요도 부위 촉진 시 스킨샘에서 분비물이 나온다.
④ 성경험이 없는 여성의 외음에서 정맥류가 보인다.
⑤ 바르톨린샘 촉진 시 통증을 느낀다.

> **해설** 요도 부위 촉진시 스킨샘에서 분비물이 나오는 것은 정상적인 반응이다.

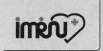
간결 간호사국가시험대비
모 성 간 호 학

생애전환기 여성

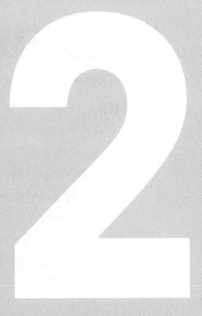

2

PART

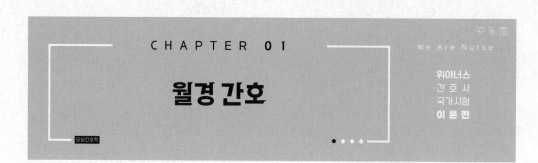

CHAPTER 01

월경 간호

We Are Nurse

위아너스
간 호 사
국가시험
이 론 편

모성간호학

UNIT 01 월경

1) 정의 ★

① 월경은 난자가 수정되지 않았을 때 자궁내막의 기능층(해면과 치밀층)이 분해되어 탈락된 조직이 혈액과 함께 질 밖으로 배출되는 현상

② 월경의 시작은 자궁내막의 기능층에 있던 나선 동맥의 꼬임으로 혈관이 괴사되고 파열된 결과

2) 초경

① 초경은 여성의 성 성숙도를 나타내는 지표 ★

② 평균 13세경에 시작되나 여러 요인의 영향을 받아 빨라지고 있음

③ 초경에 대한 적절한 지식과 대비로 긍정적 경험으로 받아들이는 것이 필요

UNIT 02 월경 장애

1) 무월경(amenorrhea) ★★

(1) 분류

① 생리적 무월경 : 임신, 수유기, 사춘기 이전, 완경(폐경)기 이후에 정상적으로 월경이 없는 상태 ★

② 병리적 무월경 : 내분비 질환이나 해부학적 이상 등으로 월경이 없는 상태

  ㉠ 원발성 무월경 : 이차 성징의 발현 없이 14세까지 초경이 없거나 이차 성징의 발현과 관계없이 16세까지 초경이 없는 경우 ★

  • 원인 : 성선 자극호르몬 농도 이상을 동반한 난소 부전증, 성선 발생부전(터너 증후군), 태생기 뮐러관의 발육부전이나 발달이상에 의한 해부학적 기형

ⓛ 속발성 무월경 : 정상 월경주기의 3회 이상 주기에서 월경이 없거나 월경이 있었던 여성이 6개월 이상 월경이 없는 경우
- 원인
  - ⓐ 40세 이전의 조기완경(폐경)
  - ⓑ 만성 무배란증후군
  - ⓒ 시상하부-뇌하수체 간의 결함(예 수술, 방사선 치료)
  - ⓓ 내분비 또는 대사장애(예 당뇨, 갑상선기능저하증, 호르몬 조절 장애, 다낭성 난소 증후군)
  - ⓔ 외상 : 자궁협착, 자궁강 내 유착
  - ⓕ 신경성 충격, 정서적 긴장

(2) 치료

① 원인 규명 후 원인에 따른 치료
② 호르몬대체요법, 배란유도, 성선제거술, 원인인자에 대한 특이치료법 등

※ 참고 : 규칙적 월경주기 여성이 3개월이상 무월경이 나타날 때 우선 시행할 검사 : 융모생식샘자극호르몬 검사 ★

2) 비정상 자궁출혈 ★

(1) 비정상 자궁출혈의 유형

① 월경과다
  - ㉠ 정의
    - 주기는 규칙적이나 출혈기간이 보통보다 긴 경우
    - 월경이 7~8일 이상 지속되며 실혈이 80~100mL 이상 과다한 월경
  - ㉡ 원인
    - 자궁내막에 대한 호르몬의 부적절한 자극 : 경구피임약 복용, 자궁내 장치
    - 기질적 병소 : 자궁 경관염, 자궁내막염, 골반감염, 자궁근종, 폴립, 간질환, 신장 질환 등
  - ㉢ 치료
    - 젊은 여성, 혈액손실이 없는 경우 → 치료할 필요 없음
    - 갱년기 출혈 → 암 등을 의미하므로 적극적 치료
    - 충분한 영양섭취 : 단백질, 칼슘, 비타민, 철분 등
    - 자궁수축제 투여 : 출혈방지
    - 경구피임약 : 월경량, 월경주기 조절
    - 자궁내 장치 제거
    - 필요시 소파수술
    - 갱년기 여성 : 자궁내막 생검을 통해 자궁내막암 여부 확인

② 월경과소
　㉠ 정의
　　• 주기는 규칙적이나 출혈 기간이 1~2일로 짧고 양이 적은 월경
　㉡ 원인
　　• 내분비 기능장애
　　• 경구피임약 복용
　　• 자궁경부 협착
　　• 심한 체중감소
　　• 단백질 결핍
　　• 약물복용
　㉢ 치료
　　• 원인규명 : 골반검사, 배란검사
　　• 원인에 따른 치료 : 피임약 중단, 경관확대, 영양개선
③ 부정자궁출혈
　㉠ 정의 : 월경기간이 아닌 때 점상 또는 다량의 비정상적 자궁출혈
　㉡ 원인
　　• 혈중 에스트로겐 농도 저하
　　• 생식기의 기질적 병소 : 경부미란, 자궁외 임신, 태반조직 잔류
　㉢ 치료
　　원인에 대한 치료 : 에스트로겐 치료, 기질적 원인에 따른 치료
④ 기능성 자궁출혈
　㉠ 정의 : 자궁의 기질적 병변과 관계없이 주로 내분비 장애에 의한 자궁내막 주기의 변화로 발생되는 비정상 자궁출혈 ★
　㉡ 원인
　　• 시상하부-뇌하수체-난소축의 장애
　　• 내인성, 외인성 스테로이드 호르몬의 영향
　　• 자궁내막 위축성 출혈, 호르몬 대체요법에 의한 외인성 출혈, 생식기 병소, 간장애, 영양장애, 스트레스 등
　㉢ 증상 : 월경과다, 월경과소, 부정자궁출혈의 출혈 양상을 보임
　㉣ 치료 : 원인규명에 따라 치료

3) 월경 전 증후군(Premenstrual syndrome : PMS) ★★★★★★

(1) 정의
① 월경과 관련된 정서장애(월경 전 긴장증, 월경 전 불쾌장애), 일상생활에 지장을 줄 정도의 신체적·정서적·행동적으로 복합된 증후군
② 월경 전 2~10일경에 나타났다가 월경 시작 직전 혹은 월경 직후 소실

(2) 원인

① 불분명
② 호르몬 관련 : estrogen↑, progesterone↓, prolactin↑
③ 체액저류설
④ 스트레스나 심신기능 장애

(3) 증상 ★

① 신체적 증상 : 가스팽창, 유방팽만감과 통증, 골반통, 체중증가, 배변장애
② 정서적 증상 : 집중력 저하, 정서적 불안정, 불안, 우울, 기면, 식욕의 변화, 성욕감퇴, 심하면 공격적·파괴적 충동, 자살기도

(4) 간호 ★

① 해결할 수 있는 문제임을 인식시킴
② 스트레스 감소
③ 규칙적인 적절한 운동
④ 식이요법(저염, 단백질, 비타민 공급) → 부종 감소
⑤ 심할 경우 대증요법 실시
⑥ 상담, 정서장애 시 정신과 치료

4) 월경곤란증(통증을 동반한 월경) ★★★★★★★

(1) 원발성 월경곤란증

① 정의 : 골반의 기질적 병변이 없는 경우 통증을 동반한 월경
② 발병 시기 : 초경 시작 후 6~12개월 이내
③ 원인
  • 프로스타글란딘의 과도한 합성 → 평활근 수축이 촉진됨 → 통증유발 ★
  • 자궁협부의 장애 → 월경혈 유출 장애
  • 자궁내막동맥의 경련 → 자궁근 경련 유발
  • 정신적 인자 : 불안, 예민
④ 증상
  • 경련성, 발작적 통증
  • 하복부 중압감, 하복부에서 등 또는 대퇴로 방사
  • 오심, 구토, 설사, 식욕부진
  • 두통, 현기증
  • 신경과민, 피로감
⑤ 간호 ★★★★★
  • 적당한 운동 및 수면, 안정, 스트레스 관리
  • 복부 마사지, 더운물 주머니(국소온열요법)
  • 프로스타글란딘 합성억제제(NSAIDS(비스테로이드소염제)) ★

- 경구피임약(NSAIDS 효과 없을 때, 금기가 아닐 때)
- 식사의 개선 : 저염, 고단백, 비타민 등
- 증상에 따른 대증요법
- 자궁수축 용해제
- 월경생리에 대한 지식제공

(2) 속발성 월경곤란증 ★★★★

① 정의 : 기질적인 병변이 동반된 경우
② 발병시기 : 초경 후 2년 뒤부터
③ 원인(폐쇄성, 경련성, 울혈성)
- 기질적인 골반내 질환
- 선천성 기형
- 경관협착
- 자궁근종
- 자궁내막염
- 만성 골반염증성 질환
- 자궁내 피임장치
④ 사정
- 문진 : 월경력, 통증(골반통) 정도와 양상, 악화/완화 요인, 영향, 대처 양상, 생활양식
- 신체검진 : 골반검진 → 질환 사정
- 진단적 검사 : 혈액검사, 소변검사, 세균배양 검사, 자궁경 검사, 자궁난관 조영술 등
⑤ 치료 및 간호 : 나이와 원인질환에 따른 치료 및 간호(NSAIDS나 경구피임약은 비효과적)

We Are Nurse 모성간호학

단원별 문제

01 월경 시작 7~10일 전에 유방팽만감과 두통과 우울 및 감정변화 등의 증상은 무엇인가?

① 월경통 ② 월경과다
③ 월경곤란증 ④ 월경전 증후군
⑤ 자궁근종

> **해설** [월경전 증후군]
> ① 월경과 관련된 정서장애(월경 전 긴장증, 월경 전 불쾌장애), 일상생활에 지장을 줄 정도의 신체적·정서적·행동적으로 복합된 증후군
> ② 월경 전 2~10일경에 나타났다가 월경 시작 직전 혹은 월경 직후 소실

02 월경곤란증의 정의로 적합한 것은?

① 무월경 상태 ② 월경량이 많은 월경
③ 통증을 동반한 월경 ④ 월경기간이 긴 월경
⑤ 월경주기가 불규칙한 월경

> **해설** [월경곤란증]
> 골반의 기질적 병변이 있거나 없이 통증을 동반한 월경

03 월경기간이 아닌 때 점상 또는 다량의 비정상적인 자궁출혈이 발생하는 것을 일컫는 용어는?

① 월경과다 ② 부정자궁출혈
③ 빈발월경 ④ 기능성 자궁출혈
⑤ 희발월경

[부정자궁출혈]
① 정의 : 월경기간이 아닌 때 정상 또는 다량의 비정상적 자궁출혈
② 원인
  • 혈중 에스트로겐 농도 저하
  • 생식기의 기질적 병소 : 경부미란, 자궁외 임신, 태반조직 잔류
③ 치료
  원인에 대한 치료 : 에스트로겐 치료, 기질적 원인에 따른 치료

04 월경 시 통증을 유발하는 주요인은?

① 에스트로겐 분비 저하
② 프로게스테론 분비 저하
③ 자궁내막 탈락
④ 혈액 소모
⑤ 프로스타글란딘의 과도한 합성

해설 프로스타글란딘의 과도한 합성 → 평활근 수축이 촉진됨 → 통증유발

05 다음 중 초경 전, 임신이나 수유, 완경(폐경) 이후에 초래되는 무월경을 무엇이라고 하는가?

① 생리적 무월경   ② 병리적 무월경
③ 원발성 무월경   ④ 속발성 무월경
⑤ 일차성 무월경

해설 생리적 무월경(physiological amenorrhea) : 초경 전, 임신이나 수유, 완경(폐경) 이후에 초래되는 무월경

06 다음 중 병리적 무월경에 대한 설명으로 옳은 것은?

① 완경(폐경)기가 되어 월경이 없다.
② 수유 중에 월경이 없다.
③ 임신 중에 월경이 없다.
④ 내분비질환에 의해 월경이 없다.
⑤ 사춘기 이전에 월경이 없다.

해설 병리적 무월경(pathological amenorrhea) : 병적인 원인에 의해 무월경이 초래(내분비질환, 해부학적 이상)

07 원발성 무월경의 원인으로 옳은 것은?

① 조기완경(폐경)
② 만성 무배란 증후군
③ 성선 발생부전
④ 내분비질환
⑤ 완경(폐경) 이후 무월경

해설 [원발성 무월경]
이차 성징의 발현 없이 14세까지 초경이 없거나 이차 성징의 발현과 관계없이 16세까지 초경이 없는 경우
• 원인 : 해부학적 장애, 성선 자극호르몬 농도가 저하된 난소 부전증(터너 증후군)

08 속발성 월경곤란증의 치료로 적합한 것은?

① 복부에 냉찜질을 하도록 한다.
② 나이와 원인질환에 따른 치료를 한다.
③ 절대안정으로 통증을 완화시키도록 한다.
④ 월경생리에 대한 적합한 지식을 제공한다.
⑤ 배란유도를 실시한다.

해설 [속발성 월경곤란증]
① 정의 : 기질적인 병변이 동반된 경우
② 발병시기 : 초경 후 2년 뒤부터
③ 원인(폐쇄성, 경련성, 울혈성)
  • 기질적인 골반내 질환
  • 선천성 기형
  • 경관협착
  • 자궁근종
  • 자궁내막염
  • 만성 골반염증성 질환
  • 자궁내 피임장치
④ 사정
  • 문진 : 월경력, 여부, 통증(골반통) 정도와 양상, 악화/완화 요인, 영향, 대처 양상, 생활양식
  • 신체검진 : 골반검진 → 질환 사정
  • 진단적 검사 : 혈액검사, 소변검사, 세균배양 검사, 자궁경 검사, 자궁난관 조영술 등
⑤ 치료 및 간호 : 나이와 원인질환에 따른 치료 및 간호(NSAIDS나 경구피임약은 비효과적)

09 월경주기는 규칙적이나 월경기간이 1~2일로 짧고 양이 적은 월경장애는 무엇인가?

① 완경(폐경)   ② 초경
③ 월경과소   ④ 부정자궁출혈
⑤ 기능성자궁출혈

> **해설** 월경과소 : 월경주기는 규칙적이고 월경기간이 1~2일로 짧고 양이 적음
> 부정자궁출혈 : 월경 기간이 아닌 때 점상이나 다량의 비정상적 자궁출혈
> 기능성자궁출혈 : 자궁의 기질적 병변과 관계없이 주로 내분비 장애에 의한 자궁내막 주기의 변화로 발생되는 비정상 자궁출혈

10 월경과다의 원인으로 옳은 것은?

① 혈중 에스트로겐 농도 저하   ② 자궁경부 협착
③ 자궁내막 위축성 출혈   ④ 단백질 결핍
⑤ 자궁 내 장치

> **해설** [월경과다의 원인]
> 호르몬의 부적절한 자극 : 뇌하수체 선종(프로락틴 과잉 분비), 다낭성 난소증후군, 비만(에스트로겐 자극), 자궁근종, 경구피임약, 자궁 내 장치, 기질적 병소, 비만

11 원발성 월경곤란증을 완화시키기 위한 간호중재는?

① 얼음찜질을 적용한다.
② 자궁부위를 높인다.
③ 자궁 내 피임장치를 제거한다.
④ 국소온열법을 적용한다.
⑤ 선천성 기형 여부를 확인하여 수술한다.

> **해설** 원발성 월경곤란증을 호소하는 경우 국소온열법으로 통증을 완화시킨다.

12 자궁의 기질적 병변과 관계없이 주로 내분비 장애에 의한 자궁내막 주기의 변화로 발생되는 비정상 자궁출혈이 발생하는 것을 일컫는 용어는?

① 월경과다   ② 부정자궁출혈
③ 월경곤란증   ④ 기능성 자궁출혈
⑤ 희발월경

해설 [기능성 자궁출혈의 정의]
자궁의 기질적 병변과 관계없이 주로 내분비 장애에 의한 자궁내막 주기의 변화로 발생되는 비정상 자궁
출혈

13 다음 중 월경과다가 일어나지 않는 경우는?

① 자궁적출술   ② 자궁근종
③ 뇌하수체선종   ④ 자궁 내 장치
⑤ 장기간 피임약 복용

해설 자궁적출술을 시행한 여성은 완경(폐경)이 나타난다.

14 월경전 증후군을 호소하는 여성에게 제공되는 간호로 적합한 것은?

① 수분섭취를 제한한다.
② 절대안정을 취한다.
③ 저염, 저단백식이를 제공한다.
④ 규칙적인 운동을 실시하게 한다.
⑤ 에스트로겐을 복용하도록 한다.

해설 [월경 전 증후군 치료 및 간호]
① 해결할 수 있는 문제임을 인식시킴, 같은 문제를 가진 여성의 모임 참여
② 지속적인 상담, 심리적 지지, 스트레스 관리(정서적인 환기, 낮잠이나 이완요법)
③ 규칙적인 적절한 운동 : 엔돌핀 분비 촉진으로 신경성 긴장 예방(빠르게 걷는 운동)
④ 식이요법
　• 저염, 단백질, 비타민 공급 : 부종 감소
　• 소량씩 자주 섭취, Vit.B 복합군 섭취(돼지고기, 우유, 콩), 신선한 녹황색 야채, 과일 섭취, 카페인
　　섭취 줄임, 설탕섭취 줄임, 인공감미료 줄임
⑤ 심할 경우 대증요법 실시
⑥ 정서장애 시 정신과 치료

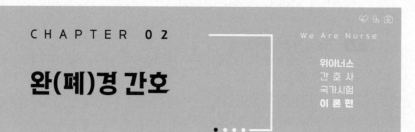

CHAPTER 02

We Are Nurse

위아너스
간호사
국가시험
이론편

완(폐)경 간호

모성간호학

UNIT 01 　갱년기(Climacteric)

1) 정의

　① 완경(폐경)을 전후한 40~60세 사이의 중년기로 여성이 출산할 수 없는 시기

　② 난소기능이 쇠퇴되며 호르몬의 분비가 감소되는 시기

　③ 완전완경(폐경)을 지나 다시 안정을 찾을 때까지의 기간

2) 폐경기(갱년기) 호르몬과 월경주기의 변화 ★★★

구분	기전
완경(폐경)전기	• 난포수가 적어지며 난소의 무게 감소 • 월경주기 단축, FSH의 혈중 수치는 증가(정상치 : 5~10IU/ml) • 에스트로겐 혈중농도(정상치 : 40~300pg/ml), 월경중기, 후기 낮음 • 황체기능은 대부분 비슷, LH 농도 변화 없음
주완경(폐경)기	• 지난 1년 이내 월경이 있었으나 불순 • 배란이 중단되거나 불규칙, 월경주기 변화(짧거나 길다.) • 혈중 난포자극호르몬(FSH) 수치 증가
완경(폐경)후기	• 완경(폐경)이후의 모든 시기로 배란 완전중단 • 황체화호르몬(LH)분비의 증가 • 최종 월경 후 1년간 월경이 없으면 완경(폐경)으로 여김

3) 갱년기(폐경기) 월경의 변화 ★

　① 여성의 월경은 40대 이후에는 월경주기가 단축되거나 증가됨

　② 2~3개월은 무월경이었다가 1~2년 후에는 월경이 완전히 사라짐

4) 갱년기 여성의 신체적 변화 ★★★★★★★★★

(1) 갱년기의 호르몬 변화와 월경 변화

　① 에스트라디올 저하, 에스트론 증가

② 프로게스테론은 주기적 변동 없이 감소 후 일정 수준으로 유지

③ 에스트로겐 분비의 감소는 혈관운동계, 비뇨생식기계, 심혈관계, 골관절계, 기타 피부와 유방 등의 변화를 일으킴

④ 완경(폐경) 전후의 여성의 경우 에스트로겐을 생산하기 위해 FSH의 분비가 계속되어 혈중의 FSH의 농도가 상승

※ 완경(폐경)이 가까워짐을 예측할 수 있는 혈액학적 소견 : FSH↑ 에스트로겐 ↓ ★
   → 완경(폐경) 후기에는 배란이 중단되며 황체화 호르몬 분비가 증가되고 FSH 농도 증가

※ 에스트로겐 분비저하 → 에스트로겐 생산 위해 난포자극호르몬 상승 → 중기 : FSH 상승, LH 감소 → 완경(폐경) : 배란중단되어 LH 증가

(2) 혈관운동의 변화 ★★★

① 원인 : 자율신경계의 불안정 → 모세혈관의 수축과 이완의 장애로 갱년기 초기에 옴

② 증상 : 안면홍조(혈관 운동 불안정으로 가장 많이 경험(70~80%)하는 증상), 열감, 발한과 야한, 무딘 감각, 수족냉증, 심계항진, 두통, 현기증, 졸도

    ㉠ 가장 많은 갱년기 여성이 호소하는 증상은 에스트로겐 감소로 모세혈관이 확장되어 가슴 상부와 목이 갑자기 뜨거운 기운을 느끼며 달아오르는 느낌으로 얼굴, 머리, 팔로 퍼져나가며 땀이 나는 현상

    ㉡ 홍조 유발 요인 : 자극, 뜨거운 커피, 자극성 음식, 갑작스러운 큰소리

    ㉢ 완경(폐경) 증상의 순서 : 불규칙한 월경 → 혈관운동 이상 → 정신적 증상 → 생식기 위축 → 비뇨기계 피부위축 → 골다공증 → 심혈관계질환 → 치매

(3) 골관절계의 변화 ★★★

골절이 일어나는 수준까지 골밀도가 감소된 경우

① 원인 ★

    ㉠ 에스트로겐 분비 저하로 골형성이 억제되며 골흡수가 촉진되어 골소실 가속화

    ㉡ 완경(폐경) 후 15~20년 사이에 발생

    ㉢ 장내 칼슘 흡수 저하로 골밀도 저하를 초래

② 증상

    ㉠ 키가 작아짐, 골밀도 검사에서 탈칼슘화현상, 심한 관절통과 근육통

    ㉡ 골절, 골다공증, 관절염

③ 진단

    ㉠ X-ray 촬영으로 척추 압박골절 등을 발견할 수 있으나 조기발견 방법은 아님

    ㉡ 혈액검사(칼슘, 인, 단백질 등)로 골다공증의 진행상태를 알 수 있음

    ㉢ 골밀도와 CT scan, 중년 여성들에게 골밀도검사를 받게 하는 편이 좋음

④ 골다공증 위험인자

    ㉠ 고령, 여성, 저체중이나 마른체형, 흡연, 완경(폐경), 운동량 부족

    ㉡ 칼슘 섭취부족, 음주, 과다 카페인/단백질 섭취

    ㉢ 에스트로겐 부족자, 난소절제 수술 경력, 스테로이드 사용자, 부갑상선기능 항진증, 갑상선 약물 복용자

⑤ 골다공증에 좋은 음식 : 우유, 요구르트, 시금치, 미역, 김, 뼈째 먹는 멸치 등

(4) 심혈관계의 변화 ★

① 원인
  ㉠ 에스트로겐은 관상동맥을 포함한 심장 보호와 항동맥경화 작용 및 혈관확장 작용 → 혈관 보호
  ㉡ 에스트로겐의 부족으로 인해 혈중 고밀도 지질단백 콜레스테롤(HDL-C)이 감소, 저밀도 지질단백 콜레스테롤(LDL-C)은 증가 ★
  ㉢ 콜레스테롤의 변화로 심장의 관상동맥 질환을 비롯하여 심혈관성 고혈압 및 동맥 경화성 질환의 발병률이 높아짐

② 증상
  완경(폐경) 후 동맥경화성 질환, 관상동맥 질환, 고혈압 위험 증가

(5) 비뇨생식기계의 변화 ★★

요로생식계의 주된 변화 : 위축과 요실금, 완경(폐경) 후 3~4년에 걸쳐 서서히 발생

① 원인
  ㉠ 에스트로겐의 분비 저하로 골반내 혈류가 감소되어 골반 장기의 허혈 초래
  ㉡ 질과 요도의 pH 증가(산성 → 알칼리성)로 질내 감염, 요도감염이 증가

② 증상
  ㉠ 질이 건조해지고 질벽이 얇아짐 → 질염증가, 요도염 증가
  ㉡ 요실금, 빈뇨, 성교통
  ㉢ 잔뇨량 증가, 배뇨속도 저하
  ㉣ 외음소양증, 위축성 질염(에스트로겐이 부족) → 에스트로겐 크림 도포해 줌
  ㉤ 괄약근 기능 저하 및 골반근육 약화는 골반층의 지지소실, 요실금, 방광염으로 이환

(6) 기타 신체적 변화

① 피부
  ㉠ 건조, 주름, 탄력성 저하 → 에스트로겐은 피부의 진피, 표피 및 피하지방층에 각각 영향
  ㉡ 모낭의 변화로 탈모, 한선과 피지선의 분비저하, 땀 분비 감소, 피부감각의 둔화, 면역기능의 떨어짐

② 체모 : 에스트로겐의 부족으로 얇아지고 탄력성 저하, 겨드랑이 체모, 음모, 모발의 감소

③ 유방
  ㉠ 완경(폐경) 이행기에 호르몬 불균형으로 유방통
  ㉡ 유선의 위축으로 유방이 위축

5) 갱년기 여성의 정서적 변화 ★★

① 피로감(완경(폐경)이행기 시 호르몬의 불균형으로 나타남)

② 집중력, 기억력 감소, 의욕상실, 초조, 예민, 긴장, 소외감, 고독감, 내향성, 신경쇠약, 불면

③ 역할 상실로 인한 우울, 빈둥지 증후군, 여성성 상실에 대한 슬픔

6) 갱년기 및 완경(폐경)기 여성의 간호중재 ★★★★

(1) 정보제공 및 지지체계 마련

① 완경(폐경)과 관련된 스트레스 관리

② 완경(폐경)과 관련된 정보 제공 및 대처방안 교육 : 완경(폐경)은 성숙의 지표이며, 자연발달 과정 중의 생리과정임을 교육

③ 지지체계나 자조그룹 형성 : 심리·정신적 지지를 위한 간호중재, 여가활동, 사회적 역할 변화 시도

(2) 건강한 생활습관 형성

① 규칙적 생활리듬 유지

② 스트레스에 대한 긍정적 대처

③ 정기검진을 통한 완경(폐경)기 증상 완화, 위험요인 조기발견, 조기치료

(3) 운동과 휴식 ★★★

① 케겔운동(골반저근육훈련법) : 요실금 예방

② 규칙적 운동 : 걷기나 조깅 등의 유산소운동을 통해 심폐기능 유지, 근육강화, 골소실 지연, 관절통 완화, 골다공증 예방

③ 휴식 : 피로하지 않고 적정 에너지 유지

(4) 영양섭취 ★★★

① 식물성 에스트로겐이 풍부한 음식 : 낮은 농도의 에스트로겐을 유지하면서 완경(폐경) 증상을 예방하거나 완화, 유방암과 자궁내막암을 예방하는 효과

　㉠ 이소플라보노이드, 콩류(메주 콩, 된장, 두부), 씨앗류, 녹황색 채소 권장

② 칼슘 : 골다공증 예방

　㉠ 우유, 치즈, 달걀, 새우, 김, 미역, 녹색잎 채소, 뼈째 먹는 생선 등 섭취

　㉡ 우유와 유제품은 칼슘과 비타민 D가 풍부하여 1일 2회 이상 섭취(비타민 D는 뼈로 칼슘의 흡수를 증진시킴)

③ 비타민 E : 항산화효과(노화예방)

　㉠ 옥수수기름, 콩기름, 해바라기씨, 야채 기름, 콩, 땅콩, 시금치 등

④ 수분섭취를 권장 : 탈수예방

⑤ 섬유질 : 장에 수분 공급, 변비 예방, 혈당 조절

⑥ 지방 섭취는 줄임

　㉠ 1일 열량 섭취량의 20~25% 이하

　㉡ 지방 다량 섭취 → 피하 지방층 증가 → 에스트로겐으로의 전환이 높아짐

© 버터와 마가린 섭취를 금함

⑦ Vitamin/mineral 섭취 증가

⑧ 음식 섭취량 줄이고 저녁 식사량 줄이기 : 비만 예방

⑨ 카페인, 술, 탄산음료는 금함

(5) 성생활

① 부부간의 의사소통과 성생활이 중요하며 부부간의 만족한 성생활이 가능함을 교육
: 능동적 성생활을 할 수 있도록 동기부여

② 성기능 변화에 대한 이해 : 최종 월경 후 1년간 피임

③ 성교 시 불편감 완화에 대한 교육 : 수용성 젤리, 혹은 에스트로겐 질크림 사용

(6) 호르몬 대체요법 ★

에스트로겐과 함께 프로게스테론을 투여하여 에스트로겐의 부작용을 예방하는 호르몬 대체요법, 에스트로겐을 단독 사용하는 에스트로겐 요법

① 적응증 : 에스트로겐 보충요법 → 완경(폐경)증상 완화 ★

ㄱ 심한 열감, 발한, 심계항진, 불면증, 불안, 초조 등의 정신적 긴장감

ㄴ 요실금, 성교통, 질염 등

ㄷ 골다공증 예방

② 효과 : 골절감소, 대장암 예방, 갱년기 홍조, 질위축 완화

③ 부작용 : 혈전색전증, 유방통, 유방 민감성, 질 출혈, 두통, 우울, 예민, 체중 증가, 뇌졸중, 유방암, 자궁내막암 증가, 담낭 질환

④ 금기증 : 심근경색증, 임신, 뇌졸중, 간질환, 자궁내막암, 유방암, 정맥염 등

🔖 UNIT 02   완경(폐경)

1) 정의

① 난소의 기능이 저하되며 에스트로겐의 분비가 없어짐

② 노년기로 이행되는 과정으로 월경이 중지된 후 1년 이상 월경이 없는 경우

③ FSH 40IU/ml 이상 증가(완경(폐경) 진행 여부 확인 시)

2) 종류

① 생리적 완경(폐경) : 50세를 전후로 하여 자연적, 점진적으로 생리적 감퇴현상으로 일어남

② 조기완경(폐경) : 40세 이전의 완경(폐경)

③ 인공완경(폐경) : 난소적출, 자궁적출, 방사선 치료 등으로 난소기능이 정지되어 월경과 임신이 불가

3) 이행과정

① 난소기능의 저하로 인해 뇌하수체, 난소, 자궁내막주기 변화

② 월경이 사라지기 전부터 최종 월경 후 1년까지의 시기로 대략 2~8년

♡ ⑤ ⑩ We Are Nurse 모성간호학

단원별 문제

01 52세 여성이 갱년기 증상으로 심한 열감과 얼굴 홍조를 호소하였다. 원인으로 적절한 것은?

① 피부대사 활동 증가 ② 기초대사량 증가
③ 에스트로겐 분비 증가 ④ 혈관운동 불안정
⑤ 칼슘대사 장애

해설 [홍조]
가장 많은 갱년기 여성이 호소하는 증상
에스트로겐 감소로 모세혈관이 확장되어 가슴 상부와 목이 갑자기 뜨거운 기운을 느끼며 달아오르는 느
낌으로 얼굴, 머리, 팔로 퍼져나감

02 완경(폐경)기 이후 여성의 에스트로겐 저하로 인해 비뇨생식기계에서 흔히 나타나는 질염은?

① 트리코모나스질염 ② 모닐니아 질염
③ 임균성 질염 ④ 세균성 질염
⑤ 위축성 질염

해설 위축성 질염 : 에스트로겐의 부족이 원인→ 에스트로겐 크림 도포해 줌

03 완경(폐경)으로 진행되는 과정에서 신체변화를 순서대로 나열한 것은?

① 월경중단-골다공증-안면홍조-질위축
② 질위축-골다공증-안면홍조-불규칙한 월경
③ 안면홍조-월경중단-질위축-골다공증
④ 질위축-골다공증-월경중단-안면홍조
⑤ 골다공증-월경중단-안면홍조-질위축

해설 [완경(폐경) 진행과정]
안면홍조-월경중단-질위축-골다공증

04 월경이 사라지기 전부터 최종 월경 후 1년까지의 시기로 대략 2~8년의 시기를 의미하는 용어는 무엇인가?

① 완경(폐경)전기   ② 주완경(폐경)기
③ 완경(폐경)이행기   ④ 완경(폐경)후기
⑤ 생리적 완경(폐경)

> 해설 [폐경의 이행과정]
> ① 난소기능의 저하로 인해 뇌하수체, 난소, 자궁내막주기 변화
> ② 월경이 사라지기 전부터 최종 월경 후 1년까지의 시기로 대략 2~8년

05 완경(폐경)기 여성에게 있어 가장 흔한 증상은 무엇인가?

① 성교통   ② 두통
③ 골다공증   ④ 홍조
⑤ 면역저하

> 해설 가장 많은 갱년기 여성이 호소하는 증상은 에스트로겐 감소로 모세혈관이 확장되어 가슴 상부와 목이 갑자기 뜨거운 기운을 느끼며 달아오르는 느낌으로 얼굴, 머리, 팔로 퍼져나가며 땀이 나는 현상(홍조)

06 갱년기의 호르몬의 변화로 옳은 것은?

① 에스트론 감소   ② 프로게스테론 증가
③ 에스트로겐 증가   ④ 에스트라디올 저하
⑤ 옥시토신 감소

> 해설 [갱년기의 호르몬 변화와 월경 변화]
> ① 에스트라디올 저하, 에스트론 증가
> ② 프로게스테론은 주기적 변동 없이 감소 후 일정 수준으로 유지
> ③ 에스트로겐 분비의 감소는 혈관운동계, 비뇨생식기계, 심혈관계, 골관절계, 기타 피부와 유방 등의 변화를 일으킴

07 완경(폐경)기 여성에게 나타나는 변화로 옳은 것은?

① 대부분 성적 만족감이 증가한다.
② 초조하고 예민하며 의욕이 상실된다.
③ 기분변화가 적고 행복감이 커진다.
④ 저혈압이 자주 발생한다.
⑤ 빈혈이 심화된다.

(해설) 완경(폐경)의 여성에게 나타나는 정신적인 증상으로는 초조하고 예민하고 의욕이 상실되는 것이다.

08 완경(폐경)기 여성에게 호르몬 변화가 나타난다. 특히 완경(폐경)을 확인하기 위해 가장 먼저 시행되어지고 있는 혈청검사는 무엇인가?

① LH   ② FSH
③ 에스트라디올   ④ 에스트로겐
⑤ 프로게스테론

(해설) [완경(폐경)기 여성의 호르몬]
완경(폐경) 전후의 여성의 경우 에스트로겐을 생산하기 위해 FSH의 분비가 계속되어 혈중의 FSH의 농도가 상승 → 완경(폐경) 후기에는 배란이 중단되며 황체 분비가 증가되고 FSH의 농도가 증가

09 갱년기 여성이 경험하는 신체적 변화의 특성에 대한 설명으로 옳은 것은?

① 성교통은 성병에 의해 주로 발생한다.
② 실금은 갱년기 여성 모두에게 나타난다.
③ 안면홍조는 가장 늦게 나타나는 증상이다.
④ 프로게스테론의 감소로 골다공증이 발생한다.
⑤ 에스트로겐 분비 저하로 골소실이 가속화된다.

(해설) 갱년기에는 에스트로겐의 분비가 저하되어 골형성이 억제되고 골흡수가 촉진되어 골소실이 가속화된다.

10 완경(폐경)이후 골다공증을 호소하고 있는 여성에게 권장 사항은 무엇인가?

① 스테로이드 치료를 받게 한다.
② 카페인 섭취는 골다공증과 무관함을 설명한다.
③ 우유나 시금치 등의 섭취를 늘리도록 한다.
④ 칼슘은 비타민 C를 함께 섭취시켜 뼈로 흡수를 높이도록 한다.
⑤ 요실금은 골다공증을 심화시키므로 우선 치료하게 한다.

해설 칼슘과 비타민 D를 같이 섭취하게 하며 스테로이드는 골다공증을 악화시키며, 요실금과 골다공증은 관
       련성이 없다.
       [골다공증 위험인자]
       ① 고령, 여성, 저체중이나 마른체형, 흡연, 완경(폐경), 운동량 부족(앉아서 근무)
       ② 칼슘 섭취부족, 음주자, 과다 카페인/단백질 섭취
       ③ 에스트로겐 부족자, 난소절제 수술 경력, 스테로이드 사용자, 부갑상선기능 항진증, 갑상선 약물 복용자
       [골다공증에 좋은 음식]
       우유, 요구르트, 시금치, 미역, 김, 뼈째 먹는 멸치 등

11 완경(폐경)기 여성에게 나타나는 심혈관계 변화의 원인으로 옳은 것은?

① 고밀도 지질단백 콜레스테롤 증가
② 에스트로겐 감소
③ 변화 없음
④ 프로게스테론 감소
⑤ LH의 증가

해설 [완경(폐경)기 여성의 심혈관계의 변화의 원인]
       • 에스트로겐은 관상동맥을 포함한 심장 보호와 항동맥경화 작용 및 혈관확장 작용 → 혈관 보호
       • 에스트로겐의 부족으로 인해 혈중 고밀도 지질단백 콜레스테롤(HDL-C)이 감소, 저밀도 지질단백 콜
         레스테롤(LDL-C)은 증가
       • 콜레스테롤의 변화로 심장의 관상동맥 질환을 비롯하여 심혈관성 고혈압 및 동맥경화성 질환의 발병
         률이 높아짐

12 완경(폐경)기 여성의 낮은 농도의 에스트로겐을 유지하면서 완경(폐경) 증상을 예방하거나 완
    화, 유방암과 자궁내막암을 예방하는 효과를 위해 권장할 음식은 무엇인가?

① 콩, 녹황색 채소   ② 붉은 빛깔의 살코기
③ 참기름 등의 유지류   ④ 멸치를 넣어 끓인 국물
⑤ 우유, 요구르트 등의 유제품

해설 식물성 에스트로겐이 풍부한 음식 : 낮은 농도의 에스트로겐을 유지하면서 완경(폐경) 증상을 예방하거나 완화, 유방암과 자궁내막암을 예방하는 효과
→ 이소플라보노이드, 콩류(메주 콩, 된장, 두부), 씨앗류, 녹황색 채소 권장

13 완경(폐경)기 여성에게 호르몬 대체요법을 사용할 수 있다. 호르몬 대체 요법을 금기해야 하는 사람은?

① 골다공증 예방　　　　　　② 요실금
③ 심한 열감　　　　　　　　④ 자궁내막염
⑤ 불안 초조 등의 정신적인 긴장감

해설 [호르몬 대체요법]
금기증 : 임신, 뇌졸중, 간질환, 심근경색증, 자궁내막암, 유방암, 정맥염 등

14 갱년기 여성에게 운동을 격려하고 칼슘 섭취를 권장하였다면 어떠한 질병을 예방하기 위해서인가?

① 고혈압　　　　　　　　　② 뇌졸중
③ 질염　　　　　　　　　　④ 골다공증
⑤ 방광염

해설 골다공증을 위한 중재로는 유산소 운동, 지속적인 근력강화 운동, 식이(칼슘과 비타민D) 권장이다.

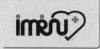

간호사 국가시험대비
간결 모성간호학

생식기 건강문제 여성

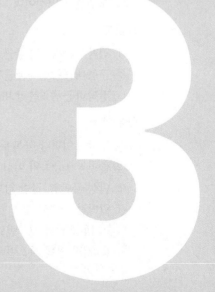

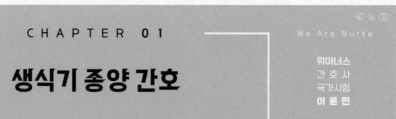

CHAPTER 01

We Are Nurse

위아너스
간 호 사
국가시험
이 론 편

모성간호학

생식기 종양 간호

UNIT 01 생식기 종양

1. 생식기의 양성종양

1) 자궁근종 ★★

(1) 정의

① 자궁에서 발생하는 가장 흔한 양성 종양, 자궁의 평활근육세포로부터 발생. 에스트로겐 의존성 종양(가임기에 급속히 성장)

② 여성 중 20~25%에서 발생하며 30~45세에 호발(완경(폐경) 후 소실)

(2) 원인 ★

① 에스트로겐의 자극에 의한 근종 성장

② 빠른 초경, 유전, 흑인, 비만, 당뇨, 고혈압 위험, 임신이나 경구피임(에스트로겐) 시 증가

③ 대부분은 양성이며 악성으로 변화될 확률 낮음, 예후 양호

(3) 종류

① 점막하근종 : 자궁근종의 5% 차지, 자궁내막 바로 아래 발생. 출혈, 감염 발생

② 근층내근종 : 자궁근층 내 발생 80%로 가장 많음, 월경과다 발생

③ 장막하근종 : 복막 바로 아래 발생 15%, 난소종양과 감별 필요

(4) 증상 ★

① 무증상이거나 하복부 덩어리 촉지, 자궁근종의 위치나 크기에 따라 증상은 다름

② 출혈 : 자궁목의 이상 출혈로 월경과다, 부정자궁출혈, 부정과다출혈

③ 만성 골반통, 골반 압박감, 하복부 팽만감, 성교통

④ 압박감

　　㉠ 방광 압박 시 : 빈뇨, 배뇨곤란, 수뇨관증

　　㉡ 직장 압박 시 : 변비, 배변통

ⓒ 하대정맥, 장골정맥 압박 시 : 하지 부종, 정맥류

⑤ 월경에 영향 : 과다, 기간이 길어짐, 월경통

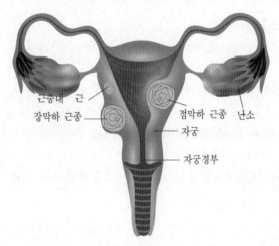

[자궁근종의 종류]

(5) 진단

골반검사, 질초음파, 직장초음파(성경험 없는 경우), 복부 CT, MRI, 생리식염수주입 초음파

(6) 치료

근종의 증상, 위치, 크기에 따라, 수태능력 보존 희망 여부에 따라 결정

① 고식적 요법

근종의 크기가 작고, 증상이 없을 경우 6개월마다 정기검진과 관찰

② 호르몬요법

ㄱ 수술보조요법

ㄴ 지연요법 : GnRH활성제(GnRH agonist)를 사용하여 저에스트로겐 현상을 유발하여 근종의 크기를 40~60%로 감소시키는 방법. 수술에 장애가 있을 경우 일시적으로 완경(폐경) 상태로 만듦

ㄷ 부작용 : 체중증가, 복부팽만, 오심, 두통, 기분변화, 성욕감퇴가 나타나 단기간 사용 권고

③ 수술요법

ㄱ 적응증

•근종 크기가 클 때 : 자궁이 임신 12주 이상의 크기일 때, 근종이 5cm보다 클 때

•비정상적 출혈로 인한 빈혈

•통증 : 만성적인 심한 통증

•완경(폐경) 후 크기가 증가 : 육종성 변성 의심 시

•자궁근종이 불임증의 유일한 원인일 때

ⓒ 수술의 종류
- 근종절제술 : 미혼, 젊은 여성, 아기를 원하는 여성, 자궁을 남겨두기 원하는 여성
- 자궁절제술 : 나이가 많고, 자녀가 있는 여성

(7) 임신과 자궁근종

① 출산 : 근종이 산도폐쇄, 태아위치변형, 조산, 자궁근무력증으로 인한 산후출혈 유발
② 임신
- ⓐ 자궁 혈액의 증가로 근종의 성장 촉진
- ⓑ 임신으로 근종의 크기가 커지며, 2차 변성을 통해 하복부 통증
- ⓒ 임신초기(유산), 중기(조산), 후기(조기진통)
- ⓓ 저체중아, 태반조기박리, 출혈 발생
- ⓔ 태반생성 및 혈액순환을 방해, 허혈 유발을 통한 유산 발생

2) 자궁목 폴립(Cervical polyps)

(1) 특성

자궁목 점막의 증식 때문에 발생

(2) 증상

간헐적인 질출혈, 무증상

(3) 치료

외래에서 폴립절제수술로 제거

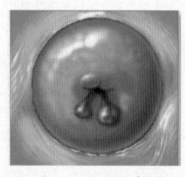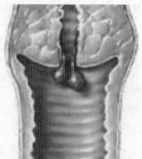

[자궁목 폴립]

3) 자궁내막폴립

(1) 특성

① 자궁내막 조직으로 형성되어 하나 또는 여러 개, 크기가 다양
② 주로 자궁저부와 자궁강에 잘 생김
③ 대부분 2~4cm 크기
④ 50세 이후에 발견

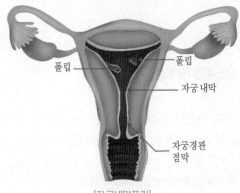

폴립　　　　　　　　폴립

자궁 내막

자궁경관
점막

[자궁내막폴립]

(2) 증상

① 거의 없음

② 2차적 궤양 변화로 인한 중등도의 출혈

(3) 치료 및 간호

① 소파수술 ★

② 수술 후 24시간 동안 지혈이나 압박

4) 바르톨린샘 낭종

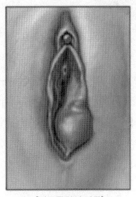

[바르톨린선 낭종]

(1) 특성

① 외음부의 바르톨린샘에 발생하는 양성종양

② 점액이 축적되어 관이 폐쇄 됨

③ 대부분 무증상이며 감염 시 커지고 통증 및 화농물질 축적

(2) 치료

작은 카테터를 삽입하여 4~6주간 유지, 상피화가 가능하고 영구적 개관유지, 분비액이
나올 수 있도록 길을 만들어 줌(조대술)

5) 난소 종양

- 비정상적인 난소의 증대
- 신생물을 포함해 기능성 낭종, 염증성 낭종, 전이된 병소 등 원인이 다양

(1) 기능성(비종양성) 난소종양 (상피성)

① 종류
  - ㉠ 난포낭종 : 성숙 난포나 퇴화 중인 난포에서 유동액이 비정상적으로 고임, 배란과 정 중 파열되지 않은 과립막 세포로 덮힌 난포낭종
  - ㉡ 황체낭종 : 배란 후 황체가 비정상적으로 증식되어 낭을 형성하거나 출혈된 지 4일 후에도 정상적으로 퇴행하지 않은 경우
  - ㉢ 다낭성 난소질환 : 남성호르몬 증가로 희발월경, 무월경과 무배란, 불규칙적 무통성 자궁출혈의 양측성 난소증대, 불임 초래, 뇌하수체 자극 호르몬 분비기능이 과민할 때 무배란으로 낭종 형성 ★
  - ㉣ 루테인 낭종 : 임신 시 난소가 hCG의 과다한 자극으로 생기는 기능성 난소낭종

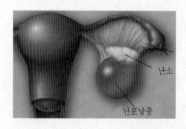 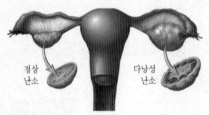

[난포낭종, 다낭성 난소 낭종]

② 증상
  - ㉠ 초기에는 무증상, 종양의 크기에 따라 증상 유무 결정
  - ㉡ 소화기 증상 : 오심, 소화불량, 구토, 복통, 복부 팽만감
  - ㉢ 비정상적인 질출혈, 불규칙한 월경, 대하, 성교곤란증
  - ㉣ 압박증상 : 소변, 배변자극증상, 성교곤란증, 호흡곤란, 월경장애, 통증
③ 합병증 : 낭종의 꼬임, 파열, 악성화 등
④ 치료
  - ㉠ 증상이 없으면 경과 관찰
  - ㉡ 나이와 임신여부에 따라 치료방법 결정 : 낭종절제술, 난소절제술, 난관난소절제술

(2) 양성 난소 종양

: 원인불명, 기형종, 자궁내막증, 염증성의 경우 골반 염증의 원인

① 장액성 낭선종
  - ㉠ 증상 : 특별한 증상 없음, 회색의 맑고 노란 유동액이 차 있음, 악성 전이율이 가장 높음
  - ㉡ 진단 : 내진, 초음파
  - ㉢ 치료 : 자궁적출술(더 이상 임신 원치 않은 경우)

② 점액성 낭선종

　　㉠ 특징 : 양측성, 장액성 낭성종 보다 큼, 끈적한 점액성 물질

　　㉡ 증상 : 특별한 증상 없음

　　㉢ 치료 : 자궁적출술(더 이상 임신 원치 않은 경우)

③ 복막하 점액종

　　㉠ 특징 : 복수에 점액이 차 있음, 점액성 종양에 의한 2차적 점액복수에 의해 유발

　　㉡ 증상 : 복강에 점액성 물질이 고임, 영양실조

　　㉢ 치료 : 종양을 제거하기 위해 반복 수술

④ 유피낭종(dermoid cyst) ★

　　㉠ 정의 : 난소의 양성 기형종으로 모낭, 땀선, 피지선, 모발, 치아, 뼈 등이 난소에 부속되는 질환, 20~30대 젊은 여성에게 호발

　　㉡ 원인 : 태생기에 내배엽, 중배엽, 외배엽에서 유래되는 것으로 추정

　　㉢ 증상 : 종양 내에 머리카락, 치아, 뼈, 신경조직 등이 존재, 무증상(50%), 하복부 통증(출혈이 있거나 염전이 있는 경우), 복부팽만감, 아랫배 묵직함, 월경통

　　㉣ 치료 : 낭종절제 및 종양의 크기와 위치에 따라서 일부 절제(대부분 난소를 보존, ∴ 호르몬 분비(월경, 배란 문제 없음)

2. 생식기의 악성종양

증상 & 징후 : 거의 무증상 – 상당히 진전되기 전에는 진단 어려움

> **※ 확인해야할 증상**
> - 불규칙한 질 출혈
> - 설명할 수 없는 완경(폐경) 후 출혈
> - 비정상적인 질 분비물
> - 성교통증
> - 지속적인 질 가려움증
> - 음문의 증가된 혹은 변색된 병터
> - 혈변

1) 자궁체부암(자궁육종, sarcoma)

(1) 정의

자궁의 체부, 결합조직, 근조직에서 발생하는 악성종양

(2) 증상

① 출혈 : 부정자궁출혈, 완경(폐경) 후 출혈

② 골반 내 중압감, 하복부 통증

③ 전이 : 폐와 간으로 전이

(3) 치료

전자궁절제술과 방사선요법

2) 자궁내막암 ★★

(1) 정의

① 자궁체부의 암 중 가장 흔함, 자궁내막에 잘 발생하며 선암이 대부분
② 60세 이상 완경(폐경)기 여성에게 호발됨
③ 자궁내막 선암이 전체의 80% 차지

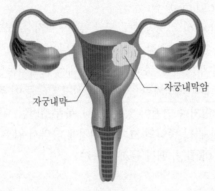

[자궁내막암]

(2) 원인 및 고위험 요인

① 에스트로겐 투여 : 장기간 경구피임약 복용 여성
　무배란성 월경에 의한 불임증이나 월경장애
② 기저질환 : 자궁내막증식증, 유방암, 자궁암
　Tamoxifen : 유방암의 치료에 사용되는 항에스트로겐으로 인함.
③ 비만(혈중 에스트로겐의 농도 높음), 체형, 서구화된 식생활, 사회경제적 수준이 높
　거나 도시 거주자
④ 당뇨, 고혈압, 갑상선기능저하, 담낭질환 등 기저질환
⑤ 미산부, 가족력(자궁내막암, 대장암, 유방암)
⑥ 늦은 완경(폐경)

(3) 증상

① 출혈 : 완경(폐경) 전에는 월경과다가 주 증상, 완경(폐경) 후 비정상적이고 불규칙한 출혈
② 혈성대하, 복부통증, 압박감, 불편감, 체중 감소, 빈혈

(4) 진단 ★

① 자궁내막 생검 : 확진 (정확성이 90% 이상)
② 분사식 세척관류법(자궁내막을 세척하여 세포검사)
③ 세포진 검사(Pap smear) : 좋은 선별검사법은 아니지만 35~80%의 정확성
④ 구획소파술 : 자궁내막암의 파급 정도를 파악

⑤ 혈청검사 CA-125 수치의 상승, 질식초음파

(5) 유형

① 자궁내막선암(80%)
② 점액성 암
③ 유두상 장액성 암
④ 청명세포암
⑤ 편평세포암

(6) 병기와 치료

병기	특징	치료
1기	• 상피내암(carcinoma in situ : CIS)	• 젊은 나이 호르몬 치료 • 수술이 가능하면 전자궁 절제술 및 양측 난관절제술 • 수술이 불가능하면 방사선 치료 및 항암화학요법, 호르몬 치료
2기	• 자궁협부와 체부에 국한	• 전자궁 절제술 및 양측 난소난관절제술 및 림프절절제술 • 방사선 치료 추가(노인이거나 만성 질환, 비만인 환자에게 효과적)
3기	• 자궁 밖으로 침범, 진골반은 넘지 않음	• 수술 및 호르몬, 방사선, 항암화학치료
4기	• 골반 밖 전파 또는 방광 직장의 점막으로 전이	

① 예후가 안 좋음
② 수술 : 전자궁적출술과 난소난관절제술
③ 화학요법
④ 호르몬 요법

3) 자궁경부암 ★★★★

자궁경부에 발생하는 악성종양, 여성 종양 중 가장 많음

(1) 원인 ★★★★★

① 결혼과 성교 : 조혼, 기혼, 출산력이 많은 경우, 성교 연령이 낮으며 다수의 성파트너
② 과거력 : 만성경부염, 성병이나 면역기능 저하자
③ 파트너 : 포경 수술 안 한 남성과의 성교
④ 감염 : 인유두종 바이러스(HPV예방접종을 통해 예방), 매독, 임질, 트리코모나스
⑤ 낮은 경제적, 교육 수준, 흡연

(2) 병태생리

① 사춘기, 임신, 호르몬 투여에 의해 자궁경부세포의 성장

② 편평원주상피접합부에서 대부분 암이 발생

③ 자궁경부의 상피의 편평원주 접합부의 변화

④ 원주상피세포가 편평상피세포로 변화

⑤ 이형세포나 암세포가 상피내 존재

⑥ 자궁 경부에 침윤암으로 발전

(3) 증상

① 초기 증상

   ㉠ 무증상

   ㉡ 출혈 : 경미한 출혈, 성교 후 접촉출혈, 비정상적 분비물(담홍색 및 핏빛 분비물)

② 진전 시

   ㉠ 통증(진행된 경우), 경부 궤양, 월경 과다

   ㉡ 전신증상 : 식욕부진, 체중감소, 빈혈, 변비, 직장출혈

③ 말기 증상

   ㉠ 지속적 요추천골통

   ㉡ 편측성 림프샘 부종

   ㉢ 요관폐쇄증 : 주요 사인(요관폐색으로 인한 신부전증)

(4) 진단검사 ★★

① 도말검사 : 세포진검사(Pap smear) ★

   ㉠ 자궁경부암 조기발견을 위한 가장 신속한 방법

   ㉡ 자궁경부 세포를 채취하여 현미경적 검사

   ㉢ 권고 연령 : 성경험이 있는 만 20세 이상의 모든 여성(성경험이 없으면 포함되지 않음)

   ㉣ 주의점 : 검사 12시간 전 질세척, 성교 안 한 후, 편평원주상피세포 접합부, 후질원개, 자궁경부 내부에서 세포 채취, 생리 중에는 피함

② 쉴러검사(Schiller test)

   ㉠ 조직생검 전에 병소 부위 확인 위해 사용

      ⓐ 경부에 요오드 용액을 묻혀 변화 관찰

        • 정상세포 : 적갈색 변화(정상세포는 글리코겐이 풍부하여 요오드에 의해 짙은 갈색으로 염색)

        • 암세포 : 노란색(생검 실시)

③ 질확대경 검사 ★★

   ㉠ 질경을 삽입하여 자궁경부의 인접하는 곳을 확인

   ㉡ 질확대경으로 혈관의 모양과 색 등을 확인

   ㉢ 직접 의심스러운 부위를 관찰하여 경부의 이상소견(3~5% 초산 적용시 백색으로 변함), 정도, 범위 파악

   ㉣ 세포진 검사(Pap smear)와 병행

④ 조직 검사 ★
  ㉠ 경부조직의 일부를 채취
  ㉡ 경부암을 확진하는 검사
⑤ 원추조직절제술 ★
  ㉠ 진단과 치료의 목적으로 주로 시행
  ㉡ 국소 마취하에 자궁경부를 원추 모양으로 절제

(5) 치료

- 병기에 따라 달라짐
- 0기 : 암이 표층에 한정, 상피내암 포함
- 초기치료 : 냉동치료, 레이저, LEEP(고리전기절제술)(loop electrosurgical excision procedure), 전기응고, 자궁목의 외과적 원뿔 절제술
- 전이된 자궁경부암 : 림프절 절제를 포함한 근치자궁절제술, 화학치료와 방사선치료 병행
① 수술요법 : 자궁절제술, 광범위근치자궁절제술
② 화학요법
③ 방사선요법
  ㉠ 암세포의 축소 및 파괴
  ㉡ 장과 방광문제 발생가능
  ㉢ 질위축과 섬유소화 상피세포의 퇴축으로 성기능 장애 초래 가능

병기	특징	치료
1기	암이 자궁경부에만 국한되어 있는 상태	원추절제, 단순자궁절제술
2기	암이 자궁경부를 넘었으나, 골반 벽에 이르지 않은 상태, 질을 침윤하였으나 질의 하부 1/3까지는 도달하지 않음	근치적 자궁절제술, 임파선 제거
3기	암이 골반벽까지 침범되었거나 질의 하부 1/3까지 침범한 상태	방사선 치료와 항암화학요법
4기	암이 방광막이나 직장 점막까지 침범한 상태	

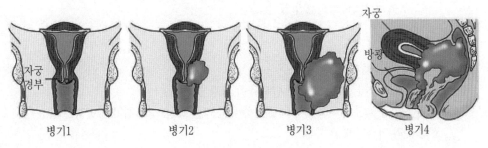

[자궁경부암종의 임상병기]

4) 난소암

(1) 상피세포성 악성종양 ★

① 발생율
- ㉠ 난소암의 대부분(90%)은 상피성, 증가 추세
- ㉡ 80%가 완경(폐경) 이후에 발생

② 위험요인
- ㉠ 낮은 출산, 독신(배란이 많음)
- ㉡ 석면이나 탈크에 노출
- ㉢ 서구화된 식생활 : 동물성, 고지방 식이
- ㉣ 당뇨, 흡연

③ 종류
- ㉠ 장액성 난소암 : 난소암 중 40~50%
- ㉡ 점액성 난소암 : 양측 난소에서 발생
- ㉢ 자궁내막양 난소암
- ㉣ 투명세포암 : 낭종형, 다낭성
- ㉤ 브레너 종양 : 완경(폐경) 후 여성에게 주로 발생
- ㉥ 미분화 세포암 : 예후가 나쁨

④ 증상 : 초기에는 무증상, 70% 정도가 3기 이상에서 나타남
- ㉠ 위장계 이상 : 소화 장애, 복부 불편감, 식욕감퇴
- ㉡ 내분비계 이상 : 월경 전 긴장증, 월경과다, 기능성 자궁출혈, 유방팽창
- ㉢ 2차적 변성으로 염전(torsion, 비틀림)이 나타남

⑤ 진단
- ㉠ 세포진 검사, 정기적 골반진찰, 초음파, 복강경 검사
- ㉡ 종양관련 항원(CEA)
- ㉢ 림프관 조영술, 시험적 개복술

⑥ 치료와 간호
- ㉠ 시험적 개복술
- ㉡ 수술, 방사선, 화학요법 실시

5) 외음암

(1) 특징

① 주로 노인에게 발생, 60대에 발생율이 가장 높음
② 외음암 중 2/3는 대음순에서 발생하며 음핵을 포함. 광범위하게 발생
③ 음순의 외측면에 흔히 발생

(2) 증상

종괴 또는 동통성 궤양, 분비물, 외음 자극감, 배뇨장애, 출혈

(3) 치료

외음절제술, 임파 절제술 시행

6) 난관종양

(1) 빈도

① 여성생식기계 암의 0.3%

② 난소와 유사한 평가와 치료

③ 난소, 자궁내막, 소화기계, 유방 등에서 전이된 암이 대부분

(2) 호발연령 : 50~60대

(3) 증상

수성 질분비물, 골반통, 골반종양 촉지

(4) 치료

① 전자궁적출술

② 양측 난관난소적출술

③ 항암화학요법

7) 간질성, 특이성 난소 종양

(1) 여성화 종양

① 여성 내분비 조직과 유사한 종양으로 에스트로겐이 분비

② 종류 : 과립막 세포종, 난포막 세포종, 황체종, 섬유종

(2) 남성화 종양

남성 내분비 조직과 유사한 종양, 무월경, 다모증, 음핵의 증대

8) 융모상피암 ★

(1) 정의

포상기태, 자연유산, 자궁외 임신, 사태아 분만 및 정상 분만 등 어떤 경우의 <u>임신 수태</u> <u>산물에서도 발생할 수 있는 영양배엽의 악성종양</u>

(2) 증상

① 혈관을 파괴하고 혈류를 통해 전이

② <u>폐전이가 가장 흔함(80%)</u>

③ 이외 질, 골반, 뇌, 간장, 장, 신장 및 비장으로 전이

④ 심한 출혈

(3) 치료

① 항암화학요법

② 보조적 요법 → 수술(자궁적출술)

③ 2주마다 chest X-ray

④ 매주 혈청 hCG 수치 측정

⑤ 매주 시행한 hCG 4회 연속 음성 → 1년간 1개월 간격으로 시행 → 그 후 5년까지 6개월 간격

UNIT 02 생식기 종양 치료

1. 생식기 질병의 진단

1) 진단과 치료

(1) Papanicolaou 검사

자궁경부암은 파파니콜로 도말 검사(pap smear)로 90%를 조기에 발견

(2) 질 확대경 검사(Colposcopy)

① 질부위 표면의 시진, 자궁경부암 조기진단, 불가시암의 단계에서 검출 목적

② Pap 도말검사 결과 비정상 소견이 보일 때, 쇄석위를 취한 후 질확대경으로 자궁경부를 관찰

③ 3~5% 초산을 경부에 적용

④ 비정상 질확대경 소견

백색상피	상피세포의 증식이 왕성하여 핵의 밀도가 증가하여 초산에 의한 일시적 응고
적점반	모세혈관이 정확한 경계를 가진 붉은 점상으로 자궁목 상피내 종양에서 발견됨
모자이크	바구니모양의 모자이크 형상
백반	국소상피가 과각화되어 생기는 것으로 변형대에 국소적으로 있을 때 전암병소 의심
비정상 혈관	정상상피의 혈관과 달리 불규칙성을 가진 것으로 침윤암의 가능성 제시

(3) 조직 생검 : 최종적 진단을 내리기 위한 검사

① 질확대경 생검

② 자궁목 원추 절제

③ 분획긁어냄술

(4) 자궁목내 긁어냄술

편평원주상피 이음부가 자궁목 내구에 존재하여 질확대경 검사가 어려운 경우 시행

(5) 냉동요법

세포내 수분의 결정화를 통해 자궁목 상피조직을 파괴하는 것으로 상대적으로 안전하고 부작용이 거의 없음

(6) 레이저 요법(Laser therapy)

① 장점

ㄱ 병터(lesion)를 관찰하면서 치료가능

ㄴ 흉터의 형성이 적고 치료 후 회복이 3~4주 이내로 빠름

ㄷ 상피세포가 재생되는 것을 도움

② 간호중재

ㄱ 3~5일간은 묽고 투명한 질 분비물이 나올 수 있음을 알림

ㄴ 한 달 동안은 탐폰을 사용하거나 성교행위를 하지 않도록 교육

(7) 환상투열요법(LEEP)

• 장점 : 치료시간이 짧고 출혈이 적으며 외래에서 용이하게 시술할 수 있고 레이저와 비교해서 수술 후 조직에 대한 진단이 용이

(8) 원추절제술 : 진단과 치료를 겸한 목적

(9) 초음파 촬영술

2. 수술요법

1) 자궁절제술(hysterectomy)

(1) 목적

① 자궁근종(크기가 큰 경우), 악성종양, 자궁선근증

② 약물로 치료되지 않는 만성골반감염

③ 심한 자궁출혈, 자궁탈수 시에 시행

(2) 자궁절제술의 종류 및 생리적 변화 ★★★★

수술명	절제부위	생식 생리의 변화
전자궁절제술	• 자궁경부, 체부를 모두 절제	• 무월경, 불임
일측 난소난관절제술	• 자궁체부와 한쪽 난관·난소절제	• 에스트로겐은 분비 됨 (∵ 완경(폐경) 증상 없음)
전자궁절제술과 양측 난소난관절제술	• 자궁 전체와 양쪽 난관·난소절제	• 무월경, 불임 • 에스트로겐은 분비 안됨 • 완경(폐경)증상
근치자궁절제술	• 자궁 • 양쪽 난관·난소 절제 • 질의 일부 • 자궁주위의 림프절, 인대까지 절제	• 무월경, 불임 • 에스트로겐은 분비 안됨 • 완경(폐경)증상 • 소변장애 발생 가능성 • 주위조직 절제 범위에 따라 다양한 변화 초래

(3) 질식자궁절제술과 복식자궁절제술

수술종류	장점	단점
질식 자궁절제술	• 조기이상 가능 • 수술후 불편감, 마취/수술 시간 단축 • 출혈이 적음 • 수술 반흔이 보이지 않음 • 입원기간이 짧음	• 수술 이후 감염의 위험률이 높음
복식 자궁절제술	• 악성종양이거나 악성으로 의심될 때 병변을 광범위하게 탐색	• 수술 반흔, 통증 • 수술 회복 지연 • 장기능의 문제 증가

(4) 자궁적출 수술 시 교육내용 ★★★★

① 수술에 대한 설명 : 수술 이유, 장점, 위험성, 수술하지 않을 경우의 문제점을 설명
② 사용될 마취제, 수술 시 기대 결과를 설명
③ 생식기 구조와 기능 및 수술 후 신체 변화에 대한 설명
④ 일상적 수술 간호내용 교육
　㉠ 수술 후 심호흡, 기침, 체위변경, 조기이상 수분공급, 탈수 및 저혈압 예방
　㉡ 활력징후 측정, 호흡음 청진
　㉢ 피부색과 양상 관찰, 회음패드 관찰, 수술 부위 출혈관찰
　㉣ 섭취량과 배설량 확인, 유치도뇨관 삽입(방광 외상 감염 예방), 상처간호
　㉤ 복근근육지지 복대 착용
　㉥ 상실과 관련된 심리적지지, 성기능 회복 간호
　㉦ 복강경 수술의 경우 : 이산화탄소 가스 주입으로 견갑통, 복부팽만감이 있을 수 있으므로 교육하고 움직임 격려하여 가스되도록 간호 ★

2) 골반내용물 적출술

(1) 수술 전 간호 : 광범위한 장준비

(2) 수술 후 간호

① 중환자실에서 간호
② 상처간호
③ 심리적 간호(성교를 할 수 없음으로 관련된 상담 필요)

3. 항암요법

1) 정의

암세포의 성장을 억제하거나 암세포의 대사 경로에 작용하여 암을 파괴하는 약물 적용

2) 항암 치료 전에 시행되어야 할 검사실 검사

① CBC검사
② BUN/Creatine
③ Alk-p, Billirubin, Electrolyte
④ EKG, Tumor makers

3) 화학치료제에 노출되었을 때의 처치 방법

① 충분히 흐르는 물로 노출부위를 씻음
② 의학적으로 평가 받음
③ 병원행정 규정에 따라 사고보고서를 작성
④ 보호적 가운을 적용

4) 종류

항암제는 약리작용과 세포 재생산을 방해하는 작용에 의해 분류됨
① 세포주기 단계에 비특이적으로 작용하는 약물
② 항생제, 항대사성 물질
③ 호르몬 제제, 항호르몬 제제
④ 질산뇨, 부신피질호르몬
⑤ Vinca plant alkaloids(천연 항암제), 혼합 제제 등

5) 부작용

① 식욕부진, 오심, 구토, 설사, 변비
② 골수억제, 백혈구 감소로 감염 자주 발생, 혈소판 감소로 출혈 경향
③ 전신쇠약, 피곤, 체중감소
④ 간독성, 신장독성

6) 간호

① 오심, 구토 : 완화요법, 기분전환, 이미지요법 같은 행동요법
② 통증 : 진통제 투여
③ 교육 및 설명 : 화학요법의 목적, 종류, 부작용
④ 즉시 보고 : 화학요법 후 면역억제 증상이나 출혈
⑤ 영양 : 충분한 영양, 몸무게, I/O 확인
⑥ 탈모 : 가발, 스카프, 모자
⑦ 감염예방 : 손 씻기, 마스크 사용

4. 방사선 요법

1) 종류

① 외부조사 : 종양이 큰 경우 방사선을 골반 전체에 균일하게 조사

② 내부조사(근접방사선조사) : 방사선을 국소적인 부위에 조사, 단독 또는 병행

2) 방법

(1) 내부 조사법

- 자궁목에 라듐을 삽입하여 골반 양측벽과 림프절에 투여
- 입원하거나 외래에서 행해짐

① 전간호 : 소독, Foly catheter 삽입 & 전날밤 금식

② 중간호

ⓐ 4시간마다 v/s

ⓑ 침상머리를 15도 올림

ⓒ 저잔여식이, 3000ml의 수분을 공급

ⓓ 면포는 절대적으로 필요할 때만 교체

ⓔ 정서적 지지를 제공

(2) 외부 조사법 : 라듐치료를 양립해서 사용함으로써 좋은 결과 초래

- 간호 : 피부상태사정, 어떠한 테이프라도 피부의 표적부위에 직접적으로 사용하지 않기, 헐렁한 면 속옷 입기, 매일 체중재기, 고단백 식이와 부드러운 식이, 비타민복용, 조용한 환경유지

3) 부작용

① 식욕감퇴, 오심, 구토, 피로, 피부문제

② 설사, 배뇨곤란, 빈뇨와 핍뇨, 요정체 혈뇨, 방광염, 생식기 누공(합병증)

③ 두통, 오심, 구토, 경련, 시력변화, 운동기능장애, 언어장애, 정신상태 변화 등 뇌부종 증상

④ 식도염, 기침, 폐렴, 폐섬유화

4) 간호

(1) 외부방사선 조사

① 설명 : 외부방사선 조사의 이유, 목적, 절차

② 피부간호

ⓐ 피부를 깨끗이 씻어 보호, 마찰을 피함

ⓑ 피부자극 방지 : 반창고, 알코올, 파우더, 비누, 향수, 연고, 뜨거운 물 등 피함

ⓒ 접히는 피부 : 건조(필요시 아기용 파우더)

ⓓ 피부에 묻은 물은 문지르지 말고 부드럽게 두드려 말림

ⓔ 속옷 : 면 속옷

ⓕ 삭모 : 가위 사용

③ 영양 : 저자극적인 음식, 고열량 유동식이나 반유동식, I/O 측정

④ 방사선 치료 중 하제나 관장을 금함

⑤ 저녁식사 후 수분섭취를 제한하여 야뇨 및 수면방해 최소화

(2) 내부방사선 조사

① 설명 : 방사능 삽입과정, 삽입 후 주의점, 부작용, 치료결과

② 독방 사용 : 다른 사람이 방사능에 노출되는 것을 최소화

③ 방사선 치료과정에 TV나 책을 보도록 하여 무료함을 없앰

④ 관찰 : 오심, 구토, 설사, 변비 등의 부작용

⑤ 합병증 발생 : 즉시 의사에게 보고

⑥ 퇴원 : 감염예방, 좋은 위생, 영양유지, 적당한 운동과 산책 등으로 근육기능 유지

⑦ 질협착 예방법 교육

(3) 간호시 주의할 점

방사능으로부터의 노출을 줄이기 위해 시간, 거리, 차폐의 3원칙 지키기

단원별 문제

01 융모상피암에 대한 설명으로 옳은 것은?

① 포상기태 환자에게만 있다.
② 폐 전이는 거의 없다.
③ 완경(폐경)기 여성에게 가장 잘 호발한다.
④ 전이가 느려서 늦게 발견되는 편이다.
⑤ 혈중 hCG 농도가 급격히 증가할 수 있다.

> **해설** [융모상피암]
> 영양배엽의 악성질환으로 전이가 빠르며 주로 폐로 전이된다. 혈중 hCG농도가 상당히 증가

02 중등도의 질 출혈이 있는 50세 여성의 초음파검사 결과 여러개의 자궁내막폴립이 발견되었다. 간호중재는?

① 쉴러검사   ② 자궁경부세포진검사
③ 메트로니다졸 투여   ④ 프로게스테론 요법
⑤ 자궁소파술

> **해설** 자궁내막폴립 치료 : 외과적 절제술

03 산과력 T2-P0-A0-L2 40세 여성의 Pap smear 결과 class I 로 나타났다. 이것은 무엇을 의미하는가?

① 정상이므로 정기적으로 자궁경부세포진 검사를 시행한다.
② 원추조직절제술을 시행할 필요가 있다.
③ 염증상태이므로 염증 치료계획을 세운다.
④ 정확한 검사를 위해 질확대경 검사와 생검이 필요하다.
⑤ 정확한 결과를 위해 한 번 더 Pap smear를 시행한다.

분류	Class I	Class II	Class III	Class IV	Class V
결과	이상세포 없음	염증으로 이상 세포 출현	비정상 유핵세포 변화(이형성)	암(상피내암)으로 생각할 수 있는 세포상 출현	침윤암(편평세포암)으로 시사 할 만한 세포상

04 난소 종양의 2차성 변화 중 가장 흔한 것은 무엇인가?

① 악성변화　　　　　　　　② 화농
③ 자궁파열　　　　　　　　④ 혈종변화
⑤ 염전

> 해설　초기에는 무증상, 70% 정도가 3기 이상에서 나타남
> ㉠ 위장계 이상 : 소화 장애, 복부 불편감, 식욕감퇴
> ㉡ 내분비계 이상 : 월경 전 긴장증, 월경과다, 기능성 자궁출혈, 유방팽창
> ㉢ 2차적 변성으로 염전(torsion, 비틀림)이 나타남

05 Schiller's test의 목적은?

① 경관개대 유무 확인　　　　② 난관 소통성 확인
③ 배란 유무 확인　　　　　　④ 경관 점액 견사성 확인
⑤ 자궁경부암 병소 부위 확인

> 해설　[쉴러검사(Schiller test)]
> 자궁경부암의 조직생검 전에 병소 부위 확인 위해 사용
> 경부에 요오드 용액을 묻혀 변화 관찰
> • 정상세포 : 적갈색 변화(정상세포는 글리코겐이 풍부하여 요오드에 의해 짙은 갈색으로 염색)
> • 암세포 : 노란색(생검 실시)

06 과립막세포종이 생산하는 호르몬은 무엇인가?

① hCG　　　　　　　　　② Estrogen
③ Thyroxine　　　　　　　④ Testosterone
⑤ Progesterone

해설 [과립막 세포종]
간질성, 특이성 난소 종양
여성화 종양 : 여성 내분비 조직과 유사한 종양으로 에스트로겐이 분비

07 여성의 외음부에 주로 발생하는 양성종양으로 점액이 축적되어 관이 폐쇄되어 감염이 커지고 통증, 화농성 물질이 축척되는 증상이 발생하는 질환은 무엇인가?

① 자궁목 폴립   ② 바르톨린선 낭종
③ 자궁근종   ④ 난소종양
⑤ 스킨샘종양

해설 [바르톨린선 낭종의 특성]
① 외음부의 바르톨린선에 발생히는 양성종양
② 점액이 축적되어 관이 폐쇄 됨
③ 대부분 무증상이며 감염 시 커지고 통증 및 화농물질 축척

08 자궁근종에 대한 설명으로 옳은 것은?

① 가장 흔한 근종은 장막하근종이다.
② 자궁의 악성 종양으로 발생 시 수술치료를 실시한다.
③ 자궁에서 발생하는 가장 흔한 양성 종양이다.
④ 완경(폐경)기 이후에 가장 흔하며 잘 자라는 종양이다.
⑤ 양성의 종양이 악성으로 변화되며 예후가 불량하다.

해설 [자궁근종(평활근종, 섬유종)]
(1) 원인
　　① 자궁에서 발생하는 가장 흔한 양성 종양
　　② 여성 중 20~25%에서 발생하며 30~45세에 호발
　　③ 자궁의 평활근육세포로부터 발생. 에스트로겐 의존성 종양(가임기에 급속히 자람)
　　④ 에스트로겐의 자극에 의한 근종의 성장이 일어나며 완경(폐경) 후 자연히 소실됨
　　⑤ 빠른 초경, 유전, 흑인, 비만, 당뇨, 고혈압 위험, 임신이나 경구피임(에스트로겐) 시 증가
　　⑥ 대부분은 양성이며 악성으로 변화될 확률 낮음, 예후 양호
(2) 종류
　　① 점막하근종 : 자궁근종의 5% 차지, 자궁내막 바로 아래 발생. 출혈, 감염 발생
　　② 근층내근종 : 자궁근층 내 발생 80%로 가장 많음, 월경과다 발생
　　③ 장막하근종 : 복막 바로 아래 발생 15%. 난소종양과 감별 필요

09 다음 중 자궁 근종 환자에게 나타나는 증상은?

① 월경 중지
② 완경(폐경) 이후 근종의 크기 증가
③ 성병의 발생율 증가
④ 근종이 있는 경우 장을 자극하여 설사를 유발
⑤ 월경 과다

해설 **[자궁근종의 증상]**
① 무증상이거나 덩어리 촉지, 자궁근종의 위치나 크기에 따라 증상은 다름
② 출혈 : 자궁목의 이상 출혈로 월경과다, 부정자궁출혈, 부정과다출혈
③ 만성 골반통, 골반 압박감, 팽만감
④ 압박감
   – 방광 압박 시 : 빈뇨, 배뇨곤란, 수뇨관증
   – 직장 압박 시 : 변비, 배변통
   – 하대정맥, 장골정맥 압박 시 : 하지 부종, 정맥류
⑤ 월경에 영향 : 과다, 기간이 길어짐, 월경통 → 빈혈

10 자궁경부암이 발견되었을 경우 Schiller 검사의 결과는 어떻게 나타나는가?

① 노란색으로 변함
② 검정색으로 변함
③ 붉은색으로 변함
④ 파란색으로 변함
⑤ 색의 변화가 없음

해설 **[쉴러검사(Schiller test)]**
① 조직생검 전에 병소 부위 확인 위해 사용
② 경부에 요오드 용액을 묻혀 변화 관찰
   • 정상세포 : 적갈색 변화(정상세포는 글리코겐이 풍부하여 요오드에 짙은 갈색으로 염색)
   • 암세포 : 노란색(생검 실시)

11 자궁근종 수술로 적절한 시기는 언제인가?

① 근종이 발견되고 가능한 빠른 시기에 수술한다.
② 월경이 갑자기 중지된 경우
③ 근종의 크기가 갑자기 작아졌을 때
④ 자궁 출혈이 멈추지 않아 빈혈 초래
⑤ 자궁크기가 10주 이상의 크기일 때

09. ⑤   10. ①   11. ④   단원별 문제   121

[자궁근종 수술요법]
  • 적응증
    ① 근종 크기가 클 때 : 자궁이 임신 12주 이상의 크기일 때
    ② 비정상적 출혈 : 빈혈 초래
    ③ 통증 : 급성 통증
    ④ 완경(폐경) 후 크기가 증가 : 육종성 변성 의심 시
    ⑤ 불편감 있을 때

12 다음 중 완경(폐경) 이후에 자연스럽게 사라질 수 있는 질환은?

① 바르톨린선 낭종　　　　　② 자궁목폴립
③ 자궁근종　　　　　　　　　④ 난소종양
⑤ 자궁경부암

[자궁근종의 원인]
    ① 자궁에서 발생하는 가장 흔한 양성 종양
    ② 여성 중 20~25%에서 발생하며 30~45세에 호발
    ③ 자궁의 평활근육세포로부터 발생. 에스트로겐 의존성 종양(가임기에 급속히 자람)
    ④ 에스트로겐의 자극에 의한 근종의 성장이 일어나며 완경(폐경) 후 자연히 소실됨

13 자궁경부암을 일으킬 수 있는 유발요인은?

① 대장균　　　　　　　　　　② 대상포진 바이러스
③ 단순포진 바이러스　　　　　④ 후천성 면역결핍바이러스
⑤ 인유두종 바이러스

[자궁경부암의 원인]
    감염 : 인유두종 바이러스(HPV예방접종을 통해 예방), 매독, 임질, 트리코모나스

14 자궁경부암이 주로 발생하는 부위는 어디인가?

① 자궁경부의 상피의 편평원주 접합부
② 외자궁경부
③ 내자궁경부
④ 외자궁경부와 질 접합부
⑤ 내자궁경부와 외자궁경부 접합부

자궁경부암이 주로 발생하는 부위는 자궁경부의 상피의 편평원주 접합부이다.

15 완경(폐경)기 이후에 발생하는 여성 생식기 질환으로 혈성대하, 복부통증, 불규칙적인 출혈이 있을 때 의심해 볼 수 있는 질환은?

① 자궁내막암   ② 난소암
③ 자궁근종   ④ 자궁경부암
⑤ 대상포진

해설 [자궁내막암의 증상]
① 출혈 : 완경(폐경) 전에는 월경과다가 주 증상, 완경(폐경) 후 중간출혈(불규칙한 출혈)
② 혈성대하, 복부통증, 압박감, 불편감, 체중감소, 빈혈

16 다음 중 자궁경부암에 대한 설명으로 옳은 것은?

① 자궁경부의 절제만으로 완전한 치유가 가능하다.
② 자궁경부의 편평원주상피세포 접합부에서 주로 발생한다.
③ 자궁경부암의 확진은 질세포진 검사(Pap smear)를 통해 가능하다.
④ 쉴러 검사(Schiller test)는 자궁경부암을 발견하는 정확한 검사이다.
⑤ 자궁경부암은 발생 초기부터 심한 복통과 자궁출혈의 증상을 경험한다.

해설 [자궁경부암의 병태생리]
• 사춘기, 임신, 호르몬 투여에 의해 자궁경부세포의 성장
• 편평원주상피접합부에서 대부분 암이 발생

17 자궁경부암 진단 결과 2기로 나타났다. 이것은 무엇을 의미하는가?

① 정상이다.
② 암이 자궁경부에만 국한되어 있는 상태
③ 암이 방광막이나 직장 점막까지 침범한 상태
④ 암이 자궁경부를 넘었으나 골반벽에 이르지 않은 상태
⑤ 암이 골반벽까지 침범되었거나 질의 하부 1/3까지 침범한 상태

[자궁경부암의 병기와 치료]

병기	특징	치료
1기	암이 자궁경부에만 국한되어 있는 상태	원추절제, 단순자궁절제술
2기	암이 자궁경부를 넘었으나 골반벽에 이르지 않은 상태, 질을 침윤하였으나 질하부 1/3까지는 도달하지 않은 상태	근치적 자궁절제술, 임파선 제거
3기	암이 골반벽까지 침범되었거나 질의 하부 1/3까지 침범한 상태	방사선 치료와 항암화학요법
4기	암이 방광막이나 직장 점막까지 침범한 상태	

18 자궁경부암에 관한 설명으로 옳은 것은?

① 인유두종 바이러스와 관계있으나, 다른 성병은 암의 원인이 아니다.
② 자궁경부암의 말기에도 통증으로 인한 증상은 거의 없다.
③ 근치적 자궁적출술이 주로 사용된다.
④ 쉴러 검사 시 암세포는 검정색으로 착색된다.
⑤ 조혼, 다출산 여성, 기혼의 여성에게 발생 빈도가 높다.

해설 [자궁경부암의 원인]
① 결혼과 성교 : 조혼, 기혼, 출산력이 많은 경우, 성교 연령이 낮으며 다수의 성파트너
② 과거력 : 만성경부염, 성병이나 면역기능 저하자
③ 파트너 : 포경 수술 안 한 남성과의 성교
④ 감염 : 인유두종 바이러스(HPV예방접종을 통해 예방), 매독, 임질, 트리코모나스
⑤ 낮은 경제적, 교육 수준

19 자궁경부암의 조기발견을 진단하기 위해 가장 신속한 방법은 무엇인가?

① Pap smear   ② 자궁초음파
③ Schiller test   ④ 조직 검사
⑤ 원추조직절제술

해설 [도말검사 : 세포진검사(Pap smear)]
① 자궁경부암 조기발견을 위한 가장 신속한 방법
② 자궁경부 세포를 채취하여 현미경적 검사
③ 권고 연령 : 성경험이 있는 만 20세 이상의 모든 여성(성경험이 없으면 포함되지 않음)
④ 주의점 : 검사 12시간 전 질세척, 성교 안 한 후, 편평원주상피세포 접합부, 후질원개, 자궁경부 내부에서 세포 채취, 생리 중에는 피함

20 다음 중 난소암의 위험 요인으로 옳은 것은?

① 다산   ② 고섬유소 식이
③ 조기완경(폐경)   ④ 독신
⑤ HPV 감염

> 해설 [난소암의 위험요인]
> ① 낮은 출산, 독신(배란이 많음)   ② 석면이나 탈크에 노출
> ③ 서구화된 식생활 : 동물성, 고지방 식이   ④ 당뇨, 흡연

21 자궁내막암의 확진검사로 사용되는 것은?

① 조직 생검   ② Pap smear
③ 정맥조영술   ④ 초음파 검사
⑤ 질확대경 검사

> 해설 [자궁내막암의 진단]
> 확진 : 자궁내막 생검, 분사식 세척관류법(자궁내막을 세척하여 세포검사)

22 45세 여성이 난소 종양 진단을 받고 복강경으로 난소절제술을 받은 1일째 되는 날이다. 활력징후 및 수술 부위 특이 소견은 없는데 견갑통과 복부팽만감을 호소하였다. 간호사의 설명으로 옳은 것은?

① "감염이 의심되니 혈액 배양 검사를 진행하겠습니다."
② "수술 중 자세의 문제로 인해 일시적으로 생긴 것으로 염려하지 마세요."
③ "항생제 투여를 하고 있으니 나아질 겁니다.".
④ "배변 장애로 관장이 필요합니다."
⑤ "수술 시 이산화탄소 가스 주입으로 인한 것이니 많이 움직이세요."

> 해설 복강경 수술 후 증상 : 이산화탄소 주입으로 견갑통, 복부팽만감이 올 수 있음

23 30세 여성이 난소 종양으로 한쪽 난소절제술을 시행하였다. 생리적 변화를 잘 설명한 것은?

① 월경이 두 달에 한 번씩 일어난다.
② 호르몬은 배출되나 그 농도는 감소된다.
③ 임신과 월경은 할 수 없으나 호르몬은 나온다.
④ 임신과 월경이 안 되며, 호르몬도 나오지 않는다.
⑤ 월경이 한 달에 한 번 발생하고, 월경, 임신 모두 가능하다.

해설 한쪽 난소절제술만 이루어진 경우 : 다른 쪽에서 배란과 월경이 이루어짐, 호르몬의 농도 변화 없음

24 자궁절제술 중 전자궁절제술을 받은 여성에게서 나타나는 생리적 변화로 옳은 것은?

① 월경 가능 ② 에스드로겐 분비
③ 소변장애 발생 가능성 ④ 프로게스테론 분비 장애
⑤ 성생활 불가능

해설

수술명	절제부위	생식 생리의 변화
전자궁절제술	• 자궁경부, 체부를 모두 절제	• 무월경, 불임
일측 난소난관절제술	• 자궁체부와 한쪽 난관난소절제	• 에스트로겐은 분비 됨

25 근치적 자궁절제술을 시행한 여성의 생리적 변화에 대한 설명으로 옳은 것은?

① 자궁외 임신 가능성이 높다.
② 월경이 중단된다.
③ 임신이 가능하다.
④ 성생활이 불가능하다.
⑤ 호르몬 분비가 안 된다.

해설

수술명	절제부위	생식 생리의 변화
근치자궁절제술	• 자궁 • 양쪽 난관·난소 절제 • 질의 일부 • 자궁주위의 림프절, 인대까지 절제	• 무월경, 불임 • 에스트로겐은 분비 안됨 • 완경(폐경)증상 • 소변장애 발생 가능성 • 주위조직 절제 범위에 따른 증상

26 **질식자궁절제술의 장점으로 옳은 것은?**

① 악성 종양으로 의심될 때 광범위하게 적용된다.
② 출혈이 적다.
③ 병변을 광범위하게 탐색할 수 있다.
④ 수술 후 감염의 위험성이 낮다.
⑤ 시술 후 바로 성생활이 가능하다.

해설 질식자궁절제술의 장점 : 조기이상 가능, 수술 후 불편감, 마취/수술 시간 단축, 출혈이 적음, 수술 반흔
이 보이지 않음, 입원기간이 짧음

CHAPTER 02

We Are Nurse

위아너스
간호사
국가시험
이론편

생식기 감염 질환 간호

모성간호학

🫁 UNIT 01   생식기 감염

1. 외음의 감염성 질환

1) 외음의 소양증 ★

(1) 원인

① 국소적
  ㉠ 접촉성, 피부염(간찰진, 습진, 건선, 백반증), 궤양 등
  ㉡ 장기간 항생제 사용
  ㉢ 비누나 로션의 자극, 질분비물의 자극
  ㉣ 꽉 끼는 바지나 비흡수성 속옷

② 전신적
  ㉠ 비타민 결핍
  ㉡ 소모성 질환(결핵, 당뇨, 갑상선 질환, 종양), 변비, 알레르기 등

③ 심리적 : 불안, 성적 불만

(2) 증상

소양감, 발적, 부종, 통증, 열감, 작열감

(3) 진단

외음부 시진, 병력을 청취하여 원인 파악 ★, 균배양

(4) 치료 및 간호

① 원인을 파악하여 치료
② 청결 : 외음부 청결, 위생관리, 손 씻기 등
③ 의복 : 면으로 된 속옷, 헐렁한 옷, 속옷 자주 갈아입기

④ 약물
   ㉠ 항히스타민제나 스테로이드제제(알레르기 시)
   ㉡ 에스트로겐(위축성 질염이 있을 때)

2) 바르톨린샘염

(1) 정의

바르톨린샘의 편측 또는 양측 선의 염증

(2) 원인

임균(가장 많음), 대장균, 포도상구균, 트리코모나스 등

(3) 증상

① 부종 : 대음순의 편측성 부종, 바르톨린샘 부종, 팽창, 압통
② 분비물 : 질전정의 농양, 분비물
③ 피부 발적, 성교곤란증

(4) 진단 : 시진, 균배양

(5) 치료 및 간호

① 침상안정, 냉온요법, 좌욕, 위생관리
② 약물 : 균배양검사 후 항생제, 진통제 투여
③ 농양 제거 : 농양 시 배농 및 절개
④ 수술 : 재발 시 바르톨린샘 적출

2. 질염(vaginitis)

	칸디다 질염 (=모닐리아성 질염) ★★★★	트리코모나스 질염 ★★	비특이성 질염	노인성 질염 ★

원인	• 원인균
	  : Candida albicans
	   진균감염
	• 임신부, 당뇨, 완경
	  (폐경) 이후
	• 항생제/경구피임제/
	  스테로이드 장기사용
		• 원인균 : 트리코모나스
		  원충성 질염
		• 성접촉, 수건 등으로 전파
		• 임신부
			• 활액막에서 염증 시작하여
			  연골파괴, 관절 변형
			• 유전적 소인(자가면역설)
			• 25~50세, 여성에게 호발
				• 에스트로겐
				  농도 저하
				• 질점막 위축

증상	• 희고 우유 같은 질 분비물
	• 심한 소양증
	• 배뇨곤란
		• 녹황색 거품의 악취 나는
		  질분비물
		• 딸기상 반점
		• 배뇨곤란, 질 작열감,
		  성교곤란증, 소양증, 통증
			• 소양증, 성교통
			• 생선 비린내 나는 질분비물
			• 경관염, 골반감염, 양수내
			  감염, 산후 자궁내막염, 재
			  발성 요로감염 등 유발 가능
				• 묽고 혈액 섞인
				  질 분비물
				• 소양증, 작열감,
				  질의 궤양
				• 성교 시 통증

진단	• 습식도말(wet smear)
	• 질배양검사
	  Wiff Test(KOH(수산화
	  칼륨)와 질분비물 섞어
	  염색하면 원인균 발견)
		• 습식도말(wet smear)
		• 질경검사, 현미경검사
			• 현미경 검사
			• 균배양 검사 : 원인균 발견
				• 완경(폐경) 이
				  후 발생

치료 및 간호	• 항진균제 사용(Nystatin, gentian violet)도포, 경구요법 : fluconazole • 위생적 관리 : 면 속옷 입기, 꽉 끼는 옷 피하기, 회음 앞에서 뒤로 닦기 • 임신 시 신생아 아구창 예방위해 치료	• 항생제Metronidazol (Flazyl) • 성교 피하고, 콘돔사용 • 성병으로 간주하여 배우자도 함께 치료 • 수건 등 소독	• 항생제 치료 • 질정, 질크림	• 에스트로겐 투여 (구강, 질정, 크림)

3. 자궁경부염(cervicitis)

자궁경부 외부의 상피세포는 질상피세포의 연장으로 질염 원인균의 감염이 호발됨

1) 급성 자궁경부염(acute cervicitis)

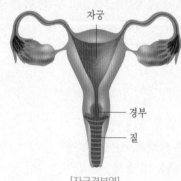

[자궁경부염]

(1) 원인

성행위를 통한 세균 감염으로 임균이 가장 흔함

(2) 증상

① 자궁 경관 부위의 많은 양의 점액농성 대하
② 경관 발적, 울혈, 부종
③ 미열, 빈뇨, 농뇨
④ 배뇨 곤란

(3) 진단

① 경관점액의 도말, 균배양 검사
② 질경검사, 세포학적 검사, 조직생검

(4) 관리

① 원인균에 따른 항생제 치료
② 임균 : 페니실린
③ 안정
④ 성교 금함

2) 만성 자궁경부염(chronic cervicitis)

(1) 원인

자궁경부의 열상 후 임균, 연쇄상구균, 포도상구균 감염 후 시간 경과

(2) 증상

① 점성도 높은 대하
② 성교곤란증, 성교 후 점적출혈
③ 하복부의 통증
④ 자궁경관의 미란, 비대, 외번

(3) 진단

초기 자궁경부암과 감별진단 필요 : 질세포 도말검사, 질확대경, 조직생검

(4) 관리

① 원추조직절제술 : 점막을 원추형으로 도려냄
② 7~8주간 성교를 삼감
③ 냉동요법 : 상피조직 냉동으로 염증 세포 파괴
④ 소작법 레이저 광선치료법 등
⑤ 만성경부염 치료 안 되면 → 10년 후 경부암으로 발전

4. 골반염증성 질환(pelvic immflammatory disease, PID) ★★★★★★

1) 정의

① 질과 자궁경부 등의 하부 생식기에 침입한 각종 세균이 상부 성기로 이동
② 골반 주변에 속발성으로 염증반응을 일으키는 복합적인 임상증후군
③ 최근 발생율 증가(20% → 50%)

2) 원인 ★★

① 주요한 4가지 원인균 : 임균(가장 흔함), 클라미디아, 마이코플라즈마, 화농균(대장균 등)
② 자궁내 장치·산후 감염

3) 전파

① 성적 전파
② 비성적 전파 : 분만이나 유산 이후 화농성세균들의 자궁경부염, 자궁내막염
  ㉠ 고위험군 : PID나 성병의 과거력, 성활동이 활발한 연령, 생식연령이 젊은 여성, IUD 삽입
  ㉡ 경과 : 급성 염증성 질환으로 시작 → 재발경험 → 만성 염증성 질환으로 발전

4) 증상

(1) 급성증상

① 월경기간이나 월경 이후의 골반통, 하복부 통증이나 압통, 복벽근의 강직, 성교통, 배변통

② 악취 나는 농성 질 분비물

③ 38 이상의 고열, 오한, 빈맥, 오심, 구토

④ WBC 상승, CRP 상승

(2) 만성증상

① 만성 재발성 골반통, 하복부통증

② 미열, WBC 상승, ESR 상승

③ 빈뇨, 배뇨곤란

④ 골반복막염 소장, 결장, 직장 등 주위 장기와 유착

⑤ 만성화 되면 만성 골반염증성 질환(Chronic PID)

5) 진단

① 시진

② 질분비물 도말검사 : 균배양

③ 양손검진 : 경관촉진 시 심한 압통 호소, 하복부 촉진 시 통증, 질후원개에서 골반농양 촉진골반 압통, 자궁 및 주변조직의 유연성 감소

④ 복강경 검사 : 골반장기 유착, 난관의 협착과 폐쇄

6) 치료 및 간호 ★★★★

① 휴식과 침상안정, 수분 공급

② 좌욕/온찜질 : 만성 골반염시 통증 완화와 치유촉진

③ 반좌위 : 분비물 배출 증진 ★★★

④ 원인에 따른 광범위 항생제(임균인 경우 페니실린, 테트라사이클린)치료, 진통제 투여

⑤ 불임예방

5. 골반결핵(Pelvic tuberculosis) ★

• 생식기의 골반 감염

• 대부분은 타부위 감염 후 2차적으로 복막염으로 진행(난관 90~100%, 자궁 50~60%, 난소 20~30%, 경관 5~15%, 질 1%의 순) ★

1) 원인

① 폐나 신장의 결핵 감염으로 인해 골반으로 혈행성, 림프성 전파   폐결핵 → 혈액/림프를 통한 생식기 감염(난관이 호발 부위)

② 결핵성 부고환염, 배우자에게서 성관계 통해 전파

2) 증상

① 통증 : 하복부의 통증, 성교통, 월경통, 운동 시 통증 심함

② 월경장애, 비정상적 자궁출혈, 월경량 감소, 질분비물(무색, 연분홍색)

③ 미열, 권태감

④ 혈액 섞인 물 같은 대하

⑤ 식욕감소, 체중감소

⑥ 난관감염, 불임(골반결핵의 90%) ★ , 자궁외 임신

⑦ 자궁부속기 만성감염으로 부종, 장막층에 좁쌀 같은 병소

3) 진단

① 문진 : 결핵의 가족력, 증상, 통증, 불임여부

② 자궁내막 생검 및 균배양 검사

③ X-ray, 자궁난관조영술, 진단적 복강경

4) 치료 및 간호

① 내과적 : 폐결핵약 복용(스트렙토마이신, PAS, INH, Rifampin, Ethambutol)

② 외과적 : 자궁적출술, 양측 부속기 절제술

③ 휴식, 균형 잡힌 양질의 영양 공급

단원별 문제

01 43세 여성이 자궁내막에 염증이 생겨 질분비물과 복부통증을 호소하며 입원하였다. 자궁내 분비물 배출을 위해 권해야 하는 체위는?

① 골반고위   ② 좌측위

③ 우측위   ④ 슬흉위

⑤ 반좌위

해설 질 분비물 배출이 용이한 체위는 반좌위이다.

02 트리코모나스 질염에 대한 설명으로 옳은 것은?

① 불임을 초래한다.

② 곰팡이균에 의한 감염이다.

③ 에스트로겐 결핍시 발생한다.

④ 성접촉에 의해 전파되는 것이 아니다.

⑤ 녹황색의 거품 있는 질 분비물에서 악취가 난다.

해설 트리코모나스 질염은 원충의 한 종류인 트리코모나스에 의해서 발생되며 성접촉, 수건 등으로 전파된다.
[증상]
• 녹황색 거품의 악취 나는 질분비물
• 딸기상 반점
• 배뇨곤란, 질 작열감, 성교곤란증, 소양증, 통증

03 골반염증성 질환의 적절한 치료 및 간호방법은?

① 소작법   ② 수분제한

③ 조기이상   ④ 슬흉위

⑤ 원인균 확인 후 항생제 투여

해설 [치료]
① 휴식과 침상안정, 수분 공급
② 좌욕/온찜질 : 만성 골반염시 통증 완화와 치유촉진
③ 반좌위 : 분비물 배출 증진
④ 원인에 따른 항생제(임균인 경우 페니실린, 테트라사이클린), 진통제 투여
⑤ 불임예방

04 바르톨린샘염의 가장 큰 원인균은?

① 임균   ② 대상포진
③ HPV   ④ 대장균
⑤ HIV

해설 [원인]
임균(가장 많음), 대장균, 포도상구균, 트리코모나스 등

05 칸디다성 질염의 여성에게서 나타나는 분비물의 양상으로 옳은 것은?

① 녹황색 거품의 악취나는 분비물
② 생선 비린내 나는 질 분비물
③ 희고 우유같은 질 분비물
④ 묽고 혈액이 섞인 점액
⑤ 특별한 분비물의 변화 없음

해설 [모닐리아질염]
• 희고 우유 같은 질 분비물
• 심한 소양증
• 배뇨곤란

06 외음 소양증 여성에 대한 치료와 간호 중재로 올바른 것은?

① 외음 소양증은 우선적으로 항생제로 치료한다.
② 비누로 하루 3번 이상씩 닦는 것이 위생 면에서 좋다.
③ 속옷은 꽉 끼는 것을 입는 것이 좋다.
④ 외음부 청결과 위생관리를 한다.
⑤ 노인성 질염으로 인해 발생한 경우에는 특별한 치료 없이도 자연적으로 치유된다.

[외음 소양증의 치료 및 간호]
① 원인을 파악하여 치료
② 청결 : 외음부 청결, 위생관리, 손 씻기 등
③ 의복 : 면으로 된 속옷, 헐렁한 옷, 속옷 자주 갈아입기
④ 약물
• 항히스타민제나 스테로이드제제(알레르기 시)
• 에스트로겐(위축성 질염)

07 다음 중 노인성 질염의 원인으로 가장 적절한 것은 무엇인가?

① 트리코모나스 감염   ② 방광염
③ 에스트로겐의 농도저하   ④ 프로게스테론의 농도저하
⑤ 요실금

노인성 질염의 원인으로는 에스트로겐 농도 저하와 질 점막 위축

08 임균에 감염된 임부가 신생아를 출산하였다. 신생아를 위한 가장 적절한 간호는?

① 신생아 피부질환을 간호한다.
② 신생아의 Apgar score를 확인한다.
③ 산소를 우선 공급해 준다.
④ 알코올을 사용하여 신생아 생식기를 소독해준다.
⑤ Erythromycin을 신생아 눈에 점적한다.

임균에 걸린 임부의 신생아의 경우 임균성 안염이 발생할 수 있으므로 erythromycin을 도포해 준다.

09 다음 중 비특이성 질염에 대한 설명으로 옳은 것은?

① 월경주기에 변화를 가져온다.
② 배우자와 함께 치료받아야 한다.
③ 치즈 같은 흰색의 질분비물이 나온다.
④ 성접촉으로 전파되며 남성에게도 증상이 있다.
⑤ 항생제 치료나 질정, 질크림을 사용한다.

비특이성 질염의 치료 및 간호 : 항생제 치료, 질정, 질크림 적용

10 다음 중 급성 자궁경부염의 가장 흔한 원인은?

① 습한 환경　　　　　　　　② 임균 감염
③ 원충성 감염　　　　　　　④ 진균성 감염
⑤ 에스트로겐 농도 저하

해설 [급성 자궁경부염(acute cervicitis)]
　　　원인 : 성행위를 통한 세균 감염으로 임균이 가장 흔함

11 다음 중 만성 자궁경부염 환자의 간호중재로 옳은 것은?

① 항진균제를 통해 치료한다.
② 좌욕이 효과적임을 설명한다.
③ 에스트로겐 질크림을 권한다.
④ 원추조직절제술, 7~8주간 성교를 금한다.
⑤ 부부가 함께 치료하도록 권한다.

해설 [만성 자궁경부염의 관리]
　　　① 원추조직절제술
　　　② 7~8주간 성교를 삼가함
　　　③ 냉동소작법, 원추절제법, 레이저 광선치료법, 냉동요법 등
　　　④ 만성경부염 치료 안되면 10년 후 경부암으로 발전

12 트리코모나스 질염의 원인은 무엇인가?

① virus 감염　　　　　　　② fungus 감염
③ 스피로헤타 감염　　　　　④ 원충감염
⑤ 임균감염

해설 트리코모나스 질염은 원충의 한 종류인 트리코모나스에 의해서 발생되며 성접촉, 수건 등으로 전파된다.

13 골반염증성 질환의 4대 원인균이 아닌 것은?

① 임균　　　　　　　　　　② 결핵균
③ 클라미디아　　　　　　　④ 마이코 플라즈마
⑤ 대장균

[골반염증성 질환의 4대 원인균]
주요한 4가지 원인균 : 임균, 클라미디아, 마이코 플라즈마, 화농균(대장균 등)

14 **결핵으로 인한 여성생식기의 골반 감염이 가장 흔하게 발생하는 부위는?**

① 질   ② 외음부
③ 난관   ④ 난소
⑤ 자궁

[골반결핵]
① 생식기의 골반 감염
② 대부분은 타부위 감염 후 2차적으로 복막염이 됨(난관 90~100%, 자궁 50~60%, 난소 20~30%, 경관 15~15%, 질 1%의 순)

UNIT 02 성 전파성 질환 간호

1. 임질(gonorrhea)
성병 중 가장 흔함

1) 원인
① 임균(Neisseria gonorrhea)에 의한 감염
② 성접촉, 여러 명의 성파트너
③ 질식분만 시 산도 접촉으로 신생아 감염(신생아 안염 발생)

2) 진단 : 배양검사

3) 증상
① 감염초기에는 증상이 흔히 나타나지 않음(남성 10%, 여성의 80%는 무증상)
② 다량의 화농성 황록색 질분비물
③ 배뇨곤란, 작열감, 빈뇨, 부종, 발적
④ 여성 : 스킨샘, 바르톨린샘, 경관, 요도, 난관, 골반, 복강 등 침범부위에 따른 증상
⑤ 남성 : 전립선염, 고환염, 부고환염, 불임 등 발생
⑥ 신생아 : 안염, 뇌수막염, 폐렴, 패혈증 유발

4) 치료 및 간호
① 항생제 투여 : Penicillin, erythromycin(페니실린 알러지가 있는 경우), tetracycline (임부는 금기 : 기형아 유발)
② 약물 내성이 있으므로 완전히 치료(균배양으로 검사)될 때까지 복용토록 교육
③ 배우자(성파트너)와 함께 치료
④ 치료기간 중 성교 금지
⑤ 치료되지 않으면 → 골반염증성 질환, 불임이 될 수 있음
⑥ 신생아의 임균성 안염 방지 : 질식분만인 경우 출생 직후 1% 질산은, erythromycin 안약을 예방적 차원에서 점적

2. 매독(syphillis) ★★

1) 원인
① 감염균 : Treponema pallidum, 스피로헤타(spirocheta)
② 성접촉
③ 감염자의 개방상처를 통한 피부 감염
④ 감염된 혈액이나 체액을 통한 감염
⑤ 태아 감염(16주 이후의 태반을 통해)

2) 증상의 단계

구별	특징
1기 매독 : 경성하감 (chancre)	• 감염원 노출 이후 잠복기(10~90일) • 2~6주 자연소실 • 경성하감 : 무통성 구진, 통증 없는 단단한 결절(구강, 항문, 생식기, 서혜부) • 림프선 종창 • 미열, 두통, 전신권태
2기 매독 : 편평콘딜로마 (chondyloma latum)	• 감염 후 6주~6개월 이후 발현 • 전염력이 강함 • 편평콘딜로마 : 사마귀 같이 두껍고 납작한 괴사성 병소가 나타남 • 혈액을 통해 2차적인 매독 증상이 나타남 • 독감과 같은 증상 : 임파선 부종, 식욕부진, 구역, 변비, 근육통, 두통, 식욕 저하, 쉰목소리 • 전신피부발진, 손바닥 발진 • 편평콘딜로마의 소실로 감염력 없어짐 • 치료 없이 자연 소실(2~6주) 혹은 잠복 매독 형태로 이행 • 페니실린을 5~7일 간 투여
잠복기	• 임상적인 소견이 사라짐 • 2기 매독이 2~6주 지속된 상태
3기 매독 : 고무종(gumma)	• 감염 후 10~30년 후에 발생 • 고무종 혹은 매독성 궤양 • 매독성 고무종 : 외음부에 발생 • 궤양과 괴사가 발생, 직장 누공 형성 • 전신(피부, 뼈, 간 등)에 매독 균이 침범 • 신경 침범 : 중추신경 퇴화, 급성뇌막염, 운동/지적 능력 저하

3) 진단

혈청학적 검사 : VDRL, RPR(rapid plasma reagin test, 신속혈장리아긴검사) 양성 여부 검사

4) 치료 ★

① 항생제(페니실린) 투여 : 5~7일간
② 페니실린 과민반응자 : 테라마이신, 기타 항생제
③ 부부 함께 치료, 재감염 방지, 예방적 콘돔 사용
④ 교육
　㉠ 재감염 방지
　㉡ 추후검사의 중요성 교육 : 치료 후 24개월 후에 추적검사
⑤ 감염방지 : 환자의 주사바늘, 정맥주사 도구, 배설물 관리
⑥ 임부는 18주 이내에 치료 : 선천성 매독 예방 ★

3. 후천성 면역결핍증(acquired immunodeficiency syndrome, AIDS)

1) 정의
① 인체에 HIV(Human immunodeficiency virus) 침입
② T 림프구(heler T cell: CD4)를 선택적으로 공격, 면역기능이 저하되는 증상

2) 원인
① HIV 감염 : 감염자와의 성행위(성기, 구강, 항문), 오염된 바늘, 주사기, 면도날, 칫솔
② AIDS 환자의 인공정자, 인공수정, 모유수유, 혈액제제
③ 신생아 : HIV에 감염된 산모의 혈액이 태반을 통해 전파
④ 수혈 : HIV에 감염된 혈액이나 혈액제제로 인해 전파

3) 진단
① HIV 혈청 항체검사(3개월 이후 결과 확인)
② 효소면역분석검사(ELISA) : 잠복기간 3~20주 이상
③ AIDS는 면역저하의 비정상적인 증상이 2가지 이상 나타난 경우
　　- 초기에는 무증상, 감기와 같은 증상

4) 증상
① 초기감염 : 잠복기 후 고열, 림프절 부종, 두통, 근육통, 발진, 림프선종
② 무증상기 : 최초 감염 후 수개월 혹은 10년 간 별다른 증상 없음
③ 초기 증상기
　　㉠ 전신 피로, 쇠약, 체중감소(Wasting syndrome), 기침, 설사, 열, 발한
　　㉡ 림프절 부종, 면역저하로 아구창, 대상포진, 신경질환 발생
④ 말기 증상
　　㉠ 면역이 저하된 이후에는 폐렴이나 결핵, 칸디다증 등의 기회 감염이 발생
　　㉡ 카포시육종과 같은 피부 종양 발생

5) 예방
① 안전한 성행위, 콘돔 사용, 바늘이나 주사기의 공동 사용을 금함
② 감염자를 죄인시하거나 지나친 경계를 피함
③ 전파되지 않는 경로 : 악수나 포옹, 화장실이나 욕실 등의 공동사용, 간호행위, 환자의 분비물(가래, 침, 콧물)

6) 치료 및 간호
① 예방이 중요, 예방 교육
② 완치가 어려움 : 증상 악화 진행을 늦추는 것이 목표
③ 감염예방, 피부간호, 영성증진 및 지지
④ Zidovudine을 이용한 항 바이러스 치료 : 태아 감염율 감소

4. 음부(생식기) 단순포진(herpes simples virus; herpes genetalis)

1) 원인

① 단순포진 바이러스 II(herpes simples virusII)에 의해 발생하는 생식기의 급성 염증
성 질환

② 성교와 생식기 분비물을 통한 직접 접촉에 의해 감염

③ 산모의 산도를 통해 신생아에게 감염, 태반을 통한 감염

2) 증상

① 자궁경부나 음부, 서혜부의 통증성 병변(수포발생), 심한 배뇨곤란, 배뇨통, 성교통,
림프절 동통

② 전신권태, 발열, 오한, 근육통

③ 여성에게 호발, 여성은 남성보다 심한 임상과정을 겪음

④ 증상의 호전과 악화가 반복 : 바이러스가 신경절에 존재하며 스트레스나 면역저하 시
증상 재 발현

3) 임신 시 모체에 미치는 영향

임신 시, 유산, 조산, 사산의 위험

4) 태아에 미치는 영향

① 파막 후 전파되며 태아에게 눈의 감염, 피부병변과 흉터, 자궁 내 성장지연, 정신지체,
소뇌증 유발

② 제왕절개술 고려, 분만 시 가장 전파가 높으며 질식분만 시 가장 위험도가 높음

③ 신생아 감염의 60% 사망, 20%는 후유증, 20% 생존

5) 치료 및 간호

① 대증요법

② 5% Acyclovir(Zovirax)의 항바이러스제 사용

③ 좌욕 : 통증완화

④ 성관계 피하고 예방적 콘돔 사용

⑤ 교육 : 손 씻기 강조, 모유수유 가능

5. 첨형 콘딜로마(condyloma acuminatum) ★★

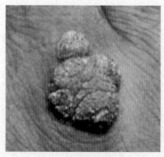

[첨형 콘딜로마]

1) 원인

　　① <u>사람유두종 바이러스(Human Papilloma Virus, HPV)의 감염</u> ★★

　　② 성행위를 통한 피부 감염

2) 증상

　　① 대부분 증상 없음

　　② 성기나 항문 주위의 구진 발생(사마귀와 같음)

　　③ 침범 부위의 성교통, 소양증, 배변시 동통과 출혈

　　④ 임신 중 잘 발생, 병변의 증식으로 인해 태아하강 방해(질식분만 장애)

3) 진단

　　생검, pap test를 통한 현미경 관찰

4) 치료 및 간호

　　① 세척 : Podophyline tincture of benzoin 국소도포 4시간 후 물비누로 세척

　　② 수술 : 외과적 절개, 레이저, 전기소작, 냉동요법

　　③ 건조하게 유지

　　④ 감염 예방 : 배우자 치료, 성교 금지, 감염에 주의

6. 연성하감

1) 원인

　　① 성행위를 통해 Hemophillus ducreyi bacillus 감염

　　② 피부접촉

2) 증상

　　① 피부의 유두나 작은 농포가 궤양으로 진행

　　② 2~4일의 감복기

　　③ 병소의 통증

3) 치료 및 간호

　　① 청결유지, 안정

　　② 약물 : Erythromycin, Ceftriaxone 항생제 투여, 진통제 투여

　　③ 감염예방과 예방적 콘돔 사용

7. 클라미디아(Chlamydia)

1) 원인

　　① 클라미다아 트라코마티스(Chlamydia Trachomatis : 바이러스와 세균의 속성을 갖는 세포내 기생충)균에 의한 감염

　　② 성접촉에 의하며, 임질과 동반 감염되기도 함

2) 증상

① 무증상(임산부 : 70~80%) 배뇨곤란, 성교통, 하복부 동통, 질 분비물(노란색)
② 골반염증성 질환으로 이환 가능

3) 치료 및 간호

① 약물치료
② 성관계 금지, 배우자 동반 치료
③ 세균성 클라미디아 질분만 시 신생아 결막염 원인이 되므로 치료 요함(안연고)

♡ ⓖ ⓔ We Are Nurse 모성간호학

단원별 문제

● ○ ○ ○

01 임질에 걸린 여성의 치료 및 간호로 적절한 것은?

① 임부는 기형아 발생 위험이 있으므로 tetracycline을 사용한다.
② 자궁마사지를 통해 분비물을 배출시킨다.
③ 1회 치료로 완치됨을 설명하여 안정시킨다.
④ 타인에게 감염되는 것을 예방하기 위해 격리시켜 치료한다.
⑤ 페니실린에 알레르기가 있는 사람은 erythromycin을 투여한다.

> **해설** [치료 및 간호]
> ① 항생제 투여 : Penicillin, erythromycin(페니실린 알러지), tetracyclin(임부는 금기 : 기형아 유발)
> ② 약물 내성이 있으므로 완전히 치료(균배양으로 검사)될 때까지 복용토록 교육
> ③ 배우자(성파트너)와 함께 치료
> ④ 치료기간 중 성교 금지
> ⑤ 치료되지 않으면 → 골반염증성 질환, 불임이 될 수 있음
> ⑥ 신생아의 임균성 안염 방지 : 질식분만인 경우 출생 직후 1% 질산은, erythromycin 안약을 예방적
>   차원에서 점적

02 임질 감염 시 증상에 대한 설명으로 옳은 것은?

① 월경과다를 경험한다.
② 배뇨곤란을 경험한다.
③ 치즈와 같은 흰 분비물이 나온다.
④ 초기에 80% 정도가 불편감을 호소한다.
⑤ 침범범위는 난관에 한정된다.

> **해설** [증상]
> ① 감염초기에는 증상이 흔히 나타나지 않음(남성 10%, 여성의 80%는 무증상)
> ② 다량의 화농성 황록색 질분비물
> ③ 배뇨곤란, 작열감, 빈뇨, 부종, 발적
> ④ 여성 : 스킨샘, 바르톨린샘, 경관, 요도, 난관, 골반, 복강 등 침범부위에 따른 증상
> ⑤ 남성 : 전립선염, 고환염, 부고환염, 불임 등 발생
> ⑥ 신생아 : 안염, 뇌수막염, 폐렴, 패혈증 유발

03 다음 중 1기 – 2기 – 3기 매독 증상의 연결이 바른 것은?

① 고무종 – 탈모 – 편평콘딜로마
② 연성하감 – 편평콘딜로마 – 경성하감
③ 편평콘딜로마 – 고무종 – 연성하감
④ 경성하감 – 편평콘딜로마 – 고무종
⑤ 경성하감 – 고무종 – 편평콘딜로마

> **해설** [매독 증상]
> 1기 : 경성하감
> 2기 : 편평콘딜로마, 탈모, 피부발진
> 3기 : 고무종

04 성전파성 질환 중 가장 흔하며 질식분만으로 신생아에게도 감염되는 질환은 무엇인가?

① 임질   ② HPV
③ HIV   ④ 매독
⑤ 단순포진

> **해설** [임질(gonorrhea)]
> 성병 중 가장 흔함

05 첨형 콘딜로마의 원인균은?

① 임균   ② 매독균
③ 결핵균   ④ 클라미디아균
⑤ 인유두종 바이러스

> **해설** 원인균 : 인유두종 바이러스

06 매독의 단계별 증상 중 2기 매독에 대한 설명으로 가장 적절한 것은?

① 고무종   ② 잠복기
③ 편평콘딜로마   ④ 림프선종대
⑤ 경성하감

> **해설** 2기 매독 : 편평콘딜로마(chondyloma latum)

07 임산부가 매독에 걸렸을 경우 매독의 치료시기로 가장 적절한 것은?

① 임신 24주 이내　　　　　② 임신 18주 이내
③ 임신 8개월 이후　　　　　④ 출산 직전
⑤ 출산 후 2개월 이내

해설) 임부는 18주 이내에 치료 : 신생아의 선천성 매독 예방

08 단순포진 바이러스에 감염된 여성이 태아에게 미치는 영향으로 옳은 것은?

① 임신 5개월 이내에 항바이러스 치료를 실시한다.
② 태아에게 감염되는 경우는 극히 적다.
③ 신생아 안염이 주로 발생한다.
④ 파막 후 전파되며 태아에게 피부병변과 흉터, 자궁내 성장지연, 정신지체, 소뇌증을 유발하기도 한다.
⑤ 분만 전에 태반을 통해 감염되어 선천성 청각 장애를 유발한다.

해설) [태아에 미치는 영향]
① 파막 후 전파되며 태아에게 피부병변과 흉터, 자궁내 성장지연, 정신지체, 소뇌증 유발
② 분만 시 가장 전파가 높으며 질식분만 시 가장 위험도가 높음
③ 신생아 감염의 60% 사망, 20%는 후유증, 20% 생존

CHAPTER 03

We Are Nurse

위아너스
간 호 사
국가시험
이 론 편

자궁내막질환 간호

모성간호학

● ● ● ●

UNIT 01 자궁내막증식증(endometrial hyperplasia)

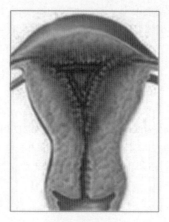

[자궁내막증식증]

1) 정의

자궁내막의 비정상적인 증식으로 인해 비정상적 자궁출혈이 발생

2) 원인

① 에스트로겐 대사이상과 성호르몬 결합글로불린의 감소

② 에스트로겐 순환과 자궁 내막의 감수성 증가

3) 증상

① 가임기 여성 : 월경과다, 부정자궁출혈, 지연월경

② 완경(폐경) 후 여성 : 불규칙적 자궁출혈

③ 하복통

4) 치료 및 간호 ★

① 임신을 원하는 경우 : 보존적 치료(매달 에스트로겐, 프로게스테론제 투여)
② 완경(폐경) 이후 : 자궁절제술, 양측 난소난관절제술
③ 가임기 여성 : 피임약 3개월간 투여
④ 호르몬 치료(월경과다 → 프로게스테론), 자궁적출술

UNIT 02 자궁내막증(endometriosis) ★★★

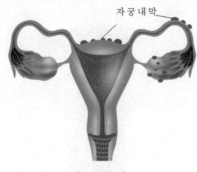

[자궁내막증]

1) 정의

자궁내막 조직이 자궁강 이외의 부분에 존재하는 질환 : 골반장기인 난소나 복막에 주로 발생

2) 원인

① 유전적 요인 : 가족력이 있는 경우 7배 증가
② 면역학적 요인 : 면역이상이나 결핍
③ 호르몬 요인 : 에스트로겐의 영향 ★

3) 호발부위

난소(가장 흔함), 골반 장기, 복막

4) 증상 ★★★

① 통증 : 월경통, 성교통, 만성 골반 통증
② 불임증 : 30~50% 불임
③ 속발성 월경곤란증, 배변곤란증, 비정상적 자궁출혈

5) 진단

골반검사 및 과거력, 복강경검사, 초음파, 조직검사

6) 치료 및 간호

  ① 가임 여부, 연령에 따라 결정

  ② 보존수술 : 비정상적 내막부위 절제, 소작

  ③ 근치수술 : 심한 경우 근치자궁적출술

  ④ 호르몬 요법 : 자궁내막의 주기적 자극 감소

UNIT 03 자궁선근증(uterine adenomyosis) ★★

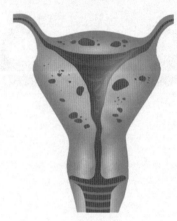

[자궁선근증]

1) 정의

  ① 자궁내막선이나 간질 등이 자궁근층에 존재

  ② 자궁의 비후가 나타남

2) 증상 ★

  ① 보통 무증상, 자궁근종과 동반 발생 가능

  ② 출혈 : 월경 시작 1주 전부터 과다출혈과 지연출혈, 월경과다, 속발성 월경곤란증

  ③ 통증 : 속발성 월경통, 성교통, 만성 골반통

  ④ 배변곤란증

3) 진단 ★

  ① 자궁근육층 비대, 자궁이 임신 초기처럼 커지게 하는 질환, 임신반응 검사(-)

  ② 40대 경산부가 임신이 아니면서 자궁비대, 월경과다증, 월경통이 심해지면 선근증 진단

4) 치료

  ① 약물요법 : 경구피임법

  ② 수술 : 심하면 자궁적출술

※ 자궁내막증과 자궁선근증의 감별 진단

감별내용		자궁내막증	자궁선근증
나이		25~45세	40대 이상
출산력		미산부	다산부
사회경제적 상태		상류층, 백인여성	사회 경제적 상태가 낮음
증상	성교통	매우 심함	없음
	월경통	심함	경함
	불임증	75%	20%
자궁크기		정상	전체적으로 증대
진단		복강경검사	병리 조직학적 진단
치료		완화치료	자궁적출술

단원별 문제

01 40대 3명의 자녀를 둔 김씨는 자궁이 커지고 경증의 생리통을 경험하며 월경량도 증가했다. 임신 반응검사는 음성으로 나왔다. 예측할 수 있는 질환은?

① 포상기태　　　　　　　　② 자궁경관무력증
③ 다낭성 난소종양　　　　　④ 자궁내막증
⑤ 자궁선근증

해설 [자궁선근증]
① 자궁내막선이나 간질 등이 자궁근층에 존재
② 자궁의 비후가 나타남

02 자궁내막증식증에 대한 설명으로 옳은 것은?

① 자궁내막암과 같은 말이다.
② 자궁근층에 덩어리가 생기는 것이다.
③ 자궁내막이 탈락되어 떨어져 나오는 것이다.
④ 자궁내막이 자궁강 이외에서 증식하는 것이다.
⑤ 자궁내막이 난포호르몬의 지속적 자극으로 증식하는 것이다.

해설 [자궁내막증식증(endometrial hyperplasia)]
(1) 정의 : 비정상적인 자궁출혈을 동반한 자궁내막의 비정상적인 증식
(2) 원인
① 에스트로겐 대사이상과 성호르몬 결합글로불린의 감소
② 에스트로겐 순환과 자궁 내막의 감수성 증가

03 완경(폐경)기 여성에게서 자궁내막증식증의 가장 대표적인 증상은?

① 변비   ② 무월경
③ 복부팽만   ④ 성교곤란증
⑤ 불규칙한 자궁출혈

> **해설** [자궁내막증식증(endometrial hyperplasia)]
> 정의 : 비정상적인 자궁출혈을 동반한 자궁내막의 비정상적인 증식
> ① 가임기 여성 : 월경과다, 부정자궁출혈, 지연월경
> ② 완경(폐경) 후 여성 : 불규칙적 자궁출혈
> ③ 하복통

04 자궁내막증식증으로 진단받은 40세 여자가 월경과다증이 있을 때 치료를 위해 사용되는 호르몬은?

① 옥시토신   ② 프로락틴
③ 융모성선자극호르몬제   ④ 갑상샘자극호르몬제
⑤ 프로게스테론

> **해설** [치료]
> ① 임신을 원하는 경우 : 보존적 치료(매달 에스트로겐, 프로게스테론제 투여)
> ② 완경(폐경) 이후 : 자궁절제술, 양측 난소난관절제술
> ③ 가임기 여성 : 피임약 3개월간 투여
> ④ 호르몬 치료(월경과다 → 프로게스테론), 자궁적출술

05 비정상적인 자궁출혈을 동반한 자궁내막의 비정상적인 증식은 어떠한 질환인가?

① 자궁내막암   ② 자궁내막증식증
③ 자궁근종   ④ 자궁경부암
⑤ 골반내 감염증

> **해설** [자궁내막증식증(endometrial hyperplasia)]
> 비정상적인 자궁출혈을 동반한 자궁내막의 비정상적인 증식

06 자궁내막증식증의 가임기 여성의 대표적인 증상으로 옳은 것은?

① 월경과다   ② 흰색의 점액성 분비물

③ 복부 비대   ④ 질분비물 증가

⑤ 악취나는 녹색의 질 분비물

> **해설** [자궁내막증식증의 증상]
> ① 가임기 여성 : 월경과다, 부정자궁출혈, 지연월경
> ② 완경(폐경) 후 여성 : 불규칙적 자궁출혈

07 자궁선근증과 자궁내막증의 차이로 옳은 것은?

① 자궁선근증은 주로 초산부에게 나타난다.

② 자궁선근증은 성교곤란증이 심하다.

③ 자궁내막증인 경우 불임의 발생율이 낮다.

④ 자궁선근증인 경우 자궁의 크기가 정상이다.

⑤ 자궁선근증은 주로 40대 이상에게 발생한다.

> **해설**

구분		자궁내막증	자궁선근증
나이		25~45세	40대 이상
산과력		초산부	다산부
사회경제적 상태		사회 경제적 상태가 높음, 백인 여성	사회 경제적 상태가 낮음
증상	성교곤란증	아주 심함	없음
	월경곤란증	중증	경증
	불임	75%	20%
자궁 크기		정상	광범위 비대

08 자궁내막 조직이 자궁강 이외의 부분에 존재하는 질환으로 주로 골반장기인 난소나 복막에 발생하는 것은 무엇인가?

① 포상기태   ② 자궁내막증식증

③ 자궁근종   ④ 자궁내막증

⑤ 골반내 감염증

해설 [자궁내막증(endometriosis)의 정의]
자궁내막 조직이 자궁강 이외의 부분에 존재하는 것 : 골반장기인 난소나 복막에 주로 발생

09 자궁내막증을 진단받은 여성이 흔히 호소하는 증상은?

① 월경통　　　　　　　　② 부정출혈
③ 월경과다　　　　　　　④ 배뇨곤란
⑤ 월경전증후군

해설 [증상]
① 통증 : 월경통, 성교통, 만성 골반 통증
② 불임증 : 30~50% 불임
③ 속발성 월경곤란증, 배변곤란증, 비정상적 자궁출혈

10 자궁선근증과 흔히 동반되는 질환은?

① 난소암　　　　　　　　② 자궁근종
③ 난소낭종　　　　　　　④ 융모상피암
⑤ 자궁경부암

해설 자궁선근증은 자궁근종과 동반된다.

CHAPTER 04

생식기 구조이상 간호

모성간호학

UNIT 01 자궁의 위치이상 ★

1) 종류

비정상적 자궁전굴, 자궁후경, 자궁후굴, 자궁후퇴

2) 원인

① 자궁전굴 : 자궁발육부전
② 자궁후경 및 후굴 : 자궁발육이상, 난산, 자궁의 염증, 종양, 외상 등

3) 증상

① 무증상 : 대부분의 경우
② 통증 : 골반통, 요통(자궁후방전위), 월경통
③ 비정상적 월경출혈, 월경과다분비증, 불임, 성교곤란증
④ 방광자극감, 변비

4) 진단

과거력, 복부진찰, 직장, 질검사, 골반 초음파검사

5) 치료 및 간호 ★★

① 대증요법 : 슬흉위(분만 후 자궁 정상 위치 복구, 자궁 후굴 예방을 위한 자세)21(하루에 3~4회 5분), 즉시 치료(골반감염이나 생식기 감염)
② 보존요법 : 페서리 사용
③ 수술요법 : 질식 자궁절제술, 질식 성형술

UNIT 02 자궁하수(prolapse of uterus) ★★★★★

1) 정의
① 자궁이 질구 쪽으로 탈출되어 나와 비정상적으로 위치한 상태
② 골반층 손상이나 과잉신장, 골반근막층 결함이 원인

2) 원인 ★
① 노년기의 회음근육 탄력성 저하
② 분만 시 손상, 다산부
③ 종양, 복수

3) 종류
① 1도 하수 : 자궁경부가 질구 내 위치
② 2도 하수 : 자궁경부가 질 입구에 위치
③ 3도 하수 : 자궁경부가 질 바깥에 위치하여 질이 뒤집힘

4) 증상 ★
① 기립 및 보행 시 성기하수감, 하복부 중압감, 요통, 직장류, 방광류
② 탈수된 자궁
③ 요실금, 변비, 배뇨곤란

5) 진단 ★
① 시진
② 촉진 : 복압을 주면 자궁경부가 질구 쪽으로 돌출됨을 확인

6) 치료 ★★★
① 보존요법 : 페서리를 사용하여 교정
② 외과적 요법 : 질식 자궁적출술, 탈수교정술(미혼여성, 임신을 원하는 경우)
③ 골반저부근육강화운동

UNIT 03 생식기 누공

1) 종류
① 방광-질루
② 요도-질루
③ 방광-자궁루
④ 직장-질루

2) 원인

① 난산으로 인한 분만 외상

② 부인과 수술(자궁절제술, 질 수술 이후, 회음봉합술, 치질절제술 등)

3) 증상

감염, 요실금, 변실금, 통증 등

4) 치료 및 간호 ★★

① 작고 여러 개 자연치유

② 외과적 복원 수술

③ 수술 후 상처부위 치유를 돕기 위해 유치도뇨관 유지

④ 슬흉위 자세를 취하여 방광 질 누공 확인

UNIT 04　요실금

1) 정의

의지와 상관없이 요도를 통해 소변이 배출

2) 종류

① 복압성 요실금 : 기침, 재채기, 운동 시 복부 내압이 요도폐쇄 압력보다 클 때, 산 후 골반 근육의 탄력성 저하로 인함 ★

② 절박성 요실금 : 방광의 배뇨근의 과잉작용으로 방광수축과 배뇨반사를 억제하기 어려워 소변을 참지 못하고 급하게 배출하는 경우

③ 혼합성 요실금 : 복압성과 절박성 요실금이 복합적으로 발생

④ 역류성 요실금 : 방광에 소변이 찬 상태에서 수축하는 능력이 없어서 흘러 넘침

⑤ 기능성, 일과성 : 생리적 기능 정상이나 기능장애가 원인으로, 요로감염, 질염, 약물 등으로 인해 발생

3) 증상

① 비뇨기계 감염, 피부염, 무력감, 죄의식

4) 치료와 간호

① 행동요법 : 방광훈련, 골반저근 강화운동(Kegel's Exercise) → 10초 수축, 10초 이완 10회 반복 하루 4~5번 시행

② 약물요법, 수술요법

단원별 문제

♡ ⓑ ⓞ We Are Nurse 모성간호학

● ● ● ●

01 비뇨생식기계 누공의 발생 원인으로 옳은 것은?

① 과체중   ② 만성 비뇨기계 질환
③ 완경(폐경)   ④ 골반내 염증
⑤ 난산으로 인한 분만외상

> 해설 [원인]
> ① 분만외상
> ② 부인과 수술(자궁절제술, 질 수술이후, 회음봉합술, 치질절제술 등)

02 70세의 김 씨 부인은 4명의 자녀를 자연분만한 분으로, 걸을 때 밑이 빠지는 듯한 경험을 하며 하복부가 무겁고, 요실금, 변비, 배뇨곤란을 경험한다고 호소하였다. 이 대상자의 문제로 예상할 수 있는 질환은?

① 질염   ② 자궁근종
③ 자궁경부암   ④ 자궁내막증
⑤ 자궁하수증

> 해설 [자궁하수의 원인]
> ① 노년기의 회음근육 탄력성 저하
> ② 분만 시 손상, 다산부
> ③ 종양, 복수

03 4명의 자녀를 둔 68세 여성이 자궁이 아래로 빠지는 것 같고 기침을 하거나 배에 힘이 들어갈 때마다 더 심해진다고 하여, 자궁하수 2도 진단을 받았다. 근본적인 치료 방법은?

① 페서리   ② 복식자궁고정술
③ 질식자궁절제술   ④ 질 봉합술
⑤ 약물요법

해설 외과적 요법 : 질식 자궁적출술

04 자궁의 위치 이상인 여성에게 적절한 치료와 간호는 무엇인가?

① 반좌위를 취하게 한다.　　　② 좌욕을 실시한다.

③ 페서리를 사용하게 한다.　　④ 수분 섭취를 제한한다.

⑤ 복와위를 취하게 한다.

해설 [자궁의 위치 이상 치료 및 간호]
　　① 대증요법 : 슬흉위(하루에 3~4회 5분), 즉시 치료(골반감염이나 생식기 감염)
　　② 보존요법 : 페서리 사용
　　③ 수술요법 : 질식 자궁절제술, 질식 성형술

05 자궁하수의 가장 적절한 비외과적 치료법은?

① 페미돔　　　　　　　　　　② 루프

③ 콘돔　　　　　　　　　　　④ 탐폰

⑤ 페서리

해설 [자궁하수의 치료]
　　① 보존요법 : 페서리를 사용하여 교정
　　② 외과적 요법 : 질식 자궁적출술, 탈수교정술

06 55세 여성에게 방광을 생리식염수로 채운 후 기침을 하게 하고, 검지와 중지를 질강 내 삽입하여 방광을 복부 쪽으로 밀어올린 후 기침을 시키는 검사를 하고 있다. 무엇을 위한 검사인가?

① 잔뇨량 검사　　　　　　　　② 방광질 누공 검사

③ 질 직장 누공 검사　　　　　④ 자궁후방전위 검사

⑤ 요실금 검사

해설 [요실금 사정 방법]
　　Bonney test :
　　① 생리식염수를 방광에 채운 후 기침을 하게 하여 소변의 누출을 확인
　　② 수술 치료 결과 예측 목적으로 검지와 엄지를 질강 안에 넣고 방광 경부를 복부 방향으로 밀어 올린
　　　후 기침을 하게 하여 소변이 누출되는 지 확인
　　④ 저혈당 관리

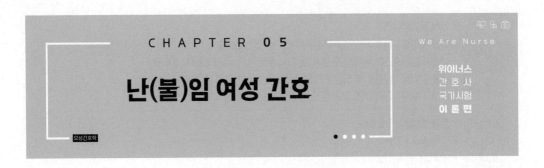

CHAPTER 05

We Are Nurse

위아너스
간 호 사
국가시험
이 론 편

모성간호학

난(불)임 여성 간호

UNIT 01 불임(Infertility)의 정의

① 피임을 하지 않고 정상적인 부부관계를 하면서도 1년 내에 임신이 안 되는 경우
② 일차성/원발성 불임증 : 전혀 임신이 안 되는 경우
③ 이차성/속발성 불임증 : 임신을 경험한 후 다시 임신이 안 되는 경우(자궁외 임신, 자연유산도 포함)

UNIT 02 불임의 경향

① 결혼 연령이 높아짐에 따라 고령 임신부가 증가하여 불임은 증가
② 생식기 질환 및 성병 노출 가능성 증가, 약물오용 및 화학적·환경적 요인으로 불임 유발

UNIT 03 불임의 원인

불임의 치료를 위해 불임의 원인, 기간, 연령이 중요

구분	원인
여성 요인	• 전체 불임의 40%, 고령(난소와 난자의 노화로 가임력이 떨어지며 염색체 이상, 전신질환) • 전신적 이상 : 심하게 마른 체형, 심한 빈혈, 약물남용, 음주, 정서적 불안과 공포 • 생식기 발육 이상 : 생식기계 기형, 발육부전 • 내분비계 이상 : 시상하부-뇌하수체 기능부전, 갑상선 질환, 당뇨, 난소기능부전, 고프로락틴 혈증 • 생식기 질환 : 배란장애 난관요인, 자궁요인, 골반감염, 자궁경부염, 골반결핵, 난관폐쇄, 자궁내막증, 자궁근종

남성 요인	• 전체 불임의 40% • 전신적 이상 : 과로, 흡연/음주, 발기부전, 정서적 공포/불안 • 생식기 발육 이상 : 비폐쇄 무정자증, 폐쇄 무정자증, 잠복고환, 요도하열 • 내분비 이상 : 뇌하수체 기능부전, 갑상선 기능 저하, 고프로락틴혈증 • 생식기 질환 : 이하선염, 고환염, 전립선염, 정관정맥류, 성병
남성 – 여성 요인	• 전체 불임의 20% 정도 • 성적문제나 갈등 • 면역학적인 부적합

🐾 UNIT 04 불임 사정 ★★

① 부부가 함께 검진
② 의료진과의 신뢰형성
③ 문신
　㉠ 월경력, 과거력, 임신력, 피임의 유무와 방법, 성교 횟수와 방법
　㉡ 기본적 생활습관
　㉢ 성생활의 문제점
　㉣ 내분비계 질환 등에 대해 확인
④ 불임 사정을 위한 기초 검사
　㉠ 정액검사
　㉡ 배란검사
　㉢ 경관점액검사
　㉣ 난관검사
　㉤ 자궁내막검사
　㉥ 복강검사

1) 남성불임의 사정 ★★

여성보다 먼저 시행하여 시간적·경제적 낭비 방지

(1) 정액검사(semen analysis)

가장 중요하고 기초적인 검사
① 목적 : 남성의 정액을 채취하여 임신에 적합한 정자인지 확인(정액의 색깔, 양, 점도, 정자수, 운동성, 정자수의 비율, 정자 형태)
② 시기 : 2~3일 금욕 후, 2~4주 간격으로 2회 실시
③ 방법
　㉠ 3회 정도의 정액검사(semen analysis) 후 종합적 판단
　㉡ 검사 전 정액은 자위로 받으며 윤활제를 사용하지 않음에 대해 설명

  © 정액은 뚜껑이 있는 깨끗한 마른 유리용기에 받음
  ② 정액은 체온과 같은 온도로 유지하여 검사실로 보냄
  ⑩ 채취 후 1시간 이내에 분석 실시
  ⑭ 정액 채취시간, 정액 채취 전 성교 날짜 표기
 ④ 정액상태 ★
  ⊙ 1회 사정양 : 2~5ml/회 이상
  © 정자 수 : 1500만/ml 이상
  © 정상 모양 : 정자 30% 이상
  ② 정자 운동성 : 1시간 내 60% 이상, 2시간 후 50% 이상 운동성
  ⑩ 실온에서 20~30분 이내 액화

2) 여성불임의 사정 ★★★

① 기초체온검사 : 배란시기 확인 목적, 배란 후 24시간 내에 0.6℉~0.8℉ 체온 상승(없으면 배란의 문제 의심)
② 경관점액 검사 : 배란기에 점액량, 점성, 견사성, 양치엽상, 세포성분 분석
 (점액이 많고, 맑고 투명하고, 견사성이 크고 양치엽상이 선명, 세포수가 적음)
③ 호르몬 측정검사 : 소변 내의 에스트로겐, 프로게스테론, LH의 수치 검사
④ 초음파 검사 : 배란이 되었는지 초음파로 확인
⑤ 자궁내막 검사 : 배란 후 자궁내막 생검하여 분비기가 되었는지 확인

(1) 배란검사 ★

종류	내용
기초체온검사	① 목적 • 배란 여부 확인, 자궁내막 검사일정, 성교 시기 정하는 데 도움이 됨 ② 배란기의 특징 • 생리 후부터 배란 전까지는 저온기 • 배란 후 24시간 내에 0.6℉~0.8℉ 체온 상승(없으면 배란의 문제 의심) ③ 방법 • 3~4개월간 매일 아침에 일어나 누워서 측정 • 체온계(화씨 온도계)로 3~5분 구강 측정
자궁내막생검	① 목적 • 배란 후 자궁내막 생검하여 분비기가 되었는지 확인 • 수정란의 착상부위, 황체기능, 황체기에 항체호르몬의 영향, 배란 여부 평가 ② 시기 ★ • 예정 월경 7일 전인 난소주기 중 황체기에 시행 • 월경시작 2~3일 전(임신반응검사가 음성으로 확인 후 시행) ③ 방법 • 검사 1시간 전 항소염제 복용하고 큐렛으로 자궁체부의 내막을 소파하여 조직검사

자궁내막생검	④ 결과 • 자궁내막 분비기 소견이 나타나야 함 ⑤ 대상자 교육 • 경미한 자궁경련 • 시술 후 정상적인 활동과 운전 가능 • 시술 후 24시간 이내 과격한 운동이나 무거운 물건 들기 금지 • 질출혈, 발열, 통증 시 병원 방문
혈청측정	• Progesterone, estrogen, LH surge

(2) 경관점액검사 ★

① 목적 : 배란기 시기에 임신에 적합한 점액상태인지 파악

② 종류

ㄱ 경관점액검사

ㄴ 성교 후 검사 : 남성불임에서 다룸

③ 시기 : 배란기

④ 특징(배란기의 정상 점액상태) ★

ㄱ 물같이 투명하고 맑음

ㄴ 견사성 8~10cm

ㄷ 현미경상 양치엽 형태 뚜렷

ㄹ 세균이 없음

(3) 자궁난관조영술(hysterosalpingography) ★

① 목적 : 질을 통해 조영제를 자궁 내로 주입하여 자궁, 난관의 크기, 모양, 유착 및 난관 개방 여부를 관찰하여 임신에 영향을 미치는 요인 확인

② 시기 : 월경 직후부터 배란 전에 수행(월경 후 2~6일)

③ 부작용 : 조영제 알레르기, 병변 자극 가능성

(4) 루빈 검사(Rubin's test)

① 목적 : 루빈 캐눌라 통해 CO_2 가스를 주입하여 난관의 개방 여부를 관찰

② 시기 : 월경 후 6~12일에 실시

③ 방법 : 배뇨 후 쇄석위 상태에서 질경 삽입 후 CO_2 가스를 주입하여 가스가 자궁, 난관, 복강 내로 통하는지 여부 확인

④ 결과 : 가스 투여 후 환자를 앉히면 가스가 횡경막 근처의 늑간신경을 눌러 견갑통 호소 → 적어도 한쪽 난관은 개통되어 있음을 의미

(5) 복강경 검사(hysteroscopy)

① 목적 : 난관과 복막의 불임 요인 파악

② 방법 : 복강 내 내시경을 삽입하여 직접 골반 및 골반장기를 관찰

③ 금기 : 호흡기, 심혈관계 문제, 골반종양인 경우

④ 간호
ㄱ 금식(시술 6~8시간 전), 배뇨
ㄴ 구강 수분 섭취는 마취에서 회복 후
ㄷ 퇴원은 절개부위 출혈이 없으며 자연 배뇨 가능 시
ㄹ 시술 후 절개부위의 민감성, 복부 팽만감, 견갑통

(6) 항정자 항체(antisperm antibody) 검사

① 목적
ㄱ 수정과 착상을 방해하는 항정자 항체를 확인(항정자 항체의 빈도는 불임부부의 5~10%)
ㄴ 항정자 항체는 혈장, 정액, 질과 경관 분비물에서 발견
② 유형
ㄱ 남성 : 정자를 손상하여 정액 검사 시 이상소견, 정관 결찰복원술 후에 높게 나타남
ㄴ 여성 : 정자를 응집시켜 정자의 운동성을 방해하고 수정과 착상을 방해
③ 결과
ㄱ 항체와 결합된 정자의 수가 많을수록, 결합된 정자의 영역이 클수록 수태 능력에 손상
ㄴ 전체 면역글로불린의 20% 이상이 결합되어 있으면 양성으로 판정

🔖 UNIT 05 상호작용검사

1) 성교 이후에 실시하는 검사

(1) 성교 후 정자검사(Post coital test) ★★

남녀 간의 상호검사
① 목적
ㄱ 배란기에 성교 후 여성의 경관점액의 정자의 수용성에 관한 검사
ㄴ 정자의 상태(정자의 침투력과 운동성)를 성교 후 질분비물에서 검사
② 시기
ㄱ 여성의 배란시기에 1~2일 동안 금욕하고 성교 후 12시간 이내에 검사
③ 방법
ㄱ 검사전 질세척, 통목욕 금지, 질정, 윤활제 사용금지, 성교 후 10분간 누워 있다가 여성의 경관 점액을 흡인하여 관찰
ㄴ 육안으로 점액의 양과 질을 평가
ㄷ 현미경으로 정자 수, 백혈구, 박테리아 유무를 확인
④ 결과
ㄱ 경관점액의 견사성과 현미경에서 양치엽상과 경관점액 내의 활동성 정자(10~15개)를 확인

UNIT 06   치료

1) 여성의 불임 치료

(1) 배란장애

① 원인에 따른 치료 : 영양장애, 고프로락틴 혈증, 갑상선질환, 난소 종양의 경우 원인에 따른 치료 실시

② 배란유도제 투여 : 특별한 원인이 없는 경우, 무배란 환자

※ 클로미펜(clomiphen) : 시상하부의 에스트로겐 수용체와 결합 → 에스트로겐이 낮은 농도로 인식 → 성선자극호르몬방출호르몬(GnRH)분비 증진 → FSH, LH분비 항진 → 배란

(2) 경관점액의 이상

① 점액량이 적거나 점액의 질이 떨어질 때 : 에스토로겐 투여(월경 주기 제 5일~12일), 배란유도제 투여

② 경관염 등의 염증 질환 : 원인균을 파악한 후 항생제 투여

③ 산성의 점액 : 알칼리성 질 세척, 에스트로겐 투여

(3) 난관이상(난관폐쇄)

① 골반감염 : 전기소작법, 약물요법, 수술

② 난관유착, 폐쇄 : 수술, 자궁난관 조형술

③ 외과적 치료 실패 시 : 체외수정, 배아의 자궁 내 이식 등

(4) 자궁내막이상과 황체기 결핍

① 자궁내막이상 : 근종절제술(근종), 항생제(염증), 소파술

② 황체기 결함 : 황체호르몬, 배란유도제 사용, 질좌약 투여

2) 남성의 불임 치료

(1) 대증요법

① 생활 습관 : 담배와 술 제한, 균형잡힌 식사, 적절한 휴식, 정신적 긴장을 피함

② 불임 유발 약물복용 금지

③ 역행성 사정(정액이 방광내로 역류할 때) : 방광이 찬 상태에서 성교, 방광 경부를 수축시키는 약물 투여

④ 성관계를 가진 직후에 소변을 받아 원심 분리하여 인공 수정

⑤ 성선자극호르몬 분비 저하, 무정자증 : 퍼고날(HMG)(생식선자극호르몬제)투여

※ 퍼고날(HMG) : 난포 성장과 성숙을 유도, LH:FSH= 1:1

⑥ 고프로락틴혈증, 무배란증 : 브로모크립틴 투여(프로락틴분비억제제, 배란유발)

3) 인공수정

① 남편의 정자이용 : 남편의 정자수와 활동성이 저하된 경우

② 공여자의 정자이용 : 무정자증, 유전적 질환, 원인불명 시

4) 기타 보조 생식술

(1) 체외수정을 통한 배아이식(in vitro fertilization, IVF)

① 체외수정을 통해 체내에 이식하는 방법(시험관 아기)
② 적응증
    배란장애, 정자항체 등 자궁경관 요인의 경우 시행
    ㉠ 난관폐쇄, 난관수종, 난관결찰 등의 난관인자 불임증
    ㉡ 자궁내막증, 골반장기유착, 원인불명의 불임증
③ 방법
    과배란 유도 → 난포감시 → 난자채취 → 5~6시간 후 수정(정자 직접주입술) → 체외
    배양 → 배아이식(질 좋은 배아를 선택하여 적은 수의 배아만 이식)
    ※ 배란 유도 목적으로 융모생식샘자극호르몬제제 투여

(2) 생식세포 또는 접합자의 난관 내 이식(ZIFT : Zygote intrafallopian transfer)

① 체외수정배아이식의 단점을 보완
② 배란유도제로 난자를 배란 후 복강경이나 미니랩을 통해 난자 채취 후 그 자리에서
    정자와 난자를 함께 나팔관 팽대부에 넣어주는 방법

(3) 난자공여

① 타인의 난자를 공여 받음
② 공여 받은 난자와 남편의 정자를 체외수정한 후에 자궁내로 이식
③ 윤리적, 법적, 의학적 문제가 대두됨

단원별 문제

01 불임여성의 원인이 배란문제일 때 배란유도를 위해 투여해야 하는 약물은?

① 프로락틴(prolactin)
② 클로미펜(clomiphen)
③ 스틸베스테롤(stilbesterol)
④ 프로게스테론(progesterone)
⑤ 메소트렉세이트(Methotrexate, MTX)

해설 ※ 클로미펜(clomiphen) : 시상하부의 에스트로겐 수용체와 결합 → 에스트로겐을 낮은 농도로 인식 → 성선자극호르몬방출호르몬(GnRH)분비 증진 → FSH,LH분비 항진→배란

02 불임을 진단함에 있어 정상적인 성생활에도 불구하고 임신이 몇 개월 이내에 되지 않는 경우를 말하는가?

① 6개월　　　　　　② 9개월
③ 12개월　　　　　④ 18개월
⑤ 24개월

해설 [불임(Infertility)의 정의]
피임을 하지 않고 정상적인 부부관계를 하면서도 1년 내에 임신이 안 되는 경우

03 최근 우리나라 불임의 경향에 대한 설명으로 옳은 것은?

① 여성측의 불임의 원인이 대부분을 차지한다.
② 여성측에 불임이 발생하는 원인으로는 성병이 원인이다.
③ 남성측의 불임은 감소하고 있다.
④ 생식기 질환 및 성병 노출 가능성 증가로 인해 불임을 유발하기도 한다.
⑤ 불임율은 과거에 비해 감소하고 있다.

정답 ⓐ　01. ②　02. ③　03. ④

[불임의 경향]
① 결혼 연령이 높아짐에 따라 고령 임신부가 증가하여 불임은 증가
② 생식기 질환 및 성병 노출 가능성 증가, 약물오용 및 화학적·환경적 요인으로 불임 유발
[불임의 원인]
① 불임의 치료를 위해 불임의 원인, 기간, 연령이 중요
② 불임의 원인은 여성이 40%, 남성이 40%, 여성-남성 요인이 20%이다.

04 불임 사정을 위해 주로 사용되는 기초 검사에 해당하지 않는 것은?

① 호르몬 검사　　　　　　　　② 정액 검사
③ 배란 검사　　　　　　　　　④ 경관점액 검사
⑤ 난관 검사

해설 불임 사정을 위한 기초 검사 : 정액검사, 배란검사, 경관점액검사, 난관검사, 자궁내막검사, 복강검사

05 불임부부의 불임 진단을 위한 기초 검사에서 먼저 실시되는 검사는?

① 배란 검사를 위한 혈청 황체호르몬 검사
② 난관 검사
③ 배란 검사
④ 복강 검사
⑤ 정액 검사

해설 [남성불임의 사정]
여성보다 먼저 시행하여 시간적·경제적 낭비 방지 : 정액 검사(semen analysis)

06 불임을 호소하고 있는 남성의 정액을 채취하여 정액의 상태를 파악하려고 한다. 비정상적인 사항은 무엇인가?

① 사정 후 실온에서 40분이 지난 후 액화된다.
② 1회 사정양은 2~5ml/회 이상이다.
③ 정자 수는 1,500만/ml 이상이다.
④ 정상 정자는 30% 이상이다.
⑤ 정자 운동성은 2시간까지 50% 이상 활발하다.

해설 [정상 정액상태]
① 1회 사정양 : 2~5ml/회 이상
② 정자 수 : 1,500만/ml 이상
③ 정상 모양 : 정상 정자 30% 이상
④ 정자 운동성 : 2시간까지 50% 이상 활발
⑤ 실온에서 20~30분 이내 액화

07 불임의 검사 방법 중 성교 후 점액검사의 시기는 언제 가장 적절한가?

① 생리 후 6~12일　　　　　② 생리 직후 배란일 전
③ 배란기　　　　　　　　　④ 배란 전 2일
⑤ 배란 후 3일

해설 [경관점액검사]
목적 : 배란기 시기에 임신에 적합한 점액상태인지 파악

08 난관조영술을 실시하려고 한다. 검사하기에 가장 적절한 시기는?

① 생리기간　　　　　　　　② 생리 직후 배란일 전
③ 배란기　　　　　　　　　④ 생리 직전
⑤ 배란 후 3일

해설 [자궁난관조영술]
① 목적 : 질을 통해 조영제를 자궁 내로 주입하여 자궁, 난관의 크기, 모양, 유착 및 난관 개방 여부를 관
　　　찰하여 임신에 영향을 미치는 요인 확인
② 시기 : 월경 직후부터 배란 전에 수행(월경 후 2~6일)

09 루빈 검사(Rubin's test)에서 난관의 개통이 되어있음을 확인할 수 있는 증상은 무엇인가?

① 복통　　　　　　　　　　② 두통
③ 오심, 구토　　　　　　　④ 견갑통
⑤ 현기증

해설 [루빈 검사(Rubin's test)의 결과]
가스 투여 후 환자를 앉히면 가스가 횡경막 근처의 늑간신경을 눌러 견갑통 호소 → 적어도 한쪽 난관은
개통되어 있음을 의미

10 루빈 검사(Rubin's test)의 검사 시기로 적절한 것은?

① 생리 후 6~12일 ② 생리 직후 배란일 전
③ 배란기 ④ 배란 전 2일
⑤ 배란 후 3일

해설 [루빈검사 시기]
월경 후 6~12일에 실시

11 양쪽의 난관의 폐쇄를 진단받은 여성이 임신하기 위해서 시행되어야 할 치료는 무엇인가?

① 대리모 ② 난자공여
③ 인공수정 ④ 체외수정
⑤ 정자공여

해설 난관에서 난자와 정자의 수정이 이루어지므로 난관의 폐쇄 시 체외수정의 방법이 이용되고 있다.

12 경관점액이 산성으로 임신의 어려움을 겪고 있는 여성에게 사용될 수 있는 치료는 무엇인가?

① 자궁난관조영술
② 알칼리성 질세척, 배란유도제 투여
③ 항생제, 황체호르몬 투여
④ 알칼리성 질세척, 에스트로겐 투여
⑤ 프로락틴 분비 감소 약물 투여

해설 [경관점액의 이상]
① 점액량이 적거나 질 저하 : 에스트로겐 투여(월경 주기 제 5일 ~ 12일), 배란유도제 투여
② 경관염 등의 염증 질환 : 원인균을 파악한 후 항생제를 투여
③ 산성의 점액 : 알칼리성 질 세척, 에스트로겐 투여

간결 간호사 국가시험대비
모성간호학

모 성 간 호 학

임신기 여성

4

P A R T

CHAPTER 01

We Are Nurse

위아너스
간 호 사
국가시험
이 론 편

정상 임신 간호

모성간호학

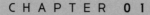

UNIT 01　　임부생리

1. 임신의 징후 ★★★

1) 추정적 징후(presumptive sign)

① 임신 시 여성 자신이 느끼는 변화

② 임신이 아닌 경우도 있으므로 여러 가지 진단 방법에 기초하여 임신 여부를 확인해야 함

2) 가정적 징후(probable symptom)

① 의료진에 의해 관찰하는 변화

② 추정적 징후보다 좀 더 객관적이나 임신이 아닌 증상과 감별 필요

　㉠ 검진자에 의해 감별될 수 있는 좀 더 객관적인 징후

　㉡ 생식기관의 변화와 관련

　㉢ 임신이 아닌 경우에도 나타날 수 있는 변화이므로 임신을 확진하지 못함

3) 확정적 징후(positive symptom)

① 의료진에 의해 태아를 정확히 확인할 수 있는 변화

[임신의 징후] ★

추정적	• 무월경(amenorrhea)(4주) • 권태/피로 • 체중 증가 • 오심, 구토(4주) • 유방의 민감성(6주) • 비뇨기 징후(6주) • 감정의 변화 • 첫태동(주관적)(Quickening)(16~18주)

가정적	• 기초체온의 상승
	• 임신반응검사 양성
	• 피부의 변화(착색, 임신선(striae gravidarum), 갈색반(chloasma, line-nigra))
	• 유방의 변화(8주)(유방 증대, 2차 유륜, 몽고메리결절), 전초유(16주)
	• 골반 관절과 인대의 이완
	• 복부 증대
	• 자궁협부의 연화(Hegar's sign)(6주)
	• 질의 자청색 변화(Chadwick's sign)(8주)
	• 경관연화(Goodell's sign)(6~8주)
	• 자궁저부가 경부쪽으로 휘어짐(Mcdonald's sign)
	• 무통의 간헐적 자궁수축(Braxton Hicks Contractions)(20주)
	• 자궁체부와 경부 사이의 탄력성 구역이 촉진(Ladin's sign)
	• 불규칙적인 자궁저부 비대, 유연(Von Braun-Fernwald's sign)(5~8주)
	• 착상부위 유연, 팽윤(Piskacek's sign)
	• 자궁내 잡음(uterine souffle)
	• 부구감(ballottement)(24주)
	• 외음부 정맥류(10주)
	• 자궁 증대
	  – 큰 계란 정도의 크기(7주)
	  – 오렌지 크기(10주)
	  – 자몽 크기 : 자궁이 복부로 올라옴(12주)

확정적	• 태아심박동(청진, 도플러) • 검진자에 의한 태아움직임 확인(20주 정도) • 초음파 촬영 시 태아모습이 보임, 태아 움직임 촉진

2. 임신에 따른 여성의 신체 변화 ★★★★★★★★★

1) 생식기계의 변화

(1) 자궁(uterus) ★★★

① 성장

　㉠ 에스트로겐과 프로게스테론의 상승으로 혈관 증식 및 확대

　㉡ 자궁근 섬유 증식과 비후

② 크기

　㉠ 임신 전 자궁의 무게 : 50~70g, 용적 : 약 10cc

　㉡ 36주째 자궁의 무게 : 800~1,200g, 용적 : 5,000cc

③ 모양

　㉠ 서양배 → 공모양 → 타원형(S상 결장으로 우측으로 치우침)

　㉡ 용적 : 10mL(임신 전) → 5~10L(임신 말)

　㉢ 자궁저부의 높이(Height of Fundus, HOF) ★

　　※ 22~34주 : 주수와 길이가 일치하고 보통 ± 2cm

- 12주 : 치골결합 바로 위 ★
- 16주 : 치골결합과 배꼽 사이에 위치
- 22~24주 : 제와부에 위치
- 36주 : 자궁이 가장 커짐, 검상돌기(자궁저부의 가장 높은 위치)에 위치 ★
- 38~40주 : 34주 높이로 다시 자궁 하강(lightening)

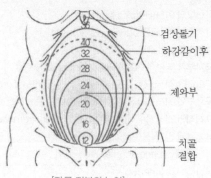

[자궁 저부의 높이]

④ 자궁혈류
  ㉠ 기능 : 태아성장에 필요한 물질을 공급하고 태아의 대사 후 노폐물을 제거
  ㉡ 자궁과 태반을 흐르는 혈액은 분당 450~650ml

⑤ 자궁수축
  ㉠ 불규칙적 무통성 자궁수축(Braxton Hicks Contractions) : 자궁의 혈액공급을 촉진하는 역할 → 임신 말기 가진통으로 나타남
  ㉡ 임신 초기부터 시작되기도 하며 임신 12주 이후에 강해짐

⑥ 유연성 증가
  ㉠ Hegar's sign : 6~8주에 나타남, 자궁협부의 부드러움
  ㉡ Piskacek's sign : 착상부위가 유연, 자궁의 국소부위가 팽윤

(2) 자궁경부(cervix)

① 모양
  ㉠ 초/미산부 : Pinpoint(점과 같음)
  ㉡ 경산부 : Transverse slit(물고기 입 모양)

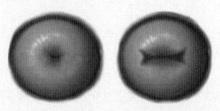

[미산부와 경산부의 자궁경부 모양]

② 임신 시의 특징 ★
  ㉠ 자궁혈류와 림프액의 증가로 질 경부점막이 자청색으로 변함

ⓛ Goodell's sign(6~8주) : 자궁경부가 부드러워짐

ⓒ 경부의 유연성 변화과정 : 임신 전(코끝) → 임신 초기와 중기(귓불) → 임신 말기
(입술)

ⓔ 점액마개(mucus plug) : 임신 시 호르몬 영향으로 자궁경부 비대, 점액성 분비
물로 자궁으로 균 침범을 막아 감염을 차단 → 임신 중 백대하, 분만 초기 혈성
이슬(show)의 원인

(3) 질과 외음부 ★

① 혈액의 증가, 질점막 비후, 결합조직 비후

ⓣ Chadwick's sign(6~8주) : 질 벽과 질 전정 부위 자청색 변화

ⓛ 유연성 증가, 길이 증가

→ 분만 시 질 확장을 준비

② 에스트로겐

ⓣ 질상피의 글리코겐이 풍부

ⓛ 유산간균의 작용으로 질 내 산성 상태 유지

→ 질 내 병원균 증식은 억제되나 곰팡이 감염은 증가

③ 질 내 산도 : pH 3.5~6

④ 외음부 비대

(4) 난소

① 배란 중지

② 임신유지 : 에스트로겐, 프로게스테론 분비

2) 유방의 변화 ★★

① 호르몬

ⓣ 에스트로겐과 프로게스테론 : 임신 6주경 유방은 커지고 예민, 민감성 증가, 압통을
느낌

② 유륜은 착색되며 커짐, 유두 직립, 유방 확대

③ 몽고메리결절 비대 : 유두 보호를 위한 피지선이 확대(지방성분 즉, 항염증성 물질을 비
누로 씻지 않도록 함) ★

④ 피하혈관 확장(피하표면 정맥 확장) → 임신선 출현

⑤ 전초유 분비(16주경) : 유두를 짜면 묽은 초유 분비

3) 심혈관계 ★★★

임신으로 산모의 대사변화와 태아의 성장을 위해 심혈관계가 변화

(1) 심장 위치 변화

① 자궁의 증대로 심장이 좌측 상방으로 전위

② 모체태아순환으로 심장부담 증가 : 좌심실 비대

(2) 심박출량 증가

① 혈량 증가와 조직의 산소요구 증가로 임신 초기부터 증가

② 32주경 30~50% 증가(최대) → 40주경 20% 증가

③ 좌측 횡와위, 분만수축 시 증가

(3) 맥박 : 임신 말기까지 증가

(4) 혈압

① 임신 16~20주에 하강 → 호르몬 변화의 영향(말초 혈관 확장)

② 20주 이후에 초기 혈압 수준으로 회복되어 심박출량 증가

(5) 혈액량 증가

① 혈액은 비임신 시의 40~45% 정도인 1500mL 증가(자궁증대, 태아와 모체 수분 공급, 분만 시 혈액 손실 대비)

② 임신 빈혈 발생 : 임신 말기에 Hb 10g/dL, Hct 33% 이하 시 빈혈(∵ 혈구량에 비해 혈상량 과노한 증가) → 임신 중 철분 요구 승가

③ 헤모글로빈과 헤마토크릿 : 감소

④ 백혈구 : 임신 중기 이후부터 상승

⑤ 혈액응고물질 : 혈액응고 요인 증가 및 섬유소 용해작용 저하로 응고 경향 상승 → 분만 후 혈전증 가능성 증가 ★

4) 호흡기계

임신으로 인한 신체 변화와 태아 성장으로 인한 산소요구량 증가로 호흡기계의 변화

(1) 횡격막 상승

자궁증대로 약 4cm 상승 → 호흡곤란의 이유

(2) 흉곽 확장

① 흉곽인대가 이완되어 가슴이 확장(에스트로겐)

② 흉골하 각도 증가

(3) 복식호흡

임신 6개월 이후 자궁 증대로 인해 복식호흡

(4) 폐기능의 변화

호흡 수 증가, 과도호흡(40% 정도 호흡량 증가) → 호르몬의 영향으로 호흡조절 중추의 민감성 증가 때문

(5) 기초대사율의 증가로 산소요구도 상승

(6) 산소 소모량 : 15~20%

5) 소화기계 ★★★★

(1) 입덧(morning sickness)

① 임신 초기 오심, 구토(∵ hCG 상승 영향, 양가감정)

② 4~6주 발생하여 12주까지 지속됨

③ 12주 이상 증세 지속되나 심화되면 치료 필요

※ 입덧 간호중재 : 아침공복 시 탄수화물 보충(비스킷, 크래커, 마른 식빵), 소량씩 자주(3끼 → 5~6번), 자극성 음식과 지방이 많거나 가스 생성 음식은 피함

(2) Pica(이식증)

임신으로 이상한 맛에 대한 욕구로 비정상적인 음식, 음식이 아닌 것에 대한 선호가 나타나기도 함

(3) 식도, 위, 장

① Progesterone 증가 : 가슴앓이, 변비와 치질 발생 ★★

② Estrogen의 분비 증가

  ㉠ 결석 발생

  ㉡ 위산분비 감소 → 위궤양 문제가 감소됨

(4) 구강

① 치육염, 치은비대 : Estrogen 상승으로 잇몸이 부어오르고 출혈경향이 있음 → 치아관리 필요

② 타액분비 과다증

6) 비뇨기계 ★★

(1) 요관

프로게스테론 영향 : 커진 자궁의 압박 → 요관 붓고 늘어나 수뇨증과 요정체 동반

(2) 방광

① 프로게스테론 : 커진 자궁의 방광 압박 → 방광용적 증가(정상 : 500cc, 임신 시 : 1300cc) 점막울혈, 소변 정체 → 감염 가능성 증가 → 빈뇨, 핍뇨, 야뇨 등 발생

② 임신 초기, 말기 : 빈뇨, 중기에는 방광이 복강 내에 위치하므로 압박감소

(3) 신기능

① 신 혈류량 증가, GFR(사구체 여과율) 증가, 세뇨관 재흡수율 감소

  ㉠ 경미한 당뇨 : 정상

  ㉡ 단백뇨 : 임신성 고혈압 의심

② 신장기능 증가 : 소변을 통해 영양물질 배출 → 소변에 박테리아 성장 가능성 증가

③ 좌측위 : 신장혈류량의 증가에 도움이 됨(앙와위는 자궁이 하대정맥을 압박하여 순환장애 유발)

(4) 체액과 전해질 균형

　　생리적 부종 : 임신 후기에 발목과 손가락 등에 수분 정체(∵ 에스트로겐 영향)

7) 피부계

　① 피부는 두꺼워짐, 피하지방 증가
　② 색소 침착 : 뇌하수체 전엽의 멜라닌세포 자극호르몬(melanotropin) 분비 증가로
　　8~16주경 발생
　　　㉠ 갈색반(chloasma, 기미) : 코, 이마, 볼에 대칭적인 갈색 착색
　　　㉡ 흑선(linea nigra) : 치골결합부터 배꼽 부위까지 수직으로 착색
　　　㉢ 유두, 유륜, 액와, 외음부 검은색으로 착색 → 분만 후 거의 사라짐
　③ 임신선(striae gravidarum) : 부신피질호르몬의 영향
　　　㉠ 허벅지, 복부, 유방부위 발생
　　　㉡ 붉은색을 띠며 소양감 생김(긁을 경우 흔적을 남김) → 분만 후 은빛을 띰
　④ 여드름, 손톱, 발톱이 얇아지고 부어오름. 머리털이 가늘어짐. 손바닥에 홍반이 나타남

8) 근골격계 ★

　① 척추전만(lordosis), 요추만곡 발생 : 자궁과 복부둘레, 유방의 증가(요통과 불편감) ★
　② 임신 중 릴랙신 : 골반관절 이완
　　　㉠ 분만 중 아두 통과를 위한 가동성 증가
　　　㉡ 자세의 변화 : 가슴을 뒤로 젖히고, 몸의 중심이 골반으로 이동
　③ 임신 말 : 복직근 이개, 제와돌출, 분만 후 원상복구 됨

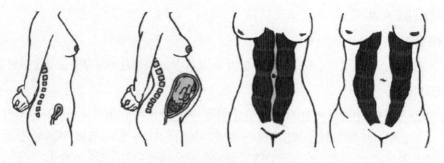

[임부의 전만증, 복직근 이개, 제와 돌출]

9) 신경계

　① 자궁이 커져 신경과 혈관 압박
　② 다리 경련(clamp) : 임신 말에 커진 자궁의 골반신경 압박
　③ 수근관증후군(carpal tunnel syndrome) : 목과 어깨가 구부러져 손목의 정중신경을
　　눌러 손목에 통증과 쑤시는 증상
　④ 긴장성 두통 : 불안과 긴장 증가

10) 내분비계 ★★★★★★★

① 태반호르몬 : 에스트로겐, 프로게스테론, 융모성선 자극호르몬, 태반락토겐

종류	특징
에스트로겐 ★	태반기능, 태아 건강상태 평가 지표
프로게스테론 ★★★	자궁내막 증식하여 태아성장 촉진, 자궁수축 억제를 통한 임신 유지
융모성선 자극호르몬 ★★★	• 황체기능 보존 • 임부의 소변, 혈액에서 검출 → 임신 진단에 사용
태반락토겐 ★	• 지방분해 작용과 순환 혈액 내 유리지방산 농도를 증가시켜 모체대사 및 태아 영양 에너지원 • 모체의 당흡수와 포도당 신합성 억제 → 포도당과 단백질을 보존시켜 태아 체세포 성장 촉진

※ 에스트로겐, 프로게스테론 : 임신 12주까지 난소에서 생산 → 그 이후 태반에서 만들어냄

② 뇌하수체호르몬

    ㉠ 성장호르몬 : 증가

    ㉡ 성선자극호르몬(FSH, LH) : 분비 억제

    ㉢ 프로락틴(prolaction) : 분비 증가

    ㉣ 옥시토신(oxytocin) : 자궁수축, 출산 후 유즙분비 자극

③ 갑상선호르몬

    ㉠ 임신 중 갑상선 작용과 호르몬 생산 증가 → 1기 이후 비임신 수준으로 회복

    ㉡ 대사 증가

④ 부갑상선호르몬 : 약간 상승(∵ 태아의 칼슘, 비타민D 요구 증가)

⑤ 부신피질호르몬 : 코티솔 분비 증가(인슐린 생산 자극), 알도스테론 증가(수분정체)

⑥ 인슐린 : 임신초기에는 거의 변화 없다가 임신 중·후기에 증가

3. 임신시기별 징후와 증상

1) 특징

① 초산부는 만삭 2주 전에 태아의 선진부가 진골반 속으로 하강

② 경산부는 진통이 시작되기 전까지 태아하강이 일어나지 않음

    → 태아가 하강된 후 산부는 위장장애의 불편감이 완화, 호흡 수월, 방광이 압박되어 빈뇨

시기	특징
임신 전기 (수정~임신 13주)	• 무월경 • 오심, 구토(6~12주) • 빈뇨, 자궁 증대, 유방의 민감성 • Chadwick's sign(6~8주) • Goodell's sign(6주) • Hegar's sign(6주) • 임신반응 검사 양성(6주 이후)
임신 중기 (임신 14주~27주)	• 무월경 • 오심, 구토 사라짐 • 첫 태동 느낌(16~18주), 현저한 자궁 증대 • 전초유 분비(16주) • Braxton Hicks Contractions(12주 이후에 강함) • 부구감(16~18주) • 흑선, 기미, 임신선

임신 말기
(임신 28주~분만)
	• 2기 증상이 모두 나타남
	• 자궁 증대 및 하강으로 순환 장애, 하지부종 초래
	• 호흡수 증가
	• 하강감
	  – 초산부 : 분만 9개월 말경
	  – 경산부 : 분만 직전
	• 태아 촉진

4. 임신진단 및 분만예정일

1) 임신의 진단

① 조기 임신진단을 통해 조기 산전관리를 가능

② 임신진단 검사 : hCG 확인

   ㉠ 혈액 : 수정 후 6~11일에 나타남

   ㉡ 소변 : 수정 후 26일 후에 검출

2) 분만예정일과 태아 주수의 추정

(1) 분만예정일(Expected date of Confinement, EDC) 추정 ★

① 네겔레 법칙(Negele's rule) : LMP를 기준으로 한 분만예정일 계산법

  → 분만예정일(EDC) :

    LMP(Last menstrual period, 마지막 월경 시작일)+1년-3개월+7일(월이 12를 초과할 때) 또는 LMP+9개월, +7일(월이 12를 초과하지 않을 때)

    예 LMP : 2019년 3월 14일 → EDC : 2019년 12월 21일

(2) 임신기간

① 배란일 기준 : 266일(38주)

② 마지막 월경일(LMP) 기준 : 280일(40주)

(3) 태아 주수 사정

방법	특징
자궁저부 높이로 계산	• 12주 : 자궁저부가 치골결합에서 촉진 ★ • 22~24주 : 제와부위에서 촉진 • 36주 : 검상돌기에서 촉진
맥도날드 법칙	• 자궁저부 높이로 임신 월수 및 주수 계산 • 자궁저부의 높이(cm) × 2/7=임신 월수 • 자궁저부의 높이(cm) × 8/7=임신 주수
헤세의 법칙	• 임신 개월 수로 태아의 신장 계산(M : 임신 개월 수) • 1~5개월 : $(M)^2$ • 6~10개월 : (M) × 5 [예] 임신 12주 태아의 신장 : 3개월의 제곱 → 9cm [예] 태아신장이 40cm일 때 재태기간 : 8개월 × 5 = 40cm → 8개월
초음파 촬영	• 초음파를 통해 태낭 크기, 태동, 두둔 길이, 대퇴골 길이, 아두대횡경의 크기로 임신 주수 추정

🔒 UNIT 02　임부의 건강 사정과 간호

1. 산전간호의 목적

① 임부의 태아의 건강유지·증진

② 건강한 출산 준비, 부모역할 준비

③ 임신 소모를 줄임

④ 가족과 부모자녀 간 상호작용 높임

2. 산전관리 횟수

① 1~7개월 : 매달 1회

② 8~9개월 : 2주에 1회

③ 10개월 : 주 1회

3. 임부의 첫 방문을 통한 건강사정

1) 간호력 사정

(1) 일반적 사항

성명, 나이, 결혼 여부, 직업, 종교, 임신력

(2) 주호소

병원에 오게 된 이유 확인

(3) 과거력

① 총 임신 수 : 임신을 유지 했던 주수와 상관없이 임신을 했던 횟수
② 분만 수 : 20주 이상 임신이 유지되어 분만에 이른 횟수
③ 현 임신 주수, 유산 횟수, 생존아 수
④ 분만당시 태아의 체중
⑤ 분만경험, 분만의 형태, 분만 시 자세, 마취형태, 과거 마취 관련 합병증
⑥ 고혈압, 당뇨, 감염, 출혈과 같은 합병증 유무
⑦ 신생아 수유방법
⑧ 특별한 걱정, 현재 문제점

(4) 가족력

① 유전적 질환 파악
② 가족의 질병, 사망 여부

(5) 배우자 건강력

① 알콜, 흡연, 약물 복용
② 모체 혈액형이 Rh(-) 여부

(6) 월경력

초경 연령, 월경 양상(빈도, 기간, 양), 마지막 월경 시작일

(7) 산과력 ★★

① 임신력 : 임신 관련 합병증
② 출산력 : 출산 주수, 분만 형태, 출산 후 합병증
③ 출생아 체중, 건강상태, 유산시기 및 유산 합병증
④ 산과력의 표현 ★★

  ※ G : gravida, T : term birth, P : preterm birth, A : abortion, L : living baby
  ㉠ 5자리 : G-T-P-A-L(현 임신 포함 총 임신 수-만삭분만 수-조기분만 수-유산 수 -현재 생존아 수)
  ㉡ 4자리 : T-P-A-L(만삭분만 수-조기분만 수-유산 수-현재 생존아 수)
  ㉢ 2자리 : G/P(gravida/para)(임신 수/출산 수)
    예 쌍태아의 경우 : 1회 임신, 1회 분만, 아이 수 2명 → G(1), P(1) 또는 T(1), L(2)
    예 1-2-3-1 : 만삭분만 1회, 조산 2회, 유산 3회, 생존아 1명
    예 처음으로 임신하여 만삭아를 낳은 경우 : 1-1-0-0-1
  ㉣ 5자리: G-P-L-D-A(현 임신 포함 총 임신수-총 출산 수-현재 생존아 수-사망아 수-유산 수)

(8) 가족계획, 피임법

피임 여부, 방법, 부작용, 피임중단 이유 등

(9) 사회심리적 사정

가족지지, 출산준비, 계획된 임신 여부 등

2) 신체검진

(1) 신장, 체중, 부종, 영양상태 사정

(2) 자궁저부 높이(height of fundus, HOF)

① 목적 : 태아성장 정도와 임신기간을 확인

② 방법 : 줄자를 통해 치골결합 상부~자궁저부를 측정

③ 주의 : 앙와위 시 체위성 저혈압(증상 : 창백, 현기증, 차고 끈끈한 피부)

④ 비정상적 수치 : 비만, 자궁근종, 양수과다증, 자궁 내 성장 지연, 다태임신인 경우

(3) 복부둘레 측정

① 목적 : 임신 34주 이후 비정상 상태 확인

② 방법 : 복위에서 배꼽 중심으로 복부둘레 측정

③ 특징 : 임신 말기 시 임신 주수보다 2인치 정도 작음

(4) 태아심음(FHR) 청진

① 목적 : 임신을 확증, 태아자세/위치/다태임신 확인

② 태아의 등부위에서 잘 들림

(5) 골반검사(pelvic exam) ★

① 목적 : 외음, 질경부, 골반 크기, 구조 등을 검사하여 질분만 가능성 여부, 임신 중기 이후의 태위, 하강 정도 파악

② 준비 : 방광 비우기, 쇄석위

③ 방법 : 질경검사와 양손진찰법 사용

(6) 레오폴드 복부촉진법(Leopold's maneuver) ★★★★

① 준비 : 방광 비우고, 똑바로 누워, 무릎 구부리고, 복부 이완

② 방법 : 대개 28주 이후 시행

시술자 1~3단계 임부의 머리쪽 향하고, 4단계는 임부의 다리쪽을 향하여 시행

복부촉진 단계	방법
1단계	자궁저부 촉진(태위 머리와 엉덩이 확인)
2단계	자궁 좌우 촉진(등과 팔다리 구분)
3단계	치골상부 촉진(태위, 태향 결정, 진입 여부 확인)
4단계	치골상부 깊숙이 촉진(신전, 굴곡, 함입, 선진부 파악)

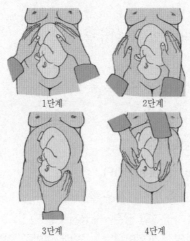

[레오폴드 복부촉진법]

③ 촉진의 해석

　ㄱ 1단계(자궁저부)

　　• 머리 : 둥글고 단단하게 만져짐(둔위)

　　• 엉덩이 : 불규칙한 모양의 덩어리(두위)

　ㄴ 2단계(자궁의 좌우)

　　• 등 : 단단하고 부드러운 덩어리

　　• 사지 : 작고 불규칙한 덩어리

　　　→ 종위

　ㄷ 3단계(진입여부, 태위) : 움직이고 부구감(Ballottement=Floating) → 진입하지

　　않음(unengaged)

　　• 불규칙한 모양의 덩어리(둔위)

　　• 작고 단단하게 만져짐(두위)

3) 검사실 검사

(1) 소변검사

① 당뇨 : 미량의 당은 정상

② 단백뇨 검사 : 양성이면 임신성 고혈압 의심

③ 뇨배양 검사 : 요로 감염

(2) 혈액검사

① 혈색소 : 빈혈 기준치

　ㄱ 임신초기 : Hb 11g/dL, Hct 37% 이하

　ㄴ 임신중기 : Hb 10.5g/dL, Hct 35% 이하

　ㄷ 임신말기 : Hb 10g/dL, Hct 33% 이하

② 혈액형(ABO, RH) : RH, ABO부적합증 태아적아구증 확인

③ 매독감염여부 확인, 풍진항체, 피부반응검사, B형간염, HIV검사

　ㄱ 매독을 발견 시 5개월 전에 조기 치료

ⓛ B형 간염 → 항원 발견 되면 출생 시 신생아 γ-globulin 투여 + 예방 접종

④ 모체 AFP(Alpha-fetoprotein), hCG, 에스트리올(태아 기형유무 확인)

(3) 질분비물 검사

① 목적 : 적절한 치료 및 중재

② 검사 종류 : 임균, 클라미디어, 경부암 검사(Pap smear)

③ 결과

ㄱ 정상 분비물 : 백대하

ㄴ 비정상 분비물 : 질염, 트리코모나스 질염, 모닐라아성 질염 등

4) 활력징후

(1) 혈압

① 임신 중기(4~5개월) : 5~10mmHg 저하(호르몬의 영향)

② 임신 3기 : 원상 복구되므로 임신 1기와 비교

③ 임신 20주 이후 혈압상승 : 임신성 고혈압 의심

④ 체위에 따라 혈압이 달라지므로 혈압측정 시 임부의 자세 확인

(2) 맥박

① 정상 맥박 : 60~90회/분

② 빈맥은 불안, 갑상샘기능항진증, 감염이 있을 때 발생

③ 심첨맥박은 최소 1분 이상 청진

(3) 호흡

임신동안 호흡수는 분당 16~24회

5) 추후방문

(1) 임부 검사 ★★★

① 혈압, 체중, 소변 검사는 매번 실시하는 정기검사로 중요한 자료(임신성 고혈압 감별)

② 활력징후

③ 소변검사 : 요중, 단백질, 케톤, 포도당, 박테리아 존재 여부 확인하는 방법

④ 자궁바닥 높이 : 태아의 성장상태나 임신주수를 알기 위한 좋은 방법

⑤ 레오폴드 촉진법 : 복벽을 촉진하여 태아에 관한 정보를 얻는 방법

⑥ 당뇨 선별검사 : 임신 말기, 50g 포도당부하검사(임신성 당뇨 선별)

⑦ 면역 : Rh(-)임부일 경우 Rh(+)항원에 노출되었는지 검사

⑧ 골반검사 : 임신 말기에 주의 깊게 사정

(2) 태아 사정

① 태아심음 측정

② 태아 움직임 : 임신 16~20주경 감지

③ 초음파 진단 : 임신 12~20주경 실시

4. 임부의 산전교육

1) 임신 중 불편감과 간호중재

(1) 임신 1기 ★★★

종류	원인	간호중재
입덧	• hCG의 변화 • 임신에 대한 양가감정	• 12주 후 자연적 소멸 • 아침 기상 전 마른 빵, 크래커(저지방) • 자주, 소량 음식 섭취 • 환기, 정서적 안정 • 심하면 임신오조증(심한 체중 감소, 탈수, 케톤뇨) → 입원
빈뇨 ★★	• 호르몬의 작용 • 자궁증대로 방광압박	• 즉시 배뇨하여 방광 팽만, 요정체 예방 • Kegel's Exercise
유방 압통	• 호르몬의 작용 • 유선, 유두의 비대	• 임신용 브래지어로 유방 지지하며 유선통 완화 • 초유가 흐를 때 : 흐르는 물로 씻고, 건조 • 유두는 물로만 씻음
피로	• 심폐기능항진 • 대사율 증가	• 충분한 휴식과 수면 • 낮에 1~2차례 휴식이나 30분 가량의 낮잠

(2) 임신 2기 ★★★★★★

종류	원인	간호중재
가슴앓이 ★★	• 장운동 감소(프로게스테론) • 위산의 역류	• 소량씩 자주 음식 섭취 • 금지 : 과식, 자극적 음식, 식사 직후 눕거나, 취침, 꽉 끼는 옷 • 필요시 제산제 복용
체위성 저혈압	자궁의 하대정맥 압박 (자궁, 태반, 신장의 혈류 감소)	• 좌측와위 ★★ • 천천히 자세 변경
요통	• 복부 증대로 척추 전굴 • 프로게스테론	• 적절한 자세 • 임부용 거들이나 복대 사용, 중간굽의 신발사용 ★ • 더운물 주머니 적용 • 골반 흔들기 운동
변비 ★	• 변비(프로게스테론) • 철분제제 복용	• 수분 및 섬유소 섭취 증가 • 규칙적 배변습관, 적당한 운동 • 습관적 관장 금지 • 철분과 Vit.C 함께 복용(섬유소 든 오렌지 쥬스)
정맥류	• 평활근 이완 • 자궁의 하지 혈관 압박 • 혈액량 증가 • 장기간 서 있는 경우	• 꽉 끼는 의복 피하기 • 기상 전 탄력스타킹 착용(낮에만) • 다리 상승, 골반을 높이고 휴식

손목터널 증후군	어깨처짐으로 신경 압박	• 증상이 있는 팔을 올림(어깨돌리기) • 분만 후 증상이 없어짐을 교육함
소양증	원인불명	• 전분목욕 • 로션이나 오일 사용 • 자극성 비누 사용 금지

(3) 임신 3기 ★

종류	원인	간호중재
다리경련	• 자궁의 신경압박 • 칼슘 감소 • 피로 • 말초순환 장애	• 경련 시 근육신장 • 마사지 • 따뜻하게 유지 • 칼슘 섭취 증가
하지부종	• 오래 서 있거나 앉아 있는 자세 • 꽉 끼는 옷	• 휴식 시 하지 상승 • 기상 전 탄력스타킹 착용
자궁수축	• 분만 진행 • 자궁혈류 증가	• 정상적인 것임을 교육 • 체위 변경, 휴식이나 마사지
불면증	• 태동 • 빈뇨, 호흡곤란 • 근육경련	• 수면 전 우유섭취 • 마사지 • 과도한 낮잠은 피함

2) 임부의 심리적 적응과 간호 ★

시기	특징	과업
임신 1기	• 양가감정 　– 임신에 대한 불확실성 　– 신체적 불편감 　– 부모역할에 대한 불확실성 • 기분변화 심하며, 의존도가 높음 • 태아를 자신의 한 부분으로 인식	임신 수용
임신 2기	• 태아를 자신과 분리해 생각 　(태동으로 애착 증가) • 내향적, 안정기	모아관계 형성 : 태교
임신 3기	• 적극적, 활동기 • 출산에 대해 불안 증가 • 출산준비	출산준비(실제적, 심리적)

3) 일상생활에 대한 교육 ★★★

정상생활이 가능하나 신체에 무리가 가거나 피로감 유발 활동은 피함

종류	특징
영양	• 열량 : 300kcal 추가 • 단백질 : 1.3g/kg 증가 • 철분(Fe) : 30~60mg + Vit. C 함께 섭취 • 칼슘(Ca) : 1,200mg + Vit. D 함께 섭취
비뇨생식기	• 충분한 수분 섭취(2L) • 소변 참지 않기, 배뇨 전·후 손씻기, 배뇨 시 앞에서 뒤로 닦기, 성교 전·후 - 자극적 비누 사용 금지, 면 속옷 입기 • 케겔운동 : 치골미골근을 강화하여 요실금을 예방하며 출산을 도움, 분만속도조절
치아관리	• 임신 동안 치주질환 및 염증 발생 증가 : 치료는 초기와 말기에는 피함 • 적절한 식사
운동	• 가능한 운동 : 규칙적이고 가벼운 운동(걷기, 수영, 자전거) ★ • 피할 운동 : 과격한 운동(승마, 수상스키, 라켓볼, 등산) • 골반 흔들기(pelvic rocking) : 요통 감소 • 케겔운동 : 실금예방, 분만 속도조정 가능 • 어깨 돌리기 : 손, 팔의 저림 완화(손목터널증후군 완화) • 나비운동 : 가슴앓이, 호흡곤란 완화
개인위생	• 개인적 샤워, 목욕 : 청결, 기분전환, 불면증 완화
성생활	• 가능하나 임신 초기(유산의 위험)와 후기는 피함(조산의 위험) • 성생활 금지 : 파막, 출혈, 복통, 유산의 경험
유방간호 ★★	• 청결 : 분비물 청결관리를 위해 미지근한 물로 닦기 • 마사지 : 씻은 이후 젖꼭지와 그 주변 • 함몰유두 : 5~6개월 경부터 관리(유두덮개사용, 손가락으로 부드럽게 굴리기) • 조산의 위험 시 : 유방자극 금기
의복	• 편하고 헐렁한 옷 • 꽉 끼는 옷 피함 : 정맥류, 질염, 땀띠의 원인 • 임부용 브래지어 착용 : 목 통증과 요통 예방 • 탄력스타킹 착용 : 부종과 정맥류 완화 • 구두는 너무 높거나 낮은 것을 피함
휴식, 수면	• 기초대사율의 증가로 쉽게 피로하며 수면욕구 증가 • 체위 : 좌측위(체위성 저혈압 예방, 태반-태아 간 산소공급 증진) • 수면 : 오전, 오후로 30분 정도 낮잠 필요. 충분한 수면 필요
직업	• 자주 휴식 • 과도한 스트레스, 피로, 신체적 손상 및 독성물질을 다루는 직업 등은 피함
여행	• 장거리 여행은 피함 • 여행 중 충분한 휴식 필요, 운전 시 2시간마다 휴식

약물	• 약물투여 : 모든 약물은 투약 전 임신 여부 알리고, 의사와 상의 • 아스피린, 항생제 : 유산, 태아기형, 자궁 내 발육부진, 영아돌연사증후군 등을 유발할 수 있음

예방접종	• 피해야 할 예방 접종(바이러스는 태반을 통과) ★
	  – 생바이러스 접종
	  – 풍진, 이하선염, 홍역, 황열, 수두, 소아마비 백신

음주, 흡연	• 음주 : 태아알코올증후군 유발 가능성. 태아 성장부전, 자연유산, 저체중, 태반조기박리, 전치태반 초래 • 흡연 : 태아에 산소 부족으로 태아의 성장부전, 조산, 저체중아 출산, 영아돌연사, 선천성 기형, 사산 초래

5. 임부와 태아의 영양 ★★

1) 임신 전 영양

(1) 임신 전 : 엽산 섭취 중요

① 태아의 신경관 형성에 필수적
② 부족 시 신경관 결함 발생→ 가임여성은 하루 엽산 0.4mg 섭취 필요(녹색잎채소, 전곡류, 과일 등)

2) 임신 중 영양요구

임신 여성의 예상 에너지 요구량은 약 2400kcal

(1) 체중 증가 : 자궁, 태아, 유방, 혈액 증가와 원인

① 정상 체중 증가 : 9~12kg
② 임신 시기별 체중 증가
   ㉠ 임신 1기(1~2kg)
   ㉡ 임신 2기(4.5~5kg)(중기 이후 : 400~500g/주)
   ㉢ 임신 3기(4.5~5kg)

[평균체중의 구성]

구성요소		평균몸무게(kg)
태아측 요인	태아	3.2~3.4
	태반	0.5~0.7
	양수	0.9
모성측 요인	자궁	1.1
	유방조직	0.7~1.4
	혈액량	1.8~4.3
	모체의 지방조직 및 기타	1.6~2.3
총 계		11.4~15.9

(2) 단백질 대사

① 태아 발육, 태아부속물 구성, 모체 자궁, 유방 발육증대에 이용

② 분만 시 출혈, 산욕기 유즙 분비, 오로배설, 창상 치유 등으로 손실과 보충

 ㉠ 필요량 : 1.3g/kg 증가

(3) 탄수화물 대사

① 태아 당 공급 : 수요증가 → 혈당 증가

② 임신성 당뇨(약 10% 임부에게 발생)

(4) 지방대사

① 신체 중앙부위에 지방축적이 잘됨 → 고지혈증 증가

② 기아상태의 경우 지방이 불완전 산화 → 케톤혈증 증가 → 산독증, 아세톤뇨 발생

(5) 비타민 대사

① 임신 중 비타민 요구량 상승

② 부족 : 태아발육 장애, 태반괴사, 유산, 조산, 신생아 구루병, 괴혈병 발생

(6) 전해질, 미네랄

① 나트륨과 칼륨의 농도가 저하

② 수분 축적(부종)

③ 철분(Fe++) ★

 ㉠ 혈장량의 상대적 증가로 생리적 빈혈은 정상기전

 ㉡ 필요량 : 임신 전(15~18mg) → 임신 중(30~60mg)

 ㉢ 임신 말기 태아와 모체의 철분 비축으로 인한 철분결핍성 빈혈에 대비 필요

 ㉣ 모체의 철분섭취가 부족하여도 태아에게는 철분이 전달 → 모체에 저장된 철분이

  전달 → 모체는 저장된 철분이 고갈(임신 중기부터 산욕 초기까지 철분제 복용)

 ㉤ 태아는 출생 후 처음 4~6개월 동안 태아의 철분이 낮을 때 대비하여 철분을 저장

 ㉥ Vit. C와 병용 : 철분 흡수 촉진

 ㉦ 변비가 있을 수 있고, 검거나 진한 녹색변을 볼 수 있음을 교육 ★

④ 칼슘

 ㉠ 태아의 골격성장에 필수 : 우유 1L에는 칼슘 (1,200mg 함유)

 ㉡ 필요량 : 임신 중(1,200mg)

 ㉢ Vit. D와 함께 섭취시 인체 내 흡수 증가

(7) 수분

① 원활한 신진대사에 도움, 하루에 2L 섭취

② 탈수 : 복통과 조기진통 위험

(8) 염분

① 특별한 제한이나 섭취가 요구되지는 않음

② 1일 권장량은 2~3g

③ 염분 제한 : 임신성 고혈압

단원별 문제

01 임신 32주된 초임부가 12월 1일에 산전관리를 받고 난 후 다음 내원일을 질문하였다. 간호사의 대답은?

① 1월 1일   ② 1월 8일
③ 12월 8일   ④ 12월 15일
⑤ 12월 22일

해설 [산전관리]
① 1~7개월 : 매달 1회
② 8~9개월 : 2주에 1회
③ 10개월 : 주 1회

02 한 여성이 28주 조산을 한 번하고 12주, 15주 각각 유산하였으며 39주에 낳은 6세 딸이 한 명 있는 임부의 표기방식(T − P − A − L : 만삭분만수 − 조기분만수 − 유산수 − 현재생존아수)은?

① 1 - 2 - 1 - 1   ② 0 - 1 - 2 - 1
③ 1 - 0 - 2 - 1   ④ 1 - 1 - 2 - 1
⑤ 0 - 0 - 1 - 1

해설 [산과력의 표기]
※ G : gravida, T : term birth, P : preterm birth, A : abortion, L : living baby
㉠ 5자리 : G-T-P-A-L(현 임신 포함 총 임신 수−만삭분만 수−조기분만 수−유산 수−현재 생존아 수)
㉡ 4자리 : T-P-A-L(만삭분만 수−조기분만 수−유산 수−현재 생존아 수)
㉢ 2자리 : G/P(gravida/para)(임신 수/출산 수)

03 무월경으로 내원하여 임신을 확진 받은 여성이 마지막 월경이 2019년 6월 20일에 있었고 월경 주기는 28일 주기로 규칙적인 편이다. 분만예정일을 알고 싶어 하였다. 적절한 대답은?

① 2020년 6월 20일　　　　　② 2020년 3월 20일

③ 2020년 3월 27일　　　　　④ 2020년 4월 27일

⑤ 2020년 5월 27일

> **해설** 네겔레 법칙(Negele's rule) : LMP를 기준으로 한 분만예정일 계산법
> → 분만예정일(EDC): LMP(Last menstrual period, 마지막 월경 시작일)+1년-3개월+7일(월이 12를 초과할 때) 또는 LMP+9개월, +7일 (월이 12를 초과하지 않을 때)

04 임신 16주 여성이 유두를 눌러 짜니 물같이 맑은 흰 액체가 나온다며 그것이 무엇인지 물었다. 간호사의 설명으로 옳은 것은?

① 유선염　　　　　　　　　② 혈장액

③ 성숙유　　　　　　　　　④ 전초유

⑤ 피지 분비물

> **해설** 전초유 분비(임신 16주)

05 태아심음은 140~150회/분으로 측정되었고 임산부의 복부둘레는 30인치 였다. 자궁저부 높이는 치골결합 절흔에서 자궁저부까지 28cm였다. 추정되는 임신주수는?

① 16주　　　　　　　　　　② 20주

③ 26주　　　　　　　　　　④ 32주

⑤ 38주

> **해설** [자궁저부 높이(height of fundus, HOF)]
> ① 목적 : 태아성장 정도와 임신기간을 확인, 22~34주 사이의 자궁의 크기를 측정하는 방법
> ② 방법 : 줄자를 통해 치골결합 상부~자궁저부를 측정
> ③ 주의 : 앙와위 시 체위성 저혈압
>   • 12주 : 자궁저부가 치골결합에서 촉진
>   • 22~24주 : 제와부위에서 촉진
>   • 36주 : 검상돌기에서 촉진
>   ※ 임신주수 = 자궁저부 높이×8/7
> [복부둘레 측정]
> ① 목적 : 임신 34주 이후 비정상 상태 확인
> ② 방법 : 복위에서 배꼽 중심으로 복부둘레 측정
> ③ 특징 : 임신 말기 시 임신 주수보다 2인치 정도 작음, 정확도는 낮음

06 레오폴드 복부촉진법의 1단계로 알 수 있는 것은?

① 태아의 작은 신체 부분을 알 수 있다.
② 태아의 선진부 진입 여부를 알 수 있다.
③ 골반강 내 아두의 신전 및 굴곡상태를 알 수 있다.
④ 태아의 아두가 고정되어 있는지, 안 되어 있는지 알 수 있다.
⑤ 자궁저부를 촉진하여 태아의 머리와 둔부 중 어느 부분인지 알 수 있다.

해설 [레오폴드 복부촉진법(Leopold's maneuver)]
• 준비 : 방광 비우고, 똑바로 누워, 무릎 구부리고, 복부 이완
• 단계

복부촉진 단계	방법
1단계	자궁저부 촉진(태위 머리와 엉덩이 확인)
2단계	자궁 좌우 촉진(등과 팔다리 구분)
3단계	치골상부 촉진(태위, 태향 결정, 진입 여부 확인)
4단계	치골상부 깊숙이 촉진(신전, 굴곡, 함입, 선진부 파악)

07 다음 중 수정란이 자궁내강에 착상할 때의 수정란의 형태로 옳은 것은?

① 난원세포　　　② 2세포기
③ 4세포기　　　④ 배아기
⑤ 배포기

해설 수정되고 7일 후에 수정란은 배포기가 되며 이때에 자궁내강에 착상하게 된다.

08 태아의 생존력은 태아가 자궁 외의 환경에서 생존할 수 있는 능력으로 수정 후 몇 주 이상이 되어야 형성이 되는가?

① 수정 후 9주　　　② 수정 후 20주
③ 수정 후 24주　　　④ 수정 후 28주
⑤ 수정 후 32주

해설 태아 : 수정 후 9주부터 출생 시까지
[태아생존력]
① 태아가 자궁 외에서 생존할 수 있는 능력
② 수정 후 28주 : 중추신경계의 기능과 폐의 산화능력이 형성

09 태반호르몬의 종류 중 모체의 유방 발달, 신진대사를 촉진하며 태아에 영양공급하게 하는 호르몬은?

① 융모성선자극호르몬　　② 프로락틴
③ 에스트로겐　　④ 프로게스테론
⑤ 태반락토겐

> **해설** 태반락토겐(human placental lactogen=HPL)
> • 모체 : 모체 유방 발달, 신진대사를 촉진 → 태아 영양공급
> • 태아 : 영양공급 증진

10 다음 중 임신의 확정적 징후에 해당하는 것은?

① Chadwick's sign
② 검진자에 의한 태동 확인
③ 임부가 느끼는 첫 태동
④ 임신반응검사상 양성 확인
⑤ hCG 양성

> **해설** 임신의 확정적인 징후로는 검진자가 느끼는 태동의 확인이다.
> [검진자에 의한 태동 촉지]
> ① 임신초기부터 말기까지 다양한 형태로 나타남.
> ② 검진자의 검진에 의한 것이므로 임신의 확정적 징후임.

11 난자와 정자에 대한 설명으로 옳은 것은?

① 난자는 난소에서 만들어져 22X 염색체를 가진다.
② 1개의 정원세포가 2개의 정자로 분화된다.
③ 난자는 출생 시 난소에 미숙한 상태의 1차 난모세포가 약 400만 개가 존재한다.
④ 정자의 머리 부분에는 미토콘드리아가 있어 운동의 에너지를 만든다.
⑤ 정자의 꼬리는 섬모를 가지고 있어 운동성을 높인다.

> **해설** ② 1개의 정원세포는 4개의 정자로 분화, ③ 난자는 출생 시 난소에 미숙한 상태의 1차 난모세포가 약 40만 개 존재, ④ 정자의 중간부에 미토콘드리아가 존재, ⑤ 정자의 꼬리는 편모로 구성되어 있다.

12 임신 초기에 임부의 소변을 이용한 임신반응검사는 어떤 호르몬을 이용하는가?

① Progesterone   ② Estrogen
③ Androgen   ④ LH
⑤ hCG

해설 임신초기 임부의 소변에는 hCG 호르몬의 분비가 증가된다.

13 태아의 발달과정 중 기관발달과 외형형성의 결정적 시기로, 환경적 요인에 의해 기형초래 가능성이 가장 큰 시기는?

① 수정란기   ② 배아기
③ 태아기   ④ 난자기
⑤ 정자기

해설 배아기에 태아의 발달과정 중 기관발달과 외형형성의 결정기이다.

14 임신시의 특징으로 자궁혈류와 림프액의 증가로 질 경부점막이 자청색으로 변하는 것을 무엇이라 하는가?

① Chadwick's sign   ② Transverse slit
③ Goodell's sign   ④ mucus plug
⑤ show

해설 [임신 시의 특징]
Chadwick's sign(6~8주) : 자궁혈류와 림프액의 증가로 질 경부점막이 자청색으로 변함

15 다음에서 설명하는 태반 호르몬 중 12주까지 황체에서 분비하나 이후 태반에서 분비하여 자궁-태반간 혈액 순환을 자극하여 자궁 성장에 기여하며 이 수치를 통해 태반기능 및 태아발달 상태를 파악할 수 있는 호르몬은?

① 릴랙신   ② 프로락틴
③ 에스트로겐   ④ 태반락토겔
⑤ 융모성선 자극호르몬

에스트로겐 (estrogen, estriol)	• 12주까지 황체에서 분비된 이후 태반에서 분비 • 모체 : 유선 및 유방발달, 유즙 분비 자극, 자궁성장(자궁-태반혈액순환 자극)

16 다음 중 착상 시 나타나는 현상과 변화를 옳게 설명한 것은?

① 착상이란 배포가 자궁내막세포에 세포 분해효소를 분비하여 침식함으로써 배포 전체가 자궁내막에 덮힐 정도로 파고들어가는 것이다.

② 착상은 주로 자궁경부 부위에서 일어난다.

③ 착상하기 전부터 수정란과 모체와의 영양분의 이동이 일어난다.

④ 자궁에서 estrogen을 분비하여 자궁내막을 착상하기 좋은 상태로 유지한다.

⑤ 수정 후 착상은 8주 후에 일어나게 된다.

해설 착상(implantation) : 수정 후 7~10일
① 영양배엽세포들이 착상부위의 자궁내막세포에 효소를 분비하여 침식
② 배포 전체가 자궁내막에 덮힐 정도로 파고 들어가는 것(착상)
③ 착상출혈
④ 융모(chorionic villi)발달 : 태아와 모체와의 물질교환
⑤ 융모에서 hCG(human chorionic gonadotropin) 생성
→ 황체에서 에스트로겐과 프로게스테론의 분비를 촉진
→ 배란, 월경을 막고 착상하기 좋은 상태로 자궁벽 상태를 유지
→ 융모막을 형성

17 다음 중 임신 20주의 임부 및 태아의 특성으로 맞는 사항은?

① 태동이 있다.

② 이슬이 보인다.

③ 태아가 양수에서 태변을 배출한다.

④ 처음으로 간에서 조혈기능을 하게 된다.

⑤ 자궁저부가 검상돌기와 제와부 사이에 촉진된다.

해설 임신 20주가 되면 임부에게 태동이 느껴진다.

18 다리 통증을 호소하는 경산부의 다리를 관찰한 결과 혈관이 튀어나오고 꾸불거림이 발견되었다. 불편감을 완화시킬 수 있는 중재는?

① 좌측위를 취하도록 한다.
② 수분섭취를 제한한다.
③ 쉬는 시간마다 다리를 상승시킨다.
④ 단백질의 섭취를 증가시킨다.
⑤ 다리를 조이는 꼭 맞는 의복을 착용하여 다리를 지지한다.

해설 [정맥류]
　　원인 : 평활근 이완, 자궁의 하지 혈관 압박, 혈액량 증가, 장기간 서 있는 경우
　　간호중재 : 꽉 끼는 의복 피하기, 기상 전 탄력스타킹 착용(낮에만), 다리 상승, 골반을 높이고 휴식

19 다음 중 임신 30주 이후에 나타나는 태아의 발달과 성숙현상은?

① 폐의 기능이 완성됨　　　　　② 태반이 완성됨
③ 성별구분이 가능해짐　　　　④ 간에서 조혈기능을 함
⑤ 신장에서 소변을 배설함

해설 임신 30주가 되면 태아의 폐의 기능이 완성된다.

20 임신의 징후 중 가정적 징후로 짝지어진 것은?

① 무월경 - Hegar's sign
② 빈뇨 - Goodell's sign
③ 태아심음 - Goodell's sign
④ Goodell's sign - Chadwick's sign
⑤ 태아확인 - Chadwick's sign

해설 [임신의 가정적 징후]
• 자궁협부의 연화(Hegar's sign)(6주)
• 질의 자청색 변화(Chadwick's sign)(8주)
• 경관연화(Goodell's sign)(6~8주)
• 자궁저부가 경부쪽으로 휘어짐(Mcdonald's sign)
• 무통의 간헐적 자궁수축(Braxton Hicks Contractions)(20주)
• 자궁체부와 경부 사이의 탄력성 구역 (Ladin's sign)
• 자궁저부 불규칙적인 비대, 유연(Von Braun-Fernwald's sign)(5~8주)
• 착상부위 유연, 팽윤(Piskacek's sign)

21 임신 5개월인 임부가 산전 진찰을 받기 위해 산부인과를 방문하였다. 임부에게 태아의 정상적인 상태에 대한 설명으로 옳은 것은?

① 태아는 거의 완전히 형성되어 있으나 성별은 구분 안됨
② 태아의 키가 40cm 정도이며 곧 신장의 기능이 시작 됨
③ 태아는 거의 실제 아기처럼 보이며 임부가 태동을 느낌
④ 태아는 손톱, 발톱을 제외하고 거의 완전히 형성되어 있으며 머리카락도 많음
⑤ 태아는 거의 완전히 형성되어 있으며, 눈을 뜨고 볼 수 있고 지문도 형성 됨

해설 태동은 임신 16~20주에 느껴질 수 있다.

22 다음의 임신 중 나타나는 현상 중 임신 중기에 불규칙적이고 무통성의 자궁수축으로 태아에게 가는 혈류량을 증가시키는 역할을 하는 증상은?

① 채드윅 싸인 　　　　　② 굳델 싸인
③ 맥도널드 싸인 　　　　④ 브렉스톤 힉스 수축
⑤ 부구감

해설 [Braxton Hicks Contractions 수축]
임신 전 기간 동안 발생하는 간헐적인 불규칙적인 무통성 수축

23 임신 기간 동안의 산모에게 접종이 가능한 예방접종은 무엇인가?

① 소아마비 　　　　　　② 풍진
③ 수두 　　　　　　　　④ 홍역
⑤ 독감

해설 임신 중 예방접종이 불가능한 것은 홍역, 풍진, 이하선염, 황열, 소아마비, 수두 등이다. 독감은 임신 중인 여성에게 접종이 권장되고 있다.

24 임신한 임부의 입덧이 자연적으로 소멸되기 시작하는 시기는?

① 임신 7주 이후 　　　　② 임신 12주 이후
③ 임신 16주 이후 　　　④ 임신 25주 이후
⑤ 임신 32주 이후

정답 21. ③　22. ④　23. ⑤　24. ②

해설 [입덧]
① 원인
- hCG의 변화
- 임신에 대한 양가감정
- 12주 후 자연적 소멸
② 간호중재
- 아침 기상 전 마른 빵, 크래커(지방함량 적은)
- 자주, 소량 음식 섭취
- 환기, 정서적 안정
- 주의점 : 임신오조증(심한 체중 감소, 탈수, 케톤뇨)시 → 입원

25 다음 중 태반에서 분비되는 호르몬 중 임신유지를 촉진하며 임신반응 검사 시 주로 사용되는 것은?

① 융모성선 자극호르몬　　② 태반락토겐
③ 프로게스테론　　④ 테스토스테론
⑤ 에스트로겐

해설 [융모성선 자극호르몬(hCG)]
- 임신유지 호르몬(임신반응 검사)
- 프로게스테론과 에스트로겐을 분비
- 모체의 면역 억제 효과(태아의 혈액에 거부 반응을 억제)

26 임부는 임신과정 전반에 걸쳐 다양한 증상과 징후를 경험하게 된다. 다음 중 임신 전반기에 임부에게 나타나는 증상은?

① 첫 태동 느낌　　② 하강감
③ 부구감　　④ 빈뇨
⑤ 하지부종

해설

시기	특징
임신 전기 (수정~임신 13주)	• 무월경 • 오심, 구토(6~12주) • 빈뇨, 자궁 증대, 유방의 민감성 • Chadwick's sign(6~8주) • Goodell's sign(6주) • Hegar's sign(6주) • 임신반응 검사 양성(6주 이후)

27 다음 중 임신으로 인한 자궁증대 때문에 발생하는 문제와 연관된 것은?

① 팔목터널증후군   ② 오심
③ 복직근 이개   ④ 흑선
⑤ 입덧

해설 임신으로 자궁이 증대되며 이로 인해 배의 복직근이 이개된다.

28 태아의 주수 사정 중 임신 개월수로 태아의 신장을 계산하는 방법은 무엇인가?

① 자궁저부 높이로 계산   ② 맥도날드 법칙
③ 헤세의 법칙   ④ 초음파 촬영
⑤ 네겔레 법칙(Negele's rule)

해설

헤세의 법칙	• 임신 개월수로 태아의 신장 계산 • M : 임신 개월 수 • 1~5개월 : $(M)^2$ • 6~10개월 : $(M) \times 5$

29 다음 중 임신 10개월 동안 이상적인 체중 증가에 해당되는 것은?

① 5~8kg   ② 9~12kg
③ 13~16kg   ④ 17~19kg
⑤ 20~22kg

해설 임신 중 정상적인 체중 증가 : 9~12kg이 바람직함
체중 증가 : 자궁, 태아, 유방, 혈액 증가와 원인
• 임신 중 체중 증가
 - 임신 1기(1~2kg)
 - 임신 2기(4.5~5kg)
 - 임신 3기(4.5~5kg)

30 다음 중 임신 말기 자궁증대의 결과로 나타나는 현상은?

① 이슬 　　　　　　　　② 척추후만증
③ 흑선 　　　　　　　　④ 하지부종
⑤ 입덧

해설 임신말기 자궁의 증가로 하지부종이 나타난다.

31 임신 중 태아의 태반을 통해서 노폐물이 배설되는 혈관은 무엇인가?

① 자궁동맥 　　　　　　② 대정맥
③ 제대동맥 　　　　　　④ 제대정맥
⑤ 자궁정맥

해설 태아의 노폐물은 태반의 제대동맥을 통해 모체로 보내진다.

32 임신 6개월인 산모에게 적용할 수 있는 함몰 유두관리를 위한 교육으로 옳은 것은?

① 가능하면 강한 자극을 주어 함몰된 유두가 돌출되도록 유방을 자극시킨다.
② 출산 전에 함몰유두 수술을 적용하도록 한다.
③ 함몰유두관리는 임신 시작 시부터 시작해야 함을 교육한다.
④ 함몰유두는 모유수유가 불가능하므로 인공수유를 계획한다.
⑤ 상하좌우로 유두마사지를 실시하며, 유두덮개를 사용한다.

해설 [유방간호]
- 청결 : 분비물 청결관리를 위해 미지근한 물로 닦기
- 마사지 : 씻은 이후 젖꼭지와 그 주변
- 함몰유두 : 5~6개월 경부터 관리(유두덮개, 손가락으로 부드럽게 굴리기)
- 조산의 위험 시 : 유방자극 금기

33 임신 중 자주 발생하게 되는 변비의 원인은 무엇인가?

① 프로게스테론에 의해서 연동운동이 감소하기 때문이다.
② 임신 오조로 인해 음식물과 수분의 섭취량이 부족하기 때문이다.
③ 임신 중에 엽산 복용 때문이다.
④ 에스트로겐에 의해 소화능력이 감소하기 때문이다.
⑤ 임신으로 인한 운동 부족 때문이다.

임신 중에 변비가 발생하게 되는 원인은 프로게스테론에 의해서 연동운동이 감소, 커진 자궁에 의해 복부팽만, 커진 자궁으로 장으로의 복압이 증가되기 때문이다.

34 체위성 저혈압으로 어지러움을 경험하는 임부의 적절한 간호교육의 내용은?

① 앙와위로 눕게 한다.　　　　② 좌측위로 눕게 한다.
③ 쇄석위를 취하게 한다.　　　④ 4시간마다 혈압을 재게 한다.
⑤ Trendelenburg 체위를 취해준다.

해설 [좌측위(체위성 저혈압 예방, 태반-태아 간 산소화 증진)

35 임산부는 비임산부에 비해 피로를 자주 호소하게 된다. 임산부에게 있어 피로가 생기는 원인은 무엇인가?

① 입덧　　　　　　　　　② 심박출량 증가
③ 호흡수 증가　　　　　　④ 대사율 증가
⑤ 호르몬 분비 이상

해설 임산부의 경우 신진대사율이 비임신기보다 상승되어 피로를 경험하게 된다.

36 다음 중 임부에 있어 비정상적인 위험한 증상으로 즉시 보고하고, 치료받아야 할 증상은?

① Hegar's sign　　　　　② 구토와 상복부 통증
③ 가슴앓이　　　　　　　④ Braxton Hicks Contractions
⑤ Goodell's sign

해설 임신으로 오심과 구토를 경험하기는 하나 상복부의 통증이 있다면 병원을 방문하여서 원인을 파악하고 치료가 이루어져야 한다.

37 다음 중 임신 시 태반형성에 기여하는 기관 중 모체측의 기관은?

① 활평융모막　　　　　　② 피포탈락막
③ 기저탈락막　　　　　　④ 양막
⑤ 번생융모막

해설 태반 형성에 기여하는 모체측 기관은 기저탈락막이 있다.

　　　정답　　34. ②　　35. ④　　36. ②　　37. ③

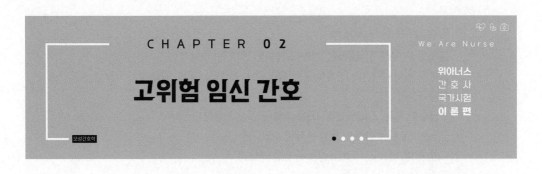

CHAPTER 02

위아너스
간 호 사
국가시험
이 론 편

We Are Nurse

고위험 임신 간호

🔵 UNIT 01 고위험 임부

1) 정의

① 임신으로 인해 모체의 생명이나 건강 또는 태아에게 독특한 질병이 초래되는 위험

② 임신은 생리적·정신적 측면에서 성장 발달상의 위기이므로 고위험 임신 진단으로 다른 위기를 경험

③ 고위험 임산부에 대해 이해하고 개별적, 치료적 간호를 제공해야 함

2) 모성사망의 원인

출혈, 패혈증, 폐색전, 임신 중 고혈압성 장애, 심장질환, 당뇨 등

3) 위험요인

① 인구학적 요인 : 연령, 분만력, 결혼상태, 산전관리 이행률

② 산과적 요인

  ㉠ 불임, 과거 유산, 조산아, 저체중아, 거대아 출산력, 다태임신

  ㉡ 과거 제왕절개 경험, 자궁경관무력증, 자궁기형, 협골반, 이상 선진부, 양수과다증

  ㉢ 자간전증, ABO 부적합증, Rh 부적합증

③ 내과적 요인

  ㉠ 빈혈, 고혈압, 심장질환

  ㉡ 당뇨, 갑상선질환

  ㉢ 자궁경부종양, 비뇨기계 감염, 성병

  ㉣ 정신적 문제 등

④ 기타 : 영양상태, 흡연, 약물, 알코올남용

UNIT 02　임신오조증(Hyperemesis gravidarum) ★★

1) 정의

심한 입덧으로 체중감소, 탈수, 전해질 불균형, 산·염기 불균형 야기

2) 원인

① hCG 상승, 내분비 불균형(갑상선 기능항진), 태아 단백질에 대한 알러지
② 심리적 부담, 양가감정

3) 증상

① 심한 입덧(임신 6~12주)
② 심한 오심, 구토로 체중감소
③ 탈수, 전해질 불균형
④ 영양결핍, 기아, 영양실조 치료가 안 된 경우 혼수상태, 사망까지 이를 수 있음

4) 치료 및 간호

① 중한 경우 입원치료(금식, 정맥영양 공급 : 포도당 수액 + 비타민B_1, 비타민B_6 추가)
② 위관영양 또는 완전 정맥영양 공급(필요시)
③ 매일 체중 측정하고 소변검사에서 케톤체가 검출되는지 관찰함
④ 진토제 사용
⑤ 미음과 마른 음식 제공 후 적응한다면 점차적으로 유동식과 정상식이 제공
⑥ 소량씩 자주, 저지방 음식, 기상 전 마른 탄수화물 권장(크레커)(경한 경우 가정에서 중
   재), 칼륨과 마그네슘의 섭취(고칼로리, 고비타민)
⑦ 수분과 전해질 불균형 교정 : 섭취량, 배설량 관찰
⑧ 정서적 지지 : 임신에 대한 느낌과 계속되는 구역증상으로 지내는 것을 표현하게 해줌,
   방문시간 조정해줌

UNIT 03 임신 전반기 출혈성 건강문제 ★★★★★★★★★

※ 임신 시기별 출혈성 건강문제

임신 전반기	임신 중반기	임신 후반기
유산 자궁외 임신 포상기태	자궁경관무력증	전치태반 태반조기박리

1) 유산(abortion)

(1) 정의

재태기간 20주 이내, 체중 500g 이하의 태아가 생존력이 있기 전 임신이 종결

(2) 원인

① 조기 유산(임신 12주 전)
　원인 : 염색체 이상, 배아결함, 유전적 결함
② 후기 유산(임신 12~20주)
　원인 : 자궁경관무력증, 모체의 심한 감염, 생식기 기형, 자궁발육부전

(3) 유산의 종류

기준	분류	설명
의도성 여부	자연유산	의도치 않은 자연적인 유산
	인공유산	치료, 약물, 산모의 선택으로 유산
의학적 근거	치료적 유산	의학적 근거로 모성의 생명을 보호할 목적으로 유산
	범죄유산	• 무자격자에 의한 불결한 상태에서의 비합법적 유산 • 감염, 쇼크 등의 합병증 위험이 높음
임신지속 여부	절박유산	임신 유지 가능성이 있음
	불가피유산	임신의 중단이 임박하여 유산이 확실함
태아, 부속물 배출여부	완전유산	태아와 태아의 부속물이 모두 배출
	불완전유산	수태산물 중 일부만 자궁강 외로 빠져 나감
기타	패혈유산	감염, 패혈이 동반된 유산
	계류유산	유산된 수태산물이 자궁 속에 8주 이상 남아 있는 경우
	습관성 유산	명확한 이유 없이 계속 3회 이상 유산

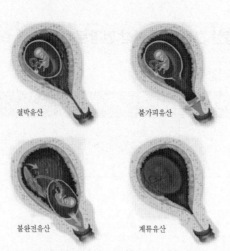

절박유산   불가피유산

불완전유산   계류유산

[자연유산의 종류]

(4) 유산의 종류에 따른 특징 및 간호중재 ★★★★

종류	출혈량	자궁수축 및 통증	조직배출	경관 개대	특징 및 간호중재
절박	경미	경함	없음	닫혀 있음	• 침상안정을 통해 임신유지 가능 ★ • 성관계 금지 • 질 출혈 양상 관찰 • 자궁수축 시 입원하여 관찰
불가피	중정도	중정도	없음	개대	• 절박유산이 진행되어 질 출혈이 많아지고 복통 → 임신 지속 안 됨 • 출혈예방, 감염예방 → 소파술, 수혈, 항생제 투여
불완전 ★	다량	심함	있음(태아, 태반의 <u>일부</u>)	개대	• 자궁 내 남아 있는 태아와 부속물로 인한 출혈예방, 감염예방 → 신속한 소파술, 수혈, 항생제 투여 • 프로스타글란딘 유사체를 통한 배출
완전 ★	약간	경함	태아 및 부속물 완전배출	닫혀 있음	• 자궁수축이 잘 되어 출혈이 없고 감염되지 않았다면 휴식과 안정 • 자궁수축제 3~5일간 투여 • 출혈이 있으면 수혈, 철분 공급 • 성생활 금함 • 3~4개월 이후 재임신 고려
계류	거의 없으나 코피 날 수 있음	없음	없음	닫혀 있음	• 태아가 사망한 후 자궁 내 머무르는 경우 → 유도분만(임신은 종결) • 임신반응검사가 양성 → 음성으로 바뀜 • 파종성 혈액응고장애(DIC), 저섬유소혈증 발생 위험(출혈위험)

패혈	다양 : 악취, 발열 동반	다양	다양 발열	보통 개대	• 필요시 소파술 시행 • 항생제 및 해열제 투여 • 안정
습관성	정상 분만의 과거력이 없이 3회 이상 알 수 없는 연속적 자연유산				• 원인 치료 → 기형자궁에 대한 교정, 경관무력증 교정

2) 자궁외 임신(ectopic pregnancy) ★★★

(1) 정의

① 수정란이 자궁강 이외의 다른 부분에 착상되는 것을 말함

② 난관임신이 가장 흔함, 난관팽대부(90%)

　　→ 그 외 협부, 간질부, 자궁각, 복강, 경관, 난소에 착상

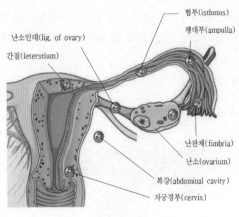

[자궁외 임신]

(2) 원인

① 골반염증성 질환(클라미디어 감염, 임질성 난관염, 난관 점막에 영향을 주는 염증)

② 난관협착 또는 폐쇄(난관의 선천성 이상)

③ 과거 복부 수술이나 난관수술로 반흔이나 유착, 난관 불임술

④ 자궁 내막증

⑤ 인공유산의 과거력

⑥ 자궁내 장치(IUD) 삽입 후

⑦ 저용량의 프로게스테론 경구피임약 복용

(3) 증상 ★

① 1~2개월 무월경, 약간의 비정상적인 출혈

② 12주 이내 복강 내 출혈되는 경우가 많음 → 칼로 찌르는 듯한 급격한 일측성 극심한 복부통증 ★(급성 시)

③ 파열 전후의 오심, 구토, 견갑통(혈액이 횡경막 자극 시 미주신경을 압박)

④ 암갈색 질 출혈 → 심한 출혈 시 저혈량성 쇼크증상 → 저혈압, 빈맥 발생

⑤ 일측성 골반통, 팽만감

⑥ Cullen's sign(혈액이 고여 배꼽 주변이 푸르스름한 색으로 바뀜) → 복강 내 출혈이 장기간 지속되어 발생

(4) 진단

① 복강경 : 자궁외 임신의 정확한 확인 가능

② 혈청 베타 hCG 검사

③ 초음파 검사(태낭이 보이지 않음)

④ 골반검사 : 맹낭의 팽만감

⑤ 맹낭천자 : 고여 있는 혈액이 보임

⑥ 간호력 확인 : 최종 월경일, 질출혈, 자궁 크기(8주 이내 작은 크기), 증상

(5) 치료 및 간호

① MTX(methotrexate) 투여 : 엽산길항제로 융모막세포를 파괴하여 흡수되게 함

② 복강경 수술 : 약물치료 안 되면 위치 및 필요에 따라 난관절제술 또는 자궁적출술 시행

③ 수혈

④ 정보제공 및 정서적 지지

3) 포상기태(hydatidyform mole) ★★★★

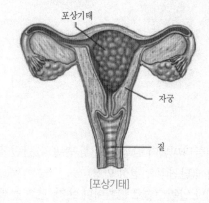

[포상기태]

(1) 정의

태반 융모막 융모의 변성으로 작은 포도송이 같은 형태의 낭포를 형성하는 수포가 비정상적으로 빠른 증식을 하여 자궁을 채우는 상태

(2) 원인 및 위험 요인

① 불분명, 10대 초반, 45세 이상의 임부

② 다산부, 다태임신

③ 수정 시 유전적 결함(염색체 이상, 난자결함 등)으로 예상

④ 단백질 및 엽산 부족

(3) 증상

① 임신 4주 이후 간헐적 혹은 지속적 암적색 질분비물

② 임신오조 증상(심한 오심, 구토)(β-hCG 증가가 원인)

③ 기태 배출(임신 16~18주)

④ 임신 12주 이전의 자간전증 증상(고혈압, 단백뇨, 부종)

⑤ 자궁의 크기가 임신 개월수에 비해 매우 크거나(50%) 작음(25%)

⑥ 태동 및 태아심음 결여, 태아촉진이 안 됨

⑦ β-hCG 수치가 정상보다 높음

(4) 진단

① hCG 측정 : 24시간 요중 100~200만 IU로 상승

② 초음파, X-ray : 태아 없음

③ 출혈로 Hb·Hct 저하, 혈소판 저하, WBC 상승

(5) 치료 ★★

① 흡입소파술(출혈 예방 위해 oxytocin 주입하면서)로 기태 제거 ★

② 침윤성 기태(기태가 자궁근층 깊이까지 간 경우) → 자궁적출술

③ 수혈

(6) 추후관리 ★

① 기태제거 후 자연치유(80%), 침윤성 기태(12~15%). 융모상피암 진행(5~8%) ★

② 기태제거 후 융모상피암으로 이행될 가능성이 있어 추후관리가 중요함

  ㉠ β-hCG 측정

   • 융모상피암으로 발전되는 것을 감시할 목적으로 시행

   • 기태제거 후 1~2주 간격으로 혈청 β-hCG가 3회 연속 음성이 될 때까지 측정
    → 그 후 6개월간은 매달 → 다음 1년은 2달마다, 그후 6개월마다 1회씩 검사

  ㉡ 흉부 X-ray

   • 융모상피암의 폐 전이를 알아보기 위해 시행(∵융모상피암은 폐전이가 잘됨)

   • β-hCG가 음성이 될 때까지는 1개월마다, 그 후에는 2개월마다 1년간 검사

  ㉢ 피임

   • 임신으로 인한 융모성선 자극호르몬의 상승과 감별을 위해

   • β-hCG가 음성이 된 후 최소 1년간 피임

  ㉣ 화학요법 : β-hCG가 계속 상승 시, 소파술을 통한 조직검사 결과 악성세포 발견
   시 융모상피암을 의심하여 시행함

💊 UNIT 04　　임신 중반기 출혈성 간호문제

1) 자궁경관무력증(incompetent internal os of cervix, IIOC) ★

(1) 정의

임신 18~32주에 경관의 구조적·기능적 장애로 경관이 약화되어 통증이나 출혈 없이 임신 진행에 따라 증가된 무게를 지지하지 못하여 태아 및 부속물이 배출되는 질환

(2) 원인

① 선천적 : 자궁 기형, 비정상적 경관 모양이나 발육

② 후천적 : 난산 및 소파술로 인한 경관열상 및 외상, 원추조직절제술 등

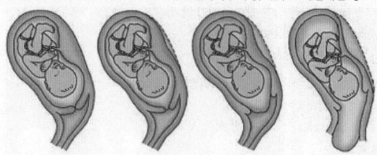

[자궁경관무력증]

(3) 증상

① 임신 중반기 이후(18~32주) 통증이나 출혈 없이 갑자기 태아 및 부속물이 배출됨

② 태아의 생존력 없음

(4) 진단

① 초음파

② 과거 병력 확인

(5) 치료 : 외과적 중재

① 경관개대와 이완을 예방하고자 경관주위를 묶음 : 14~16주

② 조건

- 태아 및 임부의 내분비가 정상
- 양막이 파열되지 않아야 함
- 경관개대 3cm 이하, 50% 이하의 소실

③ 종류

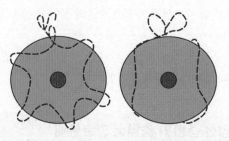

[맥도날드 수술]　[쉬로드카 수술]

구분	맥도날드(McDonald)	쉬로드카(Shirodkar)
특징	임신마다 반복하여 시술	반영구적인 봉합
시기	임신 4개월 이내	임신 14주경

방법	• 경부의 모퉁이 네 곳을 통과하면서 자궁경부를 돌려 묶음 • 봉합사가 질내 노출	• 경관내 자궁구 주변 질점막을 들어올리고 끈으로 경관내 자궁구를 조인 후 질점막 봉합 • 봉합사가 질내 노출 안 됨
봉합사 제거	• 임신 38주 이후, 만삭에 가까우면 결찰 풀고 질분만 시행 • 임신 시마다 반복 시행	• 임신 38주 이후, 난막파열 시 → 봉합사 제거 후 질분만 • 다음 임신 계획 → 봉합사 남겨 두고 제왕절개임신 유지 가능성이 있음

(6) 간호

① 치료방법에 대한 정보제공
② 난막파열, 자궁수축, 감염 등의 증상 관찰
③ 봉합수술 후 24시간 안정 후 서서히 활동 요구됨

UNIT 05   임신 후반기 출혈성 건강문제 ★★★

• 임신 후반기 출혈성 원인은 주로 태반이 원인
• 출혈원인 : 전치태반, 태반조기박리, 제대부착 이상, 태반이상

1) 전치태반 ★★★★

(1) 정의

태반이 자궁경부의 내구를 전체 또는 부분적으로 덮고 있는 것

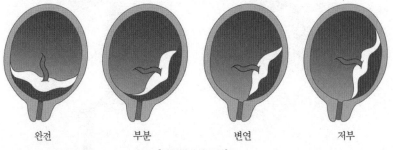

| 완전 | 부분 | 변연 | 저부 |

[전치태반의 종류]

(2) 종류 : 태반의 위치에 따라 분류됨

① 완전전치태반 : 태반이 내자궁구를 완전히 덮음
② 부분전치태반 : 내자궁구를 부분적으로 덮음
③ 변연전치태반 : 내자궁구를 덮지는 않았으나 주변부 부착
④ 저부전치태반 : 내자궁구를 덮지 않았고 아래쪽에 부착

(3) 원인 및 위험요인

① 과거 자궁내막의 손상 : 소파술, 제왕절개, 유산, 전치태반

② 다산부, 다태임신, 고령임신 등

(4) 증상

임신말기 무통성 질 출혈

(5) 진단

초음파를 통한 태반위치 확인

(6) 치료 및 간호 ★★★★

① 이중처치 준비(double set-up)

② 절대안정, 최대한 임신유지

③ 내진 금지(∵ 출혈유발, 주로 초음파로 전치태반 확인)

④ 부분전치태반으로 출혈이 적을 때 → 유도분만

   (30% 이하 부분 전치태반일 경우 질식 분만 시도)

⑤ 완전전치태반, 출혈이 심하면 → 제왕절개 20

⑥ 출혈이 심하면 → 수혈, 자궁적출술

⑦ 산후 자궁수축 확인

2) 태반조기박리 ★★★

(1) 정의

임신 말기 정상적으로 착상된 태반의 일부 또는 전체가 태아가 만출되기 전에 자궁에서 박리되어 떨어지는 것

(2) 종류

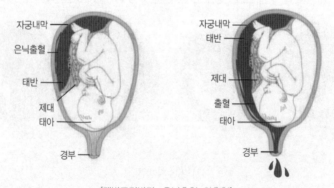

[태반조기박리 : 은닉출혈, 외출혈]

① 박리 정도에 따라 : Grade 0~3까지 분류

② 형태에 따라

   • 외출혈 : 태반 가장자리부터 박리 시 출혈이 난막 뒤로 나와 배출됨

   • 은닉출혈 : 태반 중앙부터 박리 시 출혈이 자궁벽에 고여 있다 배출됨

(3) 원인 및 위험요인 ★

① 말초 소동맥 경련 등의 혈관질환(고혈압, 임신성 고혈압, 당뇨 등)

② 양수과다, 쌍태아

③ 짧은 제대, 태아의 외회전 시 탯줄이 당겨서

④ 신체적 외상, 정신적 충격 등

(4) 증상

① 임신말기 심한 복통을 동반한 질 출혈(은닉출혈 시에는 암적색 질출혈, 외출혈 시에는 선홍색 출혈)

② 자궁강직(자궁이 판자처럼 딱딱함)

③ 저혈량 쇼크증상(요량감소, 무뇨, 혈소판 감소, 혈색소 감소, 혈액응고장애, 혈압하강)

(5) 진단

① 병력과 신체검진

② 초음파 검사

(6) 치료 및 간호

① 응급상황이므로 태반박리 정도, 모체와 태아 상태에 따라 적절한 처치 필요

② 태아생존, 출혈이 심하지 않으면 질분만 시도

③ 태아곤란증, 심한출혈, 응고장애 시 제왕절개 분만

④ 수혈 및 수액공급을 통해 저혈량성 쇼크 예방

⑤ 저섬유소혈증, 자궁태반졸증(자궁근층 및 장막층 밑으로 혈액의 유출) 및 DIC(파종성 혈액응고장애)에 대한 처치 → 수혈, 헤파린 투여

🩸 UNIT 06 출혈과 관련된 건강문제

1) 저섬유소혈증

(1) 원인

응고에 비해 출혈을 조절하는 혈장섬유소원의 감소가 원인

(2) 관련 질환

양수색전증, 계류유산, 패혈유산, 태반조기박리

2) 파종성 혈액응고장애(DIC)

(1) 정의

① 심한 출혈이 발생하는 현상

② 지속적인 만성출혈로 프로트롬빈과 혈소판, 기타 응고인자들이 증가

③ 소혈관에 혈전을 형성하고 이것이 결국 응고인자들을 모두 소모

(2) 관련 질환

태반조기박리, 계류유산, 패혈증, 양수색전증, 임신성 고혈압

1) 임신성 고혈압 ★★★★★★★

(1) 정의

임신 20주 이후 고혈압(140/90mmHg 이상)이 진단된 경우

(2) 원인

① 나이 : 20세 이하, 35세 이상의 임부에게 많이 발생
② 초임부 : 융모막 융모가 처음 노출된 것과 관련
③ 병력 : 당뇨, 신장질환, 만성고혈압 등의 혈관질환 산모
④ 과거력 : 다태임신, 포상기태, 거대아
⑤ 영양결핍, 낮은 사회·경제적 수준

(3) 병태생리

① 임신으로 인한 혈장량 증가에 따른 부적절한 변화
② 임부에게 혈관확장제는 감소하고 혈관수축제가 증가
③ 혈관수축, 혈관경련, 혈관손상

(4) 증상

임신 20주 이후 고혈압, 단백뇨, 부종(임신성 고혈압의 3대 증상) ★

(5) 진단법

① 산전진찰 : 체중, 혈압, 단백뇨 검사 ★★
② Roll over test
    ㉠ 시기 : 임신 28~32주
    ㉡ 방법 : 측와위와 앙와위에서 각각 혈압을 측정하여 이완기압 차이가 20mmHg
       이상일 때 임신성 고혈압 가능성
③ 6시간 간격으로 2회 측정시 임신전보다 수축기 혈압 30mmHg 이상, 이완기 혈압
    15mmHg이상 상승, 또는 140/90mmHg 이상(2회 연속 측정시)

(6) 종류 ★★★

① 임신성 고혈압 : 임신 20주 이후 고혈압 진단
② 자간전증 : 임신 20주 이후 고혈압+단백뇨, 부종, 심맥관, 간, 신장, 중추신경계를 표
    적으로 하는 다체계적, 혈관수축 질환
③ 자간증 : 임신 20주 이후 고혈압, 단백뇨, 부종+경련

	경한 자간전증 ★	심한 자간전증 ★	자간증
혈압	140/90mmHg 이상 평소혈압의 30/15mmHg 이상 증가	160/110mmHg 이상 평소혈압의 60/30mmHg 이상 증가	수축기 혈압 180~200mmHg

소변	단백뇨 : 초기에 거의 나타나지 않거나 소량	단백뇨 : 24시간 소변 내에 5g/L 검출 핍뇨 : 400ml/24h 이하	심한 단백뇨, 핍뇨, 무뇨
부종	전신부종은 손가락에 약간 있음안검부종, 지압흔(pitting edema)	전신부종 폐부종	현저하거나 없음
그 외 증상	심한 체중증가	심하고 계속적인 두통 시각장애 혈소판 감소증 태아발육지연 심와부 통증	경련, 혼수상태, 체온 상승

(7) 자간전증에서 자간(경련)증으로 발전되는 증상 ★

① 통증 : 심하고 지속적인 두통, 심와부 통증

② 시력 : 희미한 시야

③ 소변 : 소변량 감소, 단백뇨 증가

(8) HELLP 증후군[hemolysis(H), elevated liver enzymes(EL), low platelets(LP)]

① 중증 자간전증 환자에게서 나타나는 합병증

② 임신 36주 이전에 증상이 나타남

③ 증상의 특징

ㄱ 용혈

ㄴ 간효소 증가(SGOT, SGPT 등)

ㄷ 저혈소판증

(9) 간호중재 ★★★

① 좌측위로 침상안정(심한 자간전증과 자간증은 절대안정)

ㄱ 좌측위는 대정맥에 압박을 주지 않으므로 원활한 혈액순환 유도, 혈압 하강 효과가 있음

ㄴ 태아 : 태반관류 증가, 태아 저산소증, 저체중아 문제를 줄이는데 효과적임

ㄷ 신장순환증가로 이뇨제 도움 : 신장혈류가 증가되면 angiotensinII의 수치가 낮아지므로 이뇨작용 & 혈관이완으로 인한 혈압하강 효과가 있음

② 식이조절 : 고단백, 저염식이(부종 시)

③ 경련조절

ㄱ 황산마그네슘(MgSO$_4$) 투약 ★

•중추신경억제, 경련 감소, 평활근이완으로 자궁혈관 수축 예방

•근섬유 흥분을 감소시켜 경련완화 효과

→ 황산마그네슘(MgSO$_4$) 투약 중단 상황 : 환자 호흡수가 10회/분 이하인 경우 ★

- 중독증상을 보일 때는 중화제(calcium gluconate)투여(중독증상 : 저혈압, 호흡감소, 맥박 감소, 소변량 감소, 태반을 통과하므로 태아심음 감소) ★
  - ㉡ 자극을 줄임(조용하고 어두운 실내분위기 조성)
  - ㉢ 진정제 diazepam(valium), dilantin 투여
  - ㉣ 경련동안 모성의 태반조기박리를 확인
  - ㉤ 경련동안 태아의 태아 서맥, 저산소증, 산독증 확인
    (원인 : 태아 - 태반 관류장애 or 태반조기박리)
  - ㉥ 경련 후 산소공급, 이물질 제거
  ④ 혈압조절 : 이완압이 110mmHg 이상인 경우 항고혈압제(하이드랄라진) 투약 ★
  ⑤ 부종간호
  - ㉠ 날마다 체중, 뇨량측정(I&O check)
  - ㉡ 저염식이
  - ㉢ 이뇨제(lasix)투약(태반관류에 악영향을 줄 수 있으므로 주의)
  ⑥ 메덜진 투약 금기(∵ 혈압상승)

2) 만성 고혈압

(1) 정의

① 임신 전 고혈압 140/90mmHg
② 임신 20주 이전에 고혈압이 있거나 산후 6주까지 고혈압이 지속

(2) 원인

① 신장질환, 당뇨병 등의 혈관질환
② 경산부 및 35세 이후의 노산부에 흔함

(3) 간호

임신 전과 같은 관리-혈압강하제 및 이뇨제 투여

🔬 UNIT 08 　　내과적 건강문제

1) 임신성 당뇨 ★★★★★

(1) 정의

① 임신으로 인슐린의 요구량 증가에 비해 분비량이 부족함으로 나타남
② 임신 시 탄수화물의 대사장애로 인해 발생하는 증상으로 출산 시 회복됨
③ 임신 중에 처음으로 발생

(2) 임신이 당뇨병에 미치는 영향 ★

※ 약 10% 임부에게 임신성 당뇨병 발생 : 말초 조직의 인슐린 저항(∵태반락토겐, 에스트로겐, 프로게스테론의 영향)

① 태반락토겐 : 인슐린의 작용을 억제시켜 혈당치를 높임
② 코티솔 : 당대사에 관여하여 혈당치를 높임
③ 성장호르몬 : 탄수화물이용율 감소로 혈당치를 높임 ★★
④ 임신2~3기(혈당 증가 시기) 증가된 인슐린 요구량을 감당하지 못해 당뇨 발생

[임신 시기별 인슐린 요구량과 혈당의 변화] ★

시기	인슐린 요구량	혈당 변화
임신 1기	큰 변화 없음	혈당 과소증
임신 2기	인슐린 요구량 증가	혈당 과다증
임신 3기	태반호르몬의 증가로 인슐린 요구량이 현저히 증가	혈당 과다증
분만 시	분만 시 신진대사 증가로 인슐린 요구량 감소	혈당 과소증
분만 후	태반호르몬 감소로 현저히 감소	혈당 과소증

(3) 당뇨병이 임신에 미치는 영향 ★★

① 감염 : 모닐리아성질염, 무증상 세균뇨, 신우신염 발생율 높음
② 임신성고혈압과 태반조기박리 : 발생율이 4배 높음
③ 양수과다증 : 혈관 내 삼투작용 & 태아 과혈당증에 의한 이뇨작용과 관련
　　→ 복부 둘레 증가, 자궁저부 높이 상승 가능, 횡격막 압박, 호흡 짧아질 수 있음
④ 정맥류 : 양수과다에 의한 정맥순환이 압박을 받기 때문
⑤ 난산으로 산도손상 : 거구증 태아를 분만하면서 발생하는 손상
⑥ 케톤산증 : 불충분한 탄수화물을 섭취하는 당뇨병 임부에게 흔히 발생

(4) 태아 및 신생아에 미치는 영향 ★★

① 거구증
　㉠ 고혈당 : 태아의 인슐린 방출량 증가
　㉡ 인슐린 자극 : 다량의 포도당이 태아 세포내로 이동
　㉢ 인슐린이 단백질 합성을 촉진하므로 성장호르몬과 동일한 작용
　㉣ 피하지방 뿐 아니라 간, 심장 등 내부 장기 비대
② 저혈당증
　태아만출과 동시에 모체에서 받던 포도당 공급이 중단됨에 따라 발생(뇌손상이 우려되므로 빨리 고농도 수액제를 정맥주사 함) → 모체 혈당에 대한 과민 반응으로 태아 췌장에서의 인슐린 과잉 분비 → 저혈당(저칼슘혈증 : 저혈당증이후 발생)
③ 호흡곤란증후군
　㉠ 인슐린 과다 : 계면활성제 합성장애로 폐성숙이 지연
　㉡ 폐포가 확장되지 못하는 IRDS(신생아 호흡곤란 증후군) 발생빈도가 높음
④ 선천성 기형
　임신초기에 혈당치 조절이 잘 안된 경우 흔히 발생

⑤ 조산

    ㉠ 임신성고혈압이 발생된 경우 혈관계 변화로 인해 발생

    ㉡ 저산소증 & 성장지연 & 조산

(5) 진단

① 선별검사(임신 24~28주) : 50g 경구 당부하 검사 ★★★★★

    ㉠ 공복 시 혈당검사 & 당 섭취 1시간 후 혈당검사

    ㉡ 당 섭취 후 즉각적인 혈당치 조절능력을 확인

    ㉢ 당 섭취 후 140mg/dl 초과 할 때 100g 당부하 검사 실시

      예 1시간 후 115mg/dl 일 때 → 다음 정기 검진일 방문

② 진단검사 : 100g 경구 당부하 검사, 75g 경구 당부하 검사

    ㉠ 선별검사에서 양성인 경우

    ㉡ 공복 시 혈당검사 & 당 섭취 1,2,3시간/1,2시간 후 혈당검사

시간	100g 경구 당부하 혈당mg/dl	75g 경구 당부하 혈당mg/dl
공복	95	92
1시간	180	180
2시간	155	153
3시간	140	

[참고 : 대한 당뇨병 학회 기준]

※ 임신성 당뇨병 진단 기준

    100g 경구 당부하 검사에서 2개 이상 증가 또는 75g 경구 당부하 검사에서 1개 이상 증가시

※ 참고 : 산부인과 학회 기준

2개 이상 증가하면 임신성당뇨, 한 개 증가시 4주 후 재검사

시간	100g 경구 당부하 혈장내 혈당mg/dl
공복	105
1시간	190
2시간	165
3시간	145

③ 소변검사

    ㉠ 당뇨 stick : 1일 4회 검사

    ㉡ 인슐린 투여량을 결정하기 위한 검사와는 무관함

    ㉢ 당뇨병 치료효과 등을 판단하는데 도움

(6) 간호

① 식이조절 : 적합한 칼로리와 영양 섭취

  ㉠ 임신 1기 2200칼로리, 임신 2~3기 2500칼로리 공급

  ㉡ 섬유질이 풍부한 복합탄수화물 섭취 권장 : 총열량의 50~60%

  ㉢ 단백질 : 총열량의 12~20%

  ㉣ 지방 : 총열량의 20~30% → 지방은 위가 비는 것을 느리게 하고 고혈당을 예방

  ㉤ 임신 중 과다한 체중증가가 되지 않도록 조절 → 12kg 증가가 적당

② 혈당 유지 : 1일 4회 측정

  ㉠ 공복 혈당 : 80~110mg/mL

  ㉡ 식후 2시간 혈당 : 150~160mg/mL

③ 소변검사 : 1일 4회 측정

④ 필요시 인슐린 투여

  ㉠ 경구용 혈당 강하제는 태아기형의 원인이 되므로 사용하지 않음

  ㉡ 임신 2~3기에 인슐린 요구량이 증가

⑤ 규칙적 운동

  ㉠ 혈당치가 상승되는 식후에 30분씩 걷는 운동

  ㉡ 포도당 사용증가 & 인슐린 요구감소 효과

⑥ 태아 상태 사정 → NST(무자극 검사)

⑦ 분만 후 신생아의 저혈당 증상 확인 → 저혈당 시 포도당 투여

2) 갑상선 기능장애

임신 시 hCG와 에스트로겐의 영향으로 갑상선 기능은 다소 항진

(1) 갑상선 기능항진증(Hyperthyroidism)

① 원인

  ㉠ 대부분 Graves 질환

  ㉡ 급성 갑상선염, 갑상선종, 영양막성 질환

② 증상

  ㉠ 기초대사율과 교감신경계 활동 증가 증상

  ㉡ 신경과민, 과도활동, 허약감, 피로, 체중감소, 설사 등

  ㉢ 빈맥, 짧은 호흡, 발한, 열에 대한 민감성, 근육 진전 등

  • 임부 : 무배란, 무월경, 조산, 사산, 임신오조증(자연유산이나 태아기형을 일으키지는 않음)

  • 태아 : 적은 체중, 갑상선중독증, 종종 중추신경계 발달장애

③ 진단 : T3, T4, 기초 대사율 측정

④ 치료

  ㉠ 약물치료(thiouracil)

  ㉡ 방사선요오드 사용 금지(태아 갑상선에 영향을 미침)

⑤ 간호

    ㉠ 갑상선 약물 : 태반을 통과하므로 태아에게 갑상선 기능저하증과 갑상선종 야기

    ㉡ 수유모 : 산모가 약물을 투여해야하는 경우 모유수유를 금함

(2) 갑상선 기능저하증

주로 불임의 원인이 되므로 임신 중 발병은 흔하지 않음

① 원인 : 하시모토 질병, 수술이나 방사선에 의한 갑상샘 절제, 항갑상샘 약물로 발생

② 증상(대사의 저하)

    ㉠ 기면, 허약감, 식욕부진, 체중증가, 정신장애, 변비, 두통 등

      • 임부 : 자연유산, 사산, 자간전증, 태반조기박리, 빈혈, 산후출혈의 빈도가 높음

      • 신생아 : 저체중아 혹은 정상

③ 치료 : 갑상선 호르몬제(synthyroid) 투약

3) 심장질환 ★★

(1) 임신과 심장질환

① 기전 : 임신 시 혈액량 증가로 심장이 부담

② 임신 시기별 심장부담의 변화

    ㉠ 임신 28~32주경 : 혈장량 최고 30~50%까지 증가 → 그 후 약간 감소

    ㉡ 분만 시 : 진통 시마다 심박출량 증가 → 심부담 증가

    ㉢ 분만 후 24~48시간 : 자궁 - 태반 순환 소실로 조직 내 수분이 혈관 내 이동하여 정맥귀환 증가로 산모의 심부담 증가(가장 위험한 기간) → 이후 3~4일 후 이뇨, 발한으로 심부담 경감

(2) 심장질환의 분류

종류	증상	임신
Class Ⅰ	정상 활동 시 무증상	적절한 관리로 임신 유지 가능
Class Ⅱ	활동 증가 시 증상이 나타남 (피로, 심계항진, 호흡곤란, 흉통이 일시적 발생)	
Class Ⅲ	휴식 시 무증상이나 심장질환의 증상으로 현저한 활동제한이 필요한 경우	임신 전 정확한 진단 필요 → 치료 후 임신
Class Ⅳ	휴식 시에도 증상이 나타남, 어떠한 신체적 활동도 불편감이 증가되는 경우	

(3) 간호중재 ★★

시기	간호 중재
산전	① 심장 스트레스를 줄이고 충분한 휴식을 취함 ② 체중증가 제한 : 7~8kg ③ 식이 : 저염식이(울혈성심부전예방), 고단백, 철분보충

	④ 빈혈은 철분과 엽산을 투여하여 예방함 ⑤ 감염예방 ⑥ 강심제 : 처방받은 임부는 계속 복용 ⑦ 변비에 걸리지 않도록 함 ⑧ 이뇨제투여 : 필요에 따라 투여 ⑨ 심장 부전과 울혈성 심부전으로 진전되는 것을 막음 ⑩ 임신 마지막 3개월 동안 침상안정 ⑪ 압박스타킹 ⑫ 항응고제 투여(Warfarin)
분만 시 ★	① 좌측위, 필요시 산소 공급 ② 불안감소, 조용하고 온화한 환경 ③ 제왕절개 분만이 적응증이 아닌 경우에는 질분만이 가능함 ④ 분만 4기에 급작스런 체위변경 피함 ⑤ 태반박리를 위한 자궁마사지를 실시하지 않음 ⑥ 활력증후 측정, I/O 측정, 태아 심음 측정
산후 ★	① 분만 직후 24시간 동안 가장 위험 - Methergine(자궁수축제) 투여금지(혈압상승 유발) ② 임신 시 축적되었던 간질액이 혈관으로 유입 ③ 심박출량 급격히 증가, 혈류량 증가 ④ 활력증후 측정, 자궁수축 사정, I/O 측정, 통증 관찰 ⑤ 체중측정, 복대착용, 사지압박대 적용 ⑥ 적절한 휴식과 충분한 영양공급

4) 빈혈 ★

(1) 빈혈의 진단

① 임신 초기 : Hb 11g/dL, Hct 37% 이하 시
② 임신 중기 : Hb 10.5g/dL, Hct 35% 이하 시
③ 임신 말기 : Hb 10g/dL, Hct 33% 이하 시

(2) 임신 시 빈혈의 종류

분류	철분결핍성 빈혈	엽산결핍성 빈혈
원인	• 모체 영향 : 임신 시 혈장량이 증가하나 혈색소 농도의 감소로 생리적 빈혈 유발 • 태아 영향 : 임신 중반 이후 태아의 철분요구량은 급격히 증가	• 엽산이 결핍된 식이를 섭취하는 여성에게 발생 • 쌍태아에게 많음
증상 ★	• 피로 • 상처치유 지연 • 감염 및 산후출혈 • 임신성 고혈압의 증가 • 태아성장부전, 조산, 자궁 내 태아사망 등	• 흔하지 않음 • Hb : 3~5mg/mL 이하 • 설염, 식욕부진 • 합병증 - 초기유산, 태반조기박리

간호	• 철분제 복용 : 임신 중기 이후에서 산욕 초기까지 • 철분이 풍부한 음식 섭취	• 엽산을 매일 복용 • 엽산 풍부한 음식 섭취 : 푸른 잎 채소, 바나나, 메론, 붉은 살코기, 생선 등

5) Rh 동종면역 ★

(1) 병태생리

Rh(-)부인 + Rh(+)남편

→ Rh(+)인 태아를 임신 시

→ Rh(+)인 태아혈액이 태반박리 시 Rh(-)인 모체에 유입

→ 모체 내에 Rh(+) 항체 형성

→ 다음 임신 시 태아가 Rh(+)일 때 태아순환으로 Rh(+) 항체로 적혈구 용혈을 발생

(2) 증상

① 태아의 증상 : 심한 빈혈, 심한 황달, 신생아 적아구증

② 자궁 내 사망, 출산 후 사망

(3) 간호

① 첫째 아이에게 영향을 크게 미치지 않으나 둘째 아이를 위해 예방적 면역글로블린 투여

→ 임신 28~32주에 예방적 면역글로블린(RhoGAM) 투여 ★

첫 아이 출산 직후 72시간 내에 RhoGAM을 주사하여 Rh 항체 형성을 막음

② 유산의 경우 직후 주사하여 예방

6) ABO 부적합증

(1) 병태생리

A형 또는 B형의 남편 + O형의 아내 사이에서 발생

(2) 증상

Rh 동종면역과 동일

(3) 영향

첫 임신부터 태아에게 영향을 미침

🔬 UNIT 09   감염성 건강문제와 간호

1) 비뇨기계 질환

(1) 요인

① 커진 자궁 : 방광과 요관을 누름

② 프로게스테론 : 요관, 신우의 이완(소변 정체로 감염 가능성 높음)

(2) 증상

① 배뇨 시 통증, 작열감, 치골상부의 경련

② 빈뇨, 긴박뇨

③ 소변색의 변화

(3) 진단

소변검사 : 중간뇨, 소변배양검사

(4) 간호

① 수분섭취 격려(2L)

② 향료 섞인 비누나 스프레이 사용을 피함

③ 청결 : 손 씻기, 성행위 시 비뇨기 감염에 주의

④ 체온 측정 : 감염 여부 확인

⑤ 요의 시 바로 배뇨

⑥ 배뇨 후 비데사용 혹은 앞에서 뒤로 닦는 습관

2) 성전파성 질환

종류	원인균	임부 및 신생아 영향	간호
임질	Neisseria gonorrhea	• 유산, 조산, 조기파막 • 태아 성장지연 • 신생아 안염	단기간 항생제 치료
매독 ★★	Spirochete 균	• 유산, 사산, 조산 • 태아 성장지연 • 선천성 매독 신생아	• 부부 동시 치료 • 페니실린 투여 • 임신 4개월 이전에 치료
단순포진	Herpes virus	• 유산 • 태아기형, 조산	항바이러스제제 치료
클라미디아	• Chlamydia trachomonas균 • 많은 성파트너	• 요도염, 바르톨린샘염, 난관염, PID 발생 • 수직감염 → 결막염, 폐렴	• 부부가 동시 치료 • 항생제 치료
첨형콘딜로마	Human papiloma virus (HPV)		임부가 불편감 시 치료
AIDS	Human immunodeficiency virus(HIV)	• 임상증상 악화 • 조산, 주산기 사망 • 수직감염	• 약물투여 • 모유수유 금지
B형 간염	Hepatitis B	• 수직감염	• 예방이 중요 • 출산 후 면역글로불린 투여
트리코모나스	Trichomonas vaginalis	• 조기파막, 조산 • 저체중아	• 부부 동시 치료 • Fragyl 투여

단원별 문제

01 임신 33주 된 임산부에게 갑자기 무통성의 질 출혈이 있었다. 의심되는 질환은?

① 불가피유산   ② 자궁외임신

③ 포상기태   ④ 태반조기박리

⑤ 전치태반

> **해설** 전치태반 : 임신후반기 무통성 질출혈
> 태반조기박리 : 임신후반기 극심한 통증성 통증을 동반한 출혈

02 자궁외 임신으로 난관 파열 시 환자에게 필요한 치료방법은?

① 흡입소파술   ② 난관절제술

③ 자궁적출술   ④ 약물치료

⑤ 배액관 삽입

> **해설** 난관파열이 된 경우는 개복술을 통해 혈액 및 응고물을 제거하고 난관보존여부에 따라서 난관절제술, 난관개구술을 시행함

03 임신 12주 이후에 유산이 주로 발생하는 원인은?

① 염색체 이상   ② 홍반성 낭창

③ 면역학적 요인   ④ 유전적 문제

⑤ 생식기계 이상

> **해설**
> • 조기유산 : 임신 12주 전
>   → 염색체 이상, 배아결함, 유전적 결함
> • 후기유산 : 임신 12~20주
>   → 자궁경관무력증, 모체의 심한 감염, 생식기 기형, 자궁발육부전

04 자궁경관무력증에 대한 설명으로 옳은 것은?

① 어깨까지 방사되는 극심한 통증이 있다.
② 임신 후반기에 자궁경부주위를 봉합하여 유산을 막는다.
③ 자연유산이 임신 5~6주에 흔하다.
④ 임신 후반기에 출혈성 합병증이다.
⑤ 과거 소파술, 원추조직 절제술로 인한 손상이 원인이다.

> **해설** [자궁경관무력증 증상]
> • 임신 중반기 이후(18~32주) 통증이나 출혈 없이 갑자기 태아 및 부속물이 배출됨
> [진단]
> • 초음파
> • 과거 병력 확인
> [치료] 외과적 중재
> • 경관개대와 이완을 예방하고자 경관주위를 묶음
> • 14~16주
> [조건]
> • 태아 및 임부의 내분비가 정상
> • 양막이 파열되지 않아야 함
> • 경관개대 3cm 이하, 50% 이하의 소실

05 경련은 동반하지 않은 두통, 상복부 통증 등의 위험증상과 함께 임신 20주 이후에 처음으로 나타난 고혈압은?

① 자간증
② 만성고혈압
③ 악화성 고혈압
④ 중증 자간전증
⑤ 임신성 고혈압

> **해설** • 임신성 고혈압 : 임신 20주 이후에 고혈압만 발생
> • 자간증 : 중증 자간증에 경련을 동반
> • 만성고혈압 : 임신 전에 고혈압을 진단 받음
> • 중증 자간전증 : 임신 20주 이후에 두통, 상복부 통증 등의 위험증상을 동반한 고혈압

06 32주 임부가 중증 자간전증을 진단 받은 후 금일 혈액검사 결과 HELLP증후군이 추가되었다. 확인되는 검사 지표는?

① 간효소 SGOT 감소
② 혈소판 상승
③ 범혈구 상승
④ 용혈반응
⑤ 간효소 SGPT 감소

[HELLP증후군]
　　　⊙ 용혈
　　　ⓒ 간효소 증가(SGOT, SGPT 등)
　　　ⓒ 저혈소판증

07 다음 중 임부에게 있어 위험한 증상은 무엇인가?

① 임신오조　　　　　　　② 복부팽만감
③ 시력장애　　　　　　　④ 소변량 증가
⑤ 활동 후 다리부종

임신 중 위험한 증상으로는 질출혈, 손과 얼굴의 부종, 시력장애, 소변량 감소, 지속적인 두통, 8시간 동안 급격한 태동감소, 일주일 동안 급격한 체중증가, 하복부통증 등이 있다.

08 다음 중 고위험 임신의 조건에 해당하는 것은?

① 오심, 구토를 호소하는 여성
② 당뇨가 있는 35세 여성의 임신
③ 나이가 30세인 초임부 여성
④ 식욕이 과도하게 증가한 여성 임신
⑤ 이전 분만과 3년 터울이 된 임신

[고위험 임신의 경우]
　　　① 나이 : 20세 이하, 35세 이상의 임부
　　　② 초임부 : 융모막 융모가 처음 노출된 것과 관련
　　　③ 병력 : 당뇨, 신장질환, 만성고혈압 등의 혈관질환 산모
　　　④ 과거력 : 다태임신, 포상기태, 거대아
　　　⑤ 영양결핍, 낮은 사회 경제적 수준의 고위험 임산부

09 심한 임신오조증으로 인해 입원한 산모에게 적용할 수 있는 간호중재 중 가장 먼저 이루어져야 할 부분은?

① 침상안정　　　　　　　② 기상 시 마른 크래커 섭취
③ 활동장려　　　　　　　④ 금식 후 정맥 내 수액주입과 I/O 측정
⑤ 포도당을 구강으로 천천히 섭취

해설 [임신오조증으로 입원시]
48시간 금식, 정맥 영양 공급, 매일 체중측정하고 소변검사에서 케톤체가 검출되는지 관찰함

10 임신 초기에 여성에게 점상출혈과 복부 복통이 있다면 어떠한 간호를 수행하여야 하는가?

① 금식
② hCG호르몬 요법
③ 질내진
④ 수분섭취 격려
⑤ 침상안정

해설 임신초기에 절박유산으로 점상출혈과 복통의 증상이 나타날 수 있다. 절박유산시의 간호는 침상안정이 요구된다.

11 다음 중 조기유산에 대한 설명으로 옳은 것은?

① 조기유산은 주로 모체측의 원인인 경우가 대부분이다.
② 조기유산은 임신오조증으로 주로 발생한다.
③ 임신 16주 이전에 이루어지는 유산을 말한다.
④ 주로 염색체 이상 등 배아자체의 결함이 원인이 된다.
⑤ 주로 자궁경관무력증, 모체의 감염, 생식기 기형 등이 원인이 된다.

해설 [조기유산(임신 12주 전)]
원인 : 염색체 이상, 배아결함, 유전적 결함

12 임신 12주 된 산부가 많은 양의 질 출혈과 심한 복부통증, 경관개대가 나타났다. 진단은 무엇으로 유추할 수 있나?

① 자궁경관무력증
② 불가피유산
③ 불완전유산
④ 계류유산
⑤ 습관성유산

해설 불가피유산의 증상은 다음과 같다.
① 절박유산보다 많은 질 출혈
② 양막파열
③ 경관개대
④ 심한 복부 통증
⑤ 수정물의 배출 가능

13 임신한 여성의 태아가 자궁에서 사망하여 4주 이상 머물러 있는 경우는 어떠한 유산에 해당하는가?

① 절박유산　　　　　　　　② 불가피유산
③ 불완전유산　　　　　　　④ 계류유산
⑤ 습관성유산

해설 계류유산 : 유산된 수태산물이 자궁 속에 남아 있는 경우

14 다음 중 임산부에게 나타나는 포상기태의 증상은?

① 고혈압이 나타남
② 16주 이전에 간헐적이나 지속적인 암적색의 질출혈과 hCG 상승
③ hCG가 하강함
④ 태아심음이 상승됨
⑤ 자궁 크기가 임신 개월 수에 비해 매우 작음

해설 포상기태 : 임신 16주경 간헐적 혹은 지속적인 암자색의 질 출혈이 혈괴와 함께 수포가 배출됨

15 임산부에게 쉬로드카 수술 이후에 확인해야 하는 것은 무엇인가?

① 아두하강　　　　　　　　② 이슬배출 여부
③ 태아선진부 위치　　　　　④ 자궁수축정도
⑤ 태아진입

해설 쉬로드카 수술은 자궁경관의 이완과 개대를 예방하기 위해 자궁경관 주변을 묶는 방법이다. 시술 후 자궁수축이 일어나면 자궁파열이나 경관의 열상이 나타난다.

16 자궁경관무력증으로 진단받은 임산부에게 적용할 수 있는 치료로 쉬로드카에 대한 설명으로 옳은 것은?

① 임신마다 시술을 반복한다.
② 임신 4개월 이내 시술한다.
③ 항상 봉합사를 풀고 질 분만을 시행한다.
④ 다음 임신계획이 있는 사람은 봉합사를 남겨두고 제왕절개를 시행한다.
⑤ 봉합사가 질내 노출되어 있다.

구분	쉬로드카(Shirodkar)	맥도날드(McDonald)
특징	반영구적인 봉합	임신마다 반복하여 시술
시기	임신 14주경	임신 4개월 이내
방법	• 경관내 자궁구 주변 질점막을 들어올리고 끈으로 경관내 자궁구를 조인 후 질점막 봉합 • 봉합사가 질내 노출 안됨	• 경부의 모퉁이 네 곳을 통과하면서 자궁경부를 돌려 묶음 • 봉합사가 질내 노출
봉합사 제거	• 임신 38주 이후, 난막파열 시 → 봉합사 제거 후 질분만 • 다음 임신 계획 → 봉합사 남겨 두고 제왕절개	• 임신 38주 이후, 만삭이 가까우면 결찰 풀고 질분만 시행 • 임신 시마다 반복 시행

17 임신 중반기에 조산과 습관성 유산의 원인은 무엇인가?

① 임신오조
② 포상기태
③ 자궁내막염
④ 자궁경관무력증
⑤ 임신성고혈압

해설 임신 중기에 조산과 습관성 유산의 주된 원인은 자궁경관무력증 때문이다.

18 임신 중 발생할 수 있는 임신성 고혈압 환자의 간호로 옳은 것은?

① 좌측위는 대정맥에 압박을 주지 않으므로 원활한 혈액순환을 유도한다.
② 경련으로 인한 낙상에 대비하여 억제대를 착용한다.
③ 지속적으로 황산마그네슘을 주어 경련을 예방한다.
④ 방을 밝게 하여 기분전환을 시켜준다.
⑤ 저단백 식이를 제공한다.

해설 [임신성 고혈압 간호중재]
(1) 좌측위로 침상안정
  ① 좌측위는 대정맥에 압박을 주지 않으므로 원활한 혈액순환 유도, 혈압 하강 효과가 있음
  ② 태아 : 태반관류 증가, 태아 저산소증, 저체중아 문제를 줄이는데 효과적임
  ③ 신장순환증가로 이뇨제 도움 : 신장혈류가 증가되면 angiotensinⅡ의 수치가 낮아지므로 이뇨작용 & 혈관이완으로 인한 혈압하강 효과가 있음
(2) 식이조절 : 고단백, 염분제한식이로 부종 완화
(3) 경련조절

19 임신성 당뇨병이 있는 임부에게 발생할 수 있는 문제는?

① 전치태반   ② 임신중 저혈압

③ 태아의 성장지연   ④ 양수과소

⑤ 자간전증이나 자간증

해설 [당뇨병이 임신에 미치는 영향]
(1) 감염 : 모닐리아성질염, 무증상세균뇨, 신우신염 발생율 높음
(2) 임신성고혈압과 태반조기박리 : 발생율이 4배 높음
(3) 양수과다증 : 혈관 내 삼투작용 & 태아 과혈당증에 의한 이뇨작용과 관련
(4) 정맥류 : 양수과다에 의한 정맥순환이 압박을 받기 때문
(5) 난산으로 산도손상 : 거구증 태아를 분만하면서 발생하는 손상
(6) 케톤산증 : 불충분한 탄수화물을 섭취하는 당뇨병 임부에게 흔히 발생

20 다음 중 당뇨병 임부의 아이가 출생했을 때 나타날 수 있는 신생아 저혈당은 대부분 어떤 원인으로 이해되는가?

① 모체의 인슐린 분비 감소로 오는 저혈당

② 성장호르몬의 분비과다에 따른 이화작용의 상승

③ 호르몬의 이상에서 오는 칼슘과잉 소모

④ 모체혈관에 의한 태아 혈당과다증에 따른 췌장의 손상

⑤ 모체혈당에 대한 과민반응으로 태아 췌장에서의 인슐린 과잉 분비

해설 저혈당증 : 태아만출과 동시에 모체에서 받던 포도당 공급이 중단됨에 따라 발생 (뇌손상이 우려되므로 빨리 고농도 수액제를 정맥주사 함)

21 임부의 비뇨기계 감염을 예방하기 위한 교육으로 옳은 것은?

① 소변은 한꺼번에 보도록 하여 방광훈련을 한다.

② 칼슘의 섭취를 증가한다.

③ 성교 전후 소변을 참도록 하여 비뇨기 감염을 예방한다.

④ 수분공급은 빈뇨를 유발하므로 1일 수분섭취량을 5잔 이하로 줄인다.

⑤ 소변의 산성화를 위해 크린베리쥬스를 권장한다.

해설 비뇨기 감염을 예방하기 위해 비타민 C의 섭취를 증가하며 수분이나 크린베리쥬스를 권장한다.

22 심장질환이 있는 임부의 산전·산후 간호로 적당한 것은?

① 임부는 자주 다리를 상승시켜 혈액순환이 잘 되도록 돕는다.

② 분만 후 자궁수축제로 메덜진(methergine)을 사용한다.

③ 분만 4기에 가능한 체위변경을 자주한다.

④ 분만 후 적절한 휴식과 충분한 영양을 제공한다.

⑤ 분만 직후 임부는 안전한 상태가 되므로 이에 대한 정보를 제공한다.

해설 [심장질환 임부의 산전·산후 간호]

시기	간호 중재
산전	① 심장 스트레스 줄이고 충분한 휴식을 취함 ② 체중증가 제한 : 7~8kg ③ 식이 : 저염식이(울혈성심부전예방), 고단백, 철분보충 ④ 빈혈은 철분과 엽산을 투여하여 예방함 ⑤ 감염예방 ⑥ 강심 : 처방받은 임부는 계속 복용 ⑦ 변비에 걸리지 않도록 함 ⑧ 이뇨제투여 : 필요에 따라 투여 ⑨ 심장 부전과 울혈성 심부전으로 진전되는 것을 막음 ⑩ 임신 마지막 3개월 동안 침상안정 ⑪ 압박스타킹 ⑫ 항응고제 투여(Warfarin)
분만 시	① 좌측위, 필요시 산소 공급 ② 불안감소, 조용하고 온화한 환경 ③ 제왕절개 분만이 적응증이 아닌 경우에는 질분만이 가능함 ④ 분만 4기에 급작스런 체위변경 피함 ⑤ 태반박리를 위한 자궁마사지를 실시하지 않음 ⑥ 활력증후 측정, I/O 측정, 태아 심음 측정
산후	① 분만 직후 24시간 동안 가장 위험 　- Methergine(자궁수축제) 투여금지(혈압상승 유발) ② 임신 시 축적되었던 간질액이 혈관으로 유입 ③ 심박출량 급격히 증가, 혈류량 증가 ④ 활력증후 측정, 자궁수축 사정, I/O 측정, 통증 관찰 ⑤ 체중측정, 복대착용, 사지압박대 적용 ⑥ 적절한 휴식과 충분한 영양공급

23 임신 36주의 산모가 부분전치태반으로 판명되었을 때 분만방법에 대한 설명으로 옳은 것은?

① 경막 외 마취 후 질식분만을 시도한다.
② 내진을 실시한다.
③ 태아상태를 살피면서 겸자분만을 시도한다.
④ 이중처치 준비(double set-up) 후 질식분만을 시도한다.
⑤ 전신마취 후 자궁적출술을 시도한다.

해설 [전치태반의 치료 및 간호]
- 이중처치 준비(double set-up)
- 절대안정, 최대한 임신유지
- 내진 금지(주로 초음파로 전치태반 확인)
- 부분전치태반으로 출혈이 적을 때 → 유도분만
- 완전전치태반, 출혈이 심할 때 → 제왕절개
- 출혈이 심하면 → 수혈, 자궁적출술
- 산후 자궁수축 확인

24 임신성 고혈압 산모가 입원하여 치료받고 있다. 이때 가장 주의해서 관찰해야 할 증상은 무엇인가?

① 소변량 증가   ② 단백뇨
③ 하지정맥류   ④ 핍뇨
⑤ 소변의 당배출

해설 임신성 고혈압의 산모인 경우 핍뇨를 주의 깊게 관찰하여야 한다.

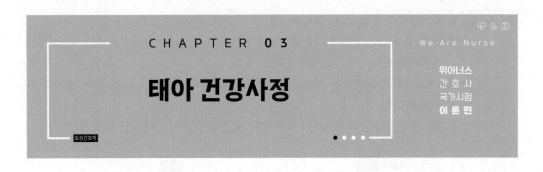

CHAPTER 03

태아 건강사정

We Are Nurse

위아너스
간 호 사
국가시험
이 론 편

모성간호학

UNIT 01 태아발달

1. 태아의 발달 ★★

시기	특징
수정란기 (= 배아전기)	• 수정일~14일까지(2주간) • 세포분열, 배포 형성, 배아막 형성시작, 초기배엽 형성
배아기 ★	• 수정 후 15일~8주 • 기관발달과 외형 형성의 결정적 시기(환경적인 요인에 의해 기형 초래 가능성 큼)
태아기	• 수정 후 9주~출생 시까지 • 주요기관 성숙

1) 성세포 형성과정

생식 세포가 염색체 수(46개)를 반으로 나누어 분열하면서 정자(22X 또는 22Y)나 난자(22X)를 만드는 과정

(1) 난자(22X)

① 1개의 난원세포에서 1개의 난자로 분화(3개의 극체는 퇴화됨)

② 난자의 발생과정(Oogenesis)

㉠ 태생기에 난소에 만들어진 난원세포 → 출생 후 1차 난모세포

㉡ 출생 시 난소에 미숙한 상태의 1차 난모세포가 약 40만 개

㉢ 46개의 염색체를 지닌 1차 난모세포는 출생 후부터 휴지기 → 사춘기 배란 직전에 첫 감수분열을 하여 염색체가 반수(23개)의 난모세포로 분리

㉣ 배란 시 2차 감수분열 → 성숙난자와 제2극체로 분리

㉤ 극체는 생식작용이 없으며 곧 분해됨

(2) 정자(22X 또는 22Y)

① 1개의 정원세포가 4개의 정자로 분화

② 정자의 발생과정(spermatogenesis)

　　ㄱ 남성 성세포의 정원세포는 태생기에 형성되나, 활동을 정지 → 사춘기 때 46개의 염색체를 지닌 1차 정모세포 형태로 성숙

　　ㄴ 1개의 1차 정모세포는 1차 감수분열로 2개의 2차 정모세포로 분열 → 23개의 염색체를 가짐

　　ㄷ 2차 감수분열을 통해 4개의 정자세포 → 운동성을 지닌 정자로 분화

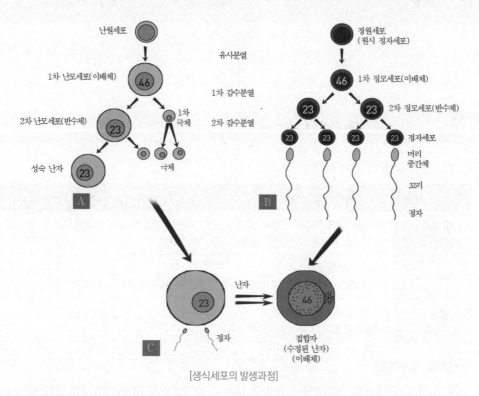

[생식세포의 발생과정]

2) 수정(fertilization, conception)

(1) 난자와 정자의 핵이 만나 융합하는 과정

(2) 정자(22X 또는 22Y) + 난자(22X) → 44XX(여성) 또는 44XY(남성)가 됨(23쌍)

(3) 난자의 이동

　① 난소에서 난자 배란 시 난관채가 난자를 추출함

　② 나팔관의 연동운동, 섬모운동, 호르몬에 의한 난관수축운동에 의해 난관팽대부로 이동

　③ 난자의 수명 : 12~24시간

(4) 정자의 이동

　① 정자의 수명 : 24~72시간

　② 배란기 때 질의 pH 증가(알칼리성) 시 운동이 활발해짐

　③ 정자의 운동력에 의한 이동 : 사정 후 4~6시간에 나팔관 도달

(5) 수정 ★

① 난관팽대부에서 수정되어 접합자 형성(44XX 혹은 44XY) : 수정 후 수정란은 내막
으로 둘러 싸여 다른 정자가 진입하지 못하도록 함

② 수정란의 자궁강 이동 기전 : 섬모운동(난관 상피세포) + 연동운동 + 난관의 수축
운동(호르몬 영향)

3) 수정란의 발달

나팔관에서 난자와 정자가 수정된 이후 수정란은 나팔관을 지나 자궁으로 이동
(접합자 → 상실체 → 배포기의 세포분열과정을 거침, 3~4일 소요)

수정란의 발달	특징
접합자(zygote)	• 난자와 정자가 수정 이후에 수정란이 됨 • 염색체 형성 : 여성(44XX), 남성(44XY) • 접합자의 이동 : 난관의 섬모운동과 연동운동 → 자궁강으로 이동
상실체(morula)	• 세포분열 시작 : 수정 후 수정란이 난관을 통과하는데 3, 4일 소요 • 16~32개의 분할구
배포기(blastocyst)	• 수정 후 7일 까지 • 수정란 안에 액체가 내세포와 외세포 구조로 구분 – 내세포 : 배아배엽(embryoblast)형성 → 배아로 발달 – 외세포 : 영양배엽(trophoblast) → 융모막을 형성하여 착상 준비

4) 착상(implantation) ★

(1) 수정 후 7~10일

① 영양배엽세포들이 착상부위의 자궁내막세포에 효소를 분비하여 침식

② 배포 전체가 자궁내막에 덮힐 정도로 파고 들어가는 것(착상)

　ⓐ 착상출혈

　ⓑ 융모(chorionic villi) 발달 : 태아와 모체와의 물질교환

　ⓒ 융모에서 hCG(human chorionic gonadotropin) 생성

③ 황체에서 에스트로겐과 프로게스테론의 분비를 촉진

④ 배란, 월경을 막고 착상하기 좋은 상태로 자궁벽 상태를 유지

⑤ 융모막을 형성

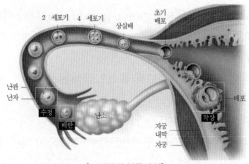

[수정란의 이동과정]

5) 배아의 발달 ★★

(1) 난황낭 : 배아를 싸고 있는 주머니

① 배아에 영양을 공급 : 자궁태반의 간순환이 이루어 질 때까지(2~3주)

② 혈액세포 생성 : 간에서 조혈작용이 이루어질 때까지 6주간 초기

③ 소화관 기능 : 원시적인 형태

(2) 초기배엽 형성 : 수정 3주째부터 초기배엽 형성(germ layer)

① 내배엽 : 호흡계, 위·간·췌장을 포함한 위장계의 상피, 방광의 상피 형성

② 중배엽 : 뼈, 근육, 골수, 결체조직, 심근, 혈관, 림프조직, 신장, 성선, 자궁

③ 외배엽 : 피부, 손톱, 머리털, 중추신경계, 말초신경계, 눈의 수정체, 이의 에나멜층

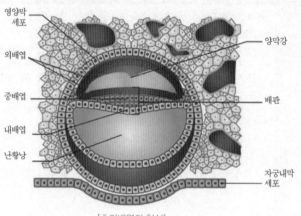

[초기배엽의 형성]

2. 태아의 부속물과 태아

1) 난막(fetal membrane) : 태아와 양수를 둘러싼 2개의 막

① 양막 (amnion)	• 난막 중 안쪽의 투명한 막으로 내부에 태아와 양수를 갖고 있음 • 임신 2주에 생성 • 양수 생성 및 양수지지 기능, 인지질을 생산하여 자궁수축을 야기하는 프로스타글란딘 형성
② 융모막 (chorion)	• 난막의 바깥쪽의 불투명한 막 • 물질이동과 대사활동 → 임신 4개월 이후에 태아가 성장하면서 양막과 융모막이 접하게 됨 (양막융모막, amnionchorion)

① 융모막(chorion) : 번생융모막(chorionic frondosum)(태아 혈액으로 채워진 막),
  평활융모막(퇴화됨)

② 탈락막 : 착상 후의 자궁내막을 말함

  • 기저탈락막 : 배아의 바로 밑층(모체 혈액으로 채워진 막)

  • 피포탈락막 : 배아를 덮고 있는 막

  • 진탈락막 : 배아와 닿지 않은 자궁강의 나머지 부분

③ 모체측의 기저탈락막과 태아측의 번생융모막이 결합하여 태반 형성

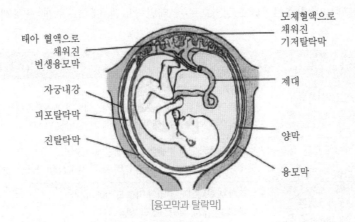

[융모막과 탈락막]

2) 태반(placenta) ★★★

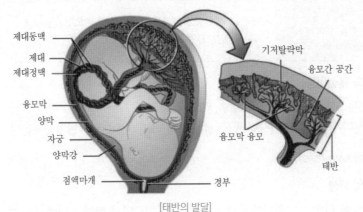

[태반의 발달]

(1) 발달 ★

① 모체와 태아의 물질이동
② 12주경 태반이 완성되어 20주까지 발달함

(2) 크기

① 무게는 약 500g
② 태아 : 태반 = 6:1

(3) 기능

① 호흡 : 태반을 통해 산소와 이산화탄소 교환
② 영양공급 : 모체의 탄수화물, 지방, 단백질, 비타민, 광물질, 전해질, 물 등이 태아에게 공급
③ 노폐물 배설 : 태아 대사 분해산물이 태반을 통해 모체로 전달
④ 면역 : 모체의 면역체인 IgG를 태아에게 이동
⑤ 보호
　㉠ 태반은 반투과성 물질로 태아에게 해로운 물질의 통과를 막음
　㉡ 바이러스나 약물, 카페인, 알코올, 니코틴 등은 크기가 작아 태반을 통과함

⑥ 내분비 : 태반호르몬(융모성선호르몬, 태반락토겐, 에스트로겐, 프로게스테론)

[태반 호르몬의 종류]

태반호르몬 종류	특징
융모성선자극 호르몬(hCG) ★★	• 임신유지 호르몬(임신반응 검사) • 임신 초기 황체 유지에 필요한 프로게스테론과 에스트로겐을 분비 • 모체의 면역 억제 효과(태아의 혈액에 거부 반응을 억제)
에스트로겐 (estrogen, estriol) ★	• 12주까지 황체에서 분비된 이후 태반에서 분비 • 모체 : 유선 및 유방발달, 유즙 분비 자극, 자궁성장(자궁-태반혈액순환 자극)
프로게스테론 (progesterone) ★	• 12주까지 황체에서 분비된 이후 태반에서 분비 • 모체 : 임신유지, 유방선조직 발달 • 자궁내막을 유지하게 하여 태아성장
태반락토겐 (human placental lactogen=HPL) ★	• 모체 : 모체 유방 발달, 신진대사를 촉진 → 태아 영양공급 • 태아 : 영양공급 증진

(4) 태반의 물질이동

① 기전 : 확산, 삼투압, 능동수송, 세포흡수

② 이동물질 : 산소, 이산화탄소, 전해질, 비타민, 아미노산, 면역글로블린, 적혈구

3) 양수(amniotic fluid) ★

(1) 양수의 생성

삼투압에 의해 모체혈액에서 생성, 임신이 진행되면서 태아 소변에서 생성

(2) 특성

① 양
  ㉠ 임신이 진행되면서 양이 증가
  ㉡ 정상 양 : 800~1,200cc

② 색 : 노란 색깔의 맑은 액체

③ 산도 : 중성이나 약알칼리성(7.0~7.5) → Nitrazine test(청회색)

④ 비중 : 1.007~1.025(물과 비슷)

(3) 기능

① 충격이나 압력으로 태아 보호

② 자궁 밖의 온도 변화에 체온 유지

③ 양막으로 둘러싸여 있으며 태아와 난막을 분리

④ 저장고 : 노폐물

⑤ 태아의 자유로운 움직임 가능(근골격계 발달에 도움)
  → 태아의 대칭적인 성장과 발달을 가능하게 함

⑥ 분만 시 도움

ⓐ 분만진행 촉진

ⓑ 자궁 개대에 도움

ⓒ 태아 산도 통과 시 윤활 역할

4) 제대 ★

(1) 구조

① 길이 : 30~90cm

② 지름 : 2cm 평활근으로 형성

③ 혈관 : 2 artery, 1 vein

ⓐ 제대동맥 2개 : 태아의 노폐물 및 이산화탄소가 많은 혈액을 모체로 이동

ⓑ 제대정맥 1개 : 모체의 산소가 많은 혈액을 태아로 이동

(2) 특성

와튼젤리(Wharton's jelly) : 완충 역할하는 점액질 조직으로 제대혈관압박 방지, 혈액 순환 촉진, 분만 후 제대를 건조시키는데 도움

(3) 기능

① 태아와 태반을 연결

② 태아에게 영양분과 산소를 공급

③ 태아로부터 모체에 노폐물 이동

5) 태아

(1) 태아

수정 후 9주부터 출생 시

(2) 태아생존력

① 자궁 외에서 생존할 수 있는 능력

② 수정 후 28주 : 중추신경계의 기능과 폐의 산화능력이 형성

(3) 태아의 계통별 발달

체계적으로 예정된 순서에 따라 이루어짐

[태아의 계통별 발달]

신체기계	특징
심맥관계 ★	• 가장 먼저 발달하는 장기 • 임신 3주 말 : 난황낭(yolk sac)에서 혈관과 혈구 생성, 심박동 시작 • 임신 4~5주 : 심방, 심실 형성, 배아기 말에 완벽하게 발달
조혈계	• 임신 3~6주 : 난황낭 • 임신 6주 : 간 • 임신 11주 : 골수, 비장, 흉선, 림프절

호흡계	• 출생 이후 호흡이 시작
	• 폐의 계면활성제(pulmonary surfactant)
	  – 태아의 폐포에 존재하며 출생 후 폐를 확장시키는 물질
	  – 28주부터 분비되어 35주에 최고치
	  – L/S=2:1 이상일 때 폐성숙(35주 이상) ★
	  – Sphingomyelin은 일정량 유지, Lecithin은 24주 이후 증가
	  – 조산 시에는 계면활성제의 부족으로 신생아의 호흡부전(RDS)이 발생

신장계	• 임신 5주 : 신장 형성 • 임신 12주 : 소변 생성 • 임신 16주 : 소변을 양수에 배설 → 양수의 양 증가
신경계	• 임신 4주 : 신경관 형성되어 중추신경계로 분화 – 중추신경의 발달을 위한 적절한 영양이 요구 됨 • 미각(임신 20주시에 가능), 청각(임신 24주 가능), 시각(임신 28주 가능)
위장계	• 영양과 배설 : 태반 • 임신 9주 : 글리코겐을 합성 • 임신 5개월 : 양수 흡입 시작, 장의 연동운동 시작 • 임신 말기 : 태변(임신 16주 형성)은 장에 축적 후 출생 이후 배설
간장계	• 임신 4주간 : 간과 담도 형성 • 임신 6주 : 조혈 • 9~10주 : 간에 글리코겐 저장, 담즙 분비, 철분 저장 • 태아의 장은 무균 → Vit. K 합성 안됨 → 출생 후 Vit. K 투약
내분비계	• 임신 4주 : 갑상선 발달(티록신 형성) • 임신 6주 : 부신피질 형성. 8~9주에 부신피질호르몬 생성 • 임신 5~8주 : 췌장 형성. 20주째 인슐린 생성
생식기계	• 임신 12주 : 남녀 외생식기 완전히 식별 가능 • 임신 16주 : 난소에서 난자 발생과정 시작 • 임신 28주 : 고환이 음낭으로 하강
면역계	• IgG : 임신 후기에 태반 통해 이동 • IgM : 임신 1기 말에 태아 스스로 형성 • IgA : 초유로 획득
근골격계	• 임신 4주 : 뼈와 근육 형성 • 임신 6주 : 골격 형성 • 임신 7주 : 근육 수축 • 임신 16~20주 : 첫 태동 느낌
피부계	• 임신 16주 : 지문 형성 • 임신 24주 : 태지 형성(만삭 시 거의 없어짐) • 임신 28주 : 두피 모발이 솜털보다 길고 솜털은 점차 얇아지면서 만삭에는 없어짐 • 임신 32주 : 피부주름이나 빨갛게 보이는 것 감소

(4) 태아의 주요 발달 양상 ★★

주수	주요 발달 양상
4주	• 심장발달 • 신경관 → 중추신경계 분화
6주	• 간 : 조혈
8주	• 생식기 : 고환과 난소 구분
12주	• 심장 : 청진 가능(도플러) ★★ • 생식기 : 성별 구별 ★ • 신장 : 배뇨 가능 • 손톱, 발톱 나타남, 담즙 배출. 골수에서 혈액 생성 • 혀 움직임, 삼키는 모습 관찰
16주	• 비장에서 혈액 생성 활발 • 두피에 머리카락 나타남 • 장에 태변이 있음 • 근육의 움직임 식별 가능 • 폐에 탄력 섬유 나타남 • 지문 형성 ★
20주	• 피부 : 태지와 솜털 나타남(lanugo) • 근골격 : 태아의 움직임이 강함 ★ • 췌장 : 인슐린 형성
24주	• 피부는 주름이 많고 태지가 있음 • 폐포관과 폐포낭 나타남, lecithin이 양수에 나타나기 시작
28주	• 폐포 표면에서 lecithin 형성 중이므로 출생 시 생존 가능(계면활성화) • sucking reflex • 고환이 음낭으로 하강
30~31주	• 피부 : 분홍색 • 청력 : 모체의 바깥 소리 인식
36~40주	• 태지와 솜털 소실 ★ • 고환 : 음낭 내 위치, 대음순 발달 • 말단 대퇴골 골화 • sucking reflex : 강함 • 35주 L/S비율=2:1일 때 폐성숙으로 간주 ★★

3. 태아의 혈액순환 ★

태아는 모체로부터 산소가 풍부한 혈액을 공급받기 위한 순환구조와 특성을 가지고 있음

1) 특성

① 태아 혈색소 농축 : 모체보다 약 50% 더 높음
② 태아 hemoglobin : 모체보다 20~30% 이상의 산소를 운반

③ 태아 심박동수 : 120~160회/분으로 성인보다 심박출량이 많음

2) 태아순환의 통로

① 태아기에는 폐를 통해 산소 공급의 기능이 저하되어 있어 폐를 우회하는 순환 → 출생 후 첫 호흡을 통해서 폐로의 산소 공급이 가능

② 태아순환의 특성

 ㉠ 정맥관 : 제대정맥과 하대정맥 사이에 위치 → 출생 후 정맥관 인대로 변화

 ㉡ 난원공 : 우심방과 좌심방 사이에 위치 → 출생 후 막힘

 ㉢ 동맥관 : 폐동맥과 대동맥 사이에 위치 → 출생 후 막힘

 → 정맥관, 난원공, 동맥관은 출생 후 사라져야 정상적인 심폐 기능이 가능

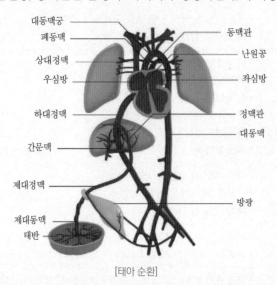

[태아 순환]

※ 태아순환

• 태반 → 제대정맥(동맥혈) → 정맥관 → 하대정맥 → 난원공 → 좌심방 → 좌심실 → 대동맥 → 전신(①상지 → 상대정맥 → 우심방, ②하지 → 제대동맥 → 태반)

• 태반 → 제대정맥(동맥혈) → 정맥관 → 하대정맥 → 난원공 → 우심방 → 우심실 → 폐동맥 → 폐(8~10%), 동맥관(대동맥과 폐동맥 사이, 90%)

이 중 동맥관 혈액 → 대동맥 → 전신(① 상지 → 상대정맥 → 우심방, ② 하지 → 제대동맥 → 태반)

🔬 UNIT 02   태아 건강사정 및 간호

1. 산전 태아 건강사정

1) 태아심음 청진

① 도플러 검사 : 12주경 청진 가능

② 정상 태아의 심박동수 : 120~160회/분 ★★

③ 주의 : 모체 맥박, 자궁잡음, 제대잡음과 구분

2) 태아심음 감시 ★★★★

임신 3기 고위험 임신으로 태아건강 상태평가

구분	무자극검사(NST: non stress test) ★★★★	자궁수축검사(contraction stress test, CST) ★★★
목적	• 태동에 대한 태아심박수의 변화를 통한 태아 건강 사정	• 인위적 스트레스 유발로 자궁 태반간 순환이상 확인 • 임신 28주 이후 실시 • 태반 기능 평가
절차	• 자세 : 반좌위, 왼쪽 복부를 약간 낮추어 복부를 경사지게 함 • 태아 외부 전자모니터 부착(태아심음부위, 자궁저부 부위) • 태동이 느껴질 때 버튼을 누름 • 소요 시간 : 30~40분	• 무자극검사와 방법과 동일 • 유두 자극이나 옥시토신을 정맥 주입하여 자궁 수축 유발 • 자궁수축 시 태아심박동 양상 확인 • 소요시간 : 90분~3시간

결과
해석
★
	• 반응
	  - 정상 : 태아심음이 기준보다 15박동이상, 15초 이상 지속하는 것이 20분 동안 2회 이상 나타나는 경우
	• 무반응
	  - 태아의 문제 : 20분 동안 태아심음이 기준선보다 15회 이상 상승하지 않거나, 15초 이상 지속되지 않는 경우
	  (태동이 없으면 20분 더 측정)
		• 음성(태아가 건강함) : 10분 동안 3회 수축 시 태아심음의 후기감속이 없음
		• 양성(태아사망, 태아질식 등의 문제 예상) : 10분 동안 3회 수축 시 후기감속 나타남
		• 금기증
		  - 조기진통, 전치태반, 양수과다, 파수, 조기진통병력
		  - 고전적 제왕절개 산모, 다태임신

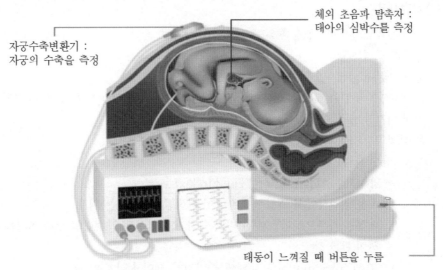

체외 초음파 탐촉자 :
태아의 심박수를 측정

자궁수축변환기 :
자궁의 수축을 측정

태동이 느껴질 때 버튼을 누름

[무자극검사]

3) 청각자극검사

(1) 목적
① NST에서 무반응이 나온 경우
② 임신 28~42주에 사용하여 태아 건강상태 확인

(2) 절차 및 방법
복벽을 통해 청각자극(청각진동자극기) 후에 태아심음 검사

(3) 결과 해석
① 반응 : 청각자극 후 심박수가 15회/분 이상, 15초 이상 지속(건강한 태아)
② 무반응 : 반응조건에 부합되지 않는 경우

4) 초음파검사(ultrasonography) ★

(1) 목적 : 태아, 태아부속물, 모체 상태 파악
① 태아 : 크기, 자세, 위치, 환경, 기형유무, 재태낭의 위치, 재태 연령
② 태아 부속물 : 양수의 양
③ 모체 : 임신 확인, 모체 골반 종양 유무, 자궁 이상, 질 출혈 시 진단 평가

(2) 검사준비
① 방광준비 :
  • 복식 초음파 : 자궁의 모양을 확인하기 위해 검사 2시간 전 1,000cc 물을 마심
  • 질식 초음파 : 방광 채우기가 필요 없음
② 자세 : 앙와위
③ 초음파 변환기에 수용성 윤활제 바르고 검사

(3) 사정 내용
① 임신확인 : 마지막 월경 후 4~5주 태낭(sac)확인
② 태아크기 사정
  • 자궁내 성장지연 및 영양상태, 재태연령 확인
  • 태아두둔길이(CRL), 대횡경선(BPD), 두위(HC), 복위(AC), 대퇴길이(FL) 확인
③ 태아기형 사정
④ 태아환경 사정 ★
  ㉠ 양수 사정
    ※ 양수지수(AFI=Amniotic Fluid Index)
      초음파 검사에서 측정한 양수량이 정상범위인지 보는 지표
      배꼽을 기준으로 4등분 한 다음 각각 초음파상의 양수량의 수직 직경을 측정
      하여 합한 값
    • 양수과소 : 5cm 이하(요로폐쇄, 태아질식, 태아 성장지연) ★
    • 양수과다 : 24cm 이상(식도폐쇄, 무뇌아, 뇌수종 등)

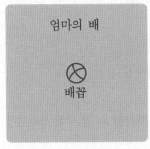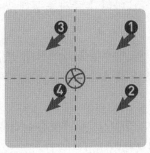

배꼽을 기준으로 하여 4군데에서 양수 깊이를 측정
정상값 : 6 이상~24 미만

[양수지수]

　　　ⓛ 태반 사정 : 위치, 크기, 성숙도 측정(전치태반, 태반조기박리 진단)

　⑤ 다태 임신 여부 사정

　⑥ 자궁이상 : 자궁종양, 자궁기형 등

　⑦ 태아 심음 측정 부위 : 등에서 잘 들림 ★★★

　　　좌후두전방(LOA), 좌후두후방(LOP) : 좌측하복부(LLQ)

　　　우후두전방(ROA), 우후두후방(ROP) : 우측하복부(RLQ)

　　　우둔위전방(RSA) : 우측상복부(RUQ)

　　　좌둔위전방(LSA) : 좌측상복부(LUQ)

　　　예 레오폴드 복부촉진법에서 태향이 LOA일 때 도플러로 임부의 배꼽을 중심으로
　　　　가장 태아심음이 잘 들리는 곳 → 왼쪽 하복부

5) 양수 천자(Amniocentesis) ★

침습적인 방법을 통해 양수에 있는 태아의 체세포를 얻음

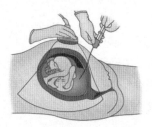

[양수천자]

(1) 목적

　① 임신 전반기 : 유전적 질환과 선천적 결함 여부 확인

　② 임신 후반기 : 태아의 성숙도, 양막염 진단

(2) 방법

　① 시기 : 임신 14~20주 (양수 양이 충분)

　② 초음파와 병행

③ 복벽에 국소마취 후 주사를 통해 양수 흡입

(3) 합병증

① 출혈, 감염, 양수누출, 장기천자, 양수색전증

② 유산, 조산, 태아와 부속물 손상, 태아사망

(4) 검사 내용

① 폐성숙도 검사(신생아의 호흡 능력을 파악할 수 있는 폐 성숙도를 확인)

　㉠ 쉐이크검사(shake test)

　　• 양수와 알콜을 각각 1cc씩을 각각 혼합하여 흔들어 거품이 생기는 것으로 평가

　　• L/S비율이 2.0 이상인 경우 거품 발생 → 폐성숙 의미

　㉡ L/S(레시틴/스핑고마이엘린) 비율검사

　　• Sphingomyelin비율은 일정하나 Lecithin은 계속 상승

　　• 계면활성제로서의 기능

　　• L/S비율이 2.0 이상 폐성숙을 의미

② 크레아티닌(태아 신장 성숙도를 확인)

　• 정상 : 크레아티닌 1.8mg/dL 이상

③ 빌리루빈(태아의 용혈성 질환 사정)

　• 임신 36주 이후 양수 내 빌리루빈 거의 존재하지 않음

④ AFP(alpha-fetoprotein, 알파태아단백) ★

　㉠ 상승 : <u>태아 신경관질환(이분척추, 무뇌아), 태아용혈성 질환, 신장 기형, 식도 폐쇄</u>

　㉡ 감소 : 염색체 이상(예) → 삼체성 : 다운증후군), 임신성 영양막성 질환

⑤ 양수 사정 : 태변 착색(태아산증, 태아흡입증후군, 태아심음 이상)사정

(5) 검사 후 간호

① 수분 섭취 증가

② 검사 후 24시간 동안 활동 제한

③ 혈액형을 확인하고 Rh 면역글로블린(Rhogam)이 필요한지 확인

④ 20분 후 외부 태아전자감시장치를 통해 태아 상태 사정

⑤ 검사 전·중·후 활력징후 비교 사정하여 임부와 태아 상태 확인

6) 삼중검사(triple marker test)

(1) 목적

고령 산모는 다운증후군 같은 염색체의 수적 이상을 진단하는 산전검사로도 이용

(2) 시기

임신 16~18주 실시

(3) 모체혈청에서 3가지의 표지물 검사 : AFP, Estriol, β-hCG

- 산모 나이와 함께 평가, 이상 시 양수검사 진행

① AFP(Alpha-fetoprotein, 알파태아단백)
- 태아 신경관 결함의 위험 확인, 기형아, 태아성장지연, 조산, 염색체 이상 확인 ★★
- 임신 16~18주 실시(1주 후 2차 검사, 그 후 양수검사로 다시 확인 가능)

② Estriol
- 태반에서 합성, 태아와 태반 상태 확인
- 24시간 소변 검사, 혈장 검사 가능
- 에스트로겐의 하나로, 임신 시 소변에서 다량 배설
- 호르몬 대치치료에도 이용
- 결과
  - 상승 : 다태임신
  - 저하 : 임신의 종결, 무뇌증, 태아사망, 태반박리

③ β-hCG
- 임신초기 임신 여부 확인, 태아 안녕 상태 확인 ★
- 10주에 농도가 최고, 임신 2~3기에 상대적으로 감소
- 임신 1기 비정상적 낮은 수치 : 절박유산, 자궁외임신
- 임신 2기 비정상적 높은 수치 : 포상기태 또는 다태임신

※ 참고 : 4중검사(Maternal Serum Quad test) : AFP, β-hCG, E3(estriol), 인히빈A
다운증후군 의심 : AFP감소, hCG증가, E3감소, 인히빈A증가

7) 융모막 생검(chorionic villi sampling)

(1) 목적
유전적 결함을 파악하기 위해 영양막에서 조직을 채취 ★

(2) 시기
임신 9~11주 사이

(3) 합병증
융모양막염, 자연파막, 양수과소, 질출혈 발생

8) 태동측정법 ★
① 임부가 직접 태아의 움직임을 관찰하여 평가
② 매일 아침 10번의 태동이 있을 때 기록
③ 12시간 이내에 태아운동이 10회 이하로 측정되면 확인이 필요

9) 유전상담 ★
유전성 질환을 진단하여 미리 대처, 선천성 기형 자녀가 있거나 가족력이 있는 경우, 위험성을 예측하고 임신계획, 임신 유지여부 결정하도록 상담

10) 생물학적계수(Biophysical Profile, BPP)

(1) 목적

생물학적 활동을 관찰하여 태아 안녕상태 확인, 태아 사망의 위험을 인지

(2) 방법

초음파 촬영과 외부 전자감시 장치 이용, 태아와 태아환경을 사정, 5가지 생물학적변수를 사정

(3) 항목

① 태아 호흡운동 ② 태동 ③ 태아 긴장력 ④ 심박동 반응성 → 4항목 30분 관찰, ⑤ 양수량

항목	2점(정상)	0점(비정상)
호흡운동	적어도 30초 이상 지속되는 호흡운동이 1회 이상	30초 미만으로 있거나 없음
태아 움직임	적어도 3회 이상	2회 이하
긴장력	적어도 몸, 사지, 손 등을 1회 이상 신전되었다가 굴곡되는 운동	천천히 신전, 부분적 굴곡, 사지만 신전 혹은 움직임 없음
반응성 태아심음	태동과 함께 15bpm이상 상승 15초 이상 지속 2회 이상	2회 미만
양수량 (Qualitative AFV)	2곳에서 측정한 양수 포켓이 1cm이상	1cm미만

(4) 결과

8~10점(정상), 양수 정상이고 6점(24시간내 다시 측정, 태아가사 위험 있음), 양수 비정상이고 6점(태아가사 위험), 4점(태아가사 위험 높음), 2점(거의 확실히 태아가사), 0점(확실한 태아가사)

2. 분만 중 태아건강사정

1) 태아심박동의 사정 ★★★★★

(1) 목적

자궁수축이 없거나 자궁수축 사이의 태아심박동수의 변화를 확인

(2) 기본선의 변화

① 정상 : 120~160회/분(분당 심박동수 단위 : beats per minute=bpm) ★
② 서맥 : 태아심박동이 120회/분 이하로 10분 이상 지속될 때
→ 산소공급, 산모자세 변경, 옥시토신 중지
③ 빈맥 : 태아심박동이 160회/분 이상으로 10분 이상 지속될 때
→ 자궁수축 측정, 자세 변경, 원인 불명확
※ 기본선에서 빈맥이나 서맥은 태아저산소증과 관련됨

※ 일과성 서맥 : 자궁수축 시 110~120회/분으로 감소(∵ 아두 압박) ★
※ 기본선의 변이성이 존재(상승(accelation) → 자궁수축, 태아의 움직임)

(3) 주기적 변화

① 자궁수축 시의 태아심박수의 변화
② 전자태아감시(fetal monitoring)기 이용하여 관찰 : 자궁수축의 간격, 기간, 강도 관찰 ★★★★★

(4) 전자태아감시목적 : 분만 중 태아 스트레스와 질식 감지

① 준비와 절차
  ㉠ 산모에게 절차 설명 후 침대머리를 20~30도 상승
  ㉡ 자궁수축과 태아심음 동시 감지

결과	양상	원인	간호중재
조기 감퇴 ★	• FHR 측정 • 자궁수축으로 시작해서 자궁수축 이후 기본선으로 회복	• 아두압박	• 정상반응이므로 기록, 관찰

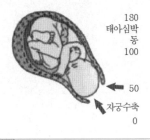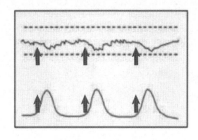

결과	양상	원인	간호중재
후기 감퇴 ★★	• FHR 측정 • 자궁수축의 극기에서 떨어지기 시작하여 자궁수축이 멈춘 후에도 회복이 지연	• 자궁과 태반 순환 장애	• 지속적 후기감퇴 : 태아질식, 저산소증, 산증 초래 • 즉시 옥시토신 중단, 좌측위, 수액공급, 산소투여 • 즉시 분만 시행

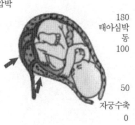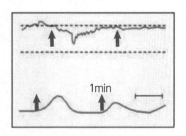

가변성 감퇴	• 자궁수축과 관련 없이 태아심음의 감퇴 가 발생	• 제대압박	• 산모의 체위변경, 좌측위 (우선시행) – FHR 관찰 – 산소공급 – 내진 통해 제대탈출 확인, 옥시토신 중단 ★ – 의사에게 알림 – 중증의 가변성 감퇴 시 태아 두피 혈액검사나 분만 시행

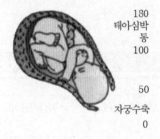

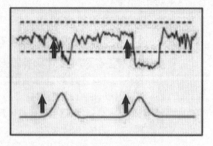

❤️ 👶 🏥 We Are Nurse 모성간호학

단원별 문제

01 임신 28주 여성이 정기 초음파 검사를 받으러 내원하였다. 양수량에 대해 궁금해 하는데, 간호사의 대답으로 옳은 것은?

① "양수지수로 태아의 신장을 측정합니다."
② "양수지수가 18cm 이상은 양수과다를 의미합니다."
③ "양수지수가 10cm 이하인 경우 양수과소를 의미합니다."
④ "태아가 작을수록 양수량이 많아집니다."
⑤ "태아가 저산소혈증인 경우 양수과소가 나타납니다."

> **해설** [양수지수(AFI=Amniotic Fluid Index)]
> 초음파 검사에서 측정한 양수량이 정상범위인지 보는 지표
> 배꼽을 기준으로 4등분 한 다음 각각 초음파상의 양수량의 수직 직경을 측정하여 합한 값
> • 양수과소 : 5cm 이하(요로폐쇄, 태아질식, 태아 성장지연)
> • 양수과다 : 24cm 이상(식도폐쇄, 무뇌아, 뇌수종 등)

02 임신주수가 확인되지 않은 임부의 자궁저부를 촉진한 결과 치골결합과 제와사이에서 촉지되었다. 이 시기의 태아건강사정을 위한 검사로 적절한 것은?

① 자궁수축검사   ② 양수천자검사
③ 인지질 분석검사   ④ 태아청각자극검사
⑤ 융모막 융모생검

> **해설** [자궁저부 위치]
> 치골결합 상부 : 임신 12주/치골결합~제와 사이 : 임신 16주
> [태아건강사정 시기]
> • 양수 천자 : 임신 14~20주 이후(양수 양 충분할 때)
> • 자궁수축 검사 : 임신 28주 이후
> • 융모막 융모생검 : 임신 9~11주
> • 태아청각 자극검사: 임신 28주 이후
> • 인지질 분석검사(폐성숙도 검사) : 26주 이후

03 고위험 임부에게 수행되는 무자극 검사법(NST)에 대해 옳게 설명한 것은?

① 자궁수축과 태아심박동의 관계를 파악하는 것이다.
② 검사결과 반응으로 나오면 옥시토신 자궁수축검사를 실시해야 한다.
③ 유방을 자극하여 옥시토신을 분비하게 함으로써 자궁수축을 유발시켜 검사한다.
④ 태아 호흡기능을 사정하는 방법으로 반응 시 태아의 폐가 성숙했음을 알 수 있다.
⑤ 반응이란 10분 내에 2번 이상 심음가속이 나타나며 이때 심박동이 기준선보다 15회 이상, 15초 이상 지속되는 것을 말하며 태아가 건강하다고 볼 수 있다.

해설 [반응]
• 정상 : 태아심음이 기준보다 15박동 이상, 15초 이상 지속하는 것이 10분 동안 2회 이상 나타나는 경우
[무반응]
• 태아의 문제 : 10분 동안 태아심음이 기준선보다 15회 이상 상승하지 않거나, 15초 이상 지속되지 않는 경우

04 태아심음에 대한 설명으로 옳지 않은 것은?

① 태아심박동은 자궁수축과 관련이 없다.
② 태아심음은 fetoscope, 도플러, 태아모니터로 심박동을 측정한다.
③ 자궁수축 시 아두에 압박이 가해지면 심박동수는 감퇴양상을 보인다.
④ 태아심박동이 160회 이상이거나 120회 이하이면 태아에게 이상이 있다.
⑤ 자궁수축 시 심박동수가 다소 느려지고 수축이 끝나면 정상으로 회복된다.

해설 [태아심음]
① 정상 : 120~160회/분
② 서맥 : 태아심박동이 120회/분 이하로 10분 이상 지속될 때
③ 빈맥 : 태아심박동이 160회/분 이상으로 10분 이상 지속될 때
④ 조기감퇴 : 아두압박에 의해 심박동이 감소하나 자궁수축이 끝나면 정상으로 회복

05 제대압박으로 인해 태아심음의 가변성 하강이 발생하였다. 이때 간호사가 가장 우선적으로 해주어야 할 간호중재는 무엇인가?

① 산소 10L를 산모에게 제공한다.
② 의사에게 상황을 보고하고 기록한다.
③ 산모를 좌측위로 취해주어 태반의 산소공급을 촉진한다.
④ 응급상황에 대비하여 산모의 정맥 루트를 확보한다.
⑤ 산모의 상태를 확인하기 위해 산모의 심음을 청취한다.

정답 ☑ 03. ⑤   04. ①   05. ③

해설 [가변성 하강] : 자궁수축과 관련 없이 태아심음의 감퇴가 발생
가장 우선 : 산모의 체위변경, 좌측위
- FHR 관찰
- 산소공급
- 내진 통해 제대탈출 확인, 옥시토신 중단
- 의사에게 알림
- 중증의 가변성 감퇴 시 태아두피 혈액검사나 분만 시행

06 임신 12주경 태아의 심음을 확인하기 위해서 주로 시행되는 검사는 무엇인가?

① 도플러 검사
② 무자극검사(non stress test, NST)
③ 자궁수축검사(contraction stress test, CST)
④ 초음파검사
⑤ 삼중검사(triple marker test)

해설 [태아심음 청진]
① 도플러 검사 : 12주경 청진 가능

07 태아의 건강상태를 사정하기 위해 시행되는 무자극 검사법(NST)에 대해 옳게 설명한 것은?

① 자궁수축에 따른 태아의 심박수를 파악하는 것이다.
② 쇄석위로 실시한다.
③ 유두에 자극을 주어 자궁수축을 유발한다.
④ 태동에 대한 태아심박수의 변화를 확인한다.
⑤ 소요시간은 90분에서 3시간이 소요된다.

해설

구분	무자극검사(non stress test, NST)	자궁수축검사(contraction stress test, CST)
목적	태동에 대한 태아심박수의 변화 확인	인위적 스트레스 → 자궁수축 → 태아반응 확인

08 다음 중 태아전자감시기를 통해 태아심박동을 관찰할 때 나타나는 변화와 원인의 연결이 올바른 것은?

① 빈맥 – 아두압박   ② 후기감퇴 – 양수감염
③ 조기감퇴 – 제대압박   ④ 가변성 감퇴 – 제대압박
⑤ 가변성 감퇴 – 부적절한 태반관류

해설 [태아심박동]
- 빈맥 – 원인불명확, 자궁수축
- 후기감퇴 – 자궁과 태반순환장애
- 조기감퇴 – 아두압박
- 가변성감퇴 – 제대압박

09 다음 중 양수천자의 목적이 아닌 것은?

① 태아의 유전적인 문제가 의심될 경우
② 태아의 선천성 결함 여부 확인을 하는 경우
③ 초음파검사상 비정상 소견을 보이는 경우
④ 태아의 성장결함이 의심되어 성숙도를 검사하기 위해
⑤ 태아의 남녀 성감별을 절실하게 원할 경우

해설 [양수천자의 목적]
① 임신 전반기 : 유전적 질환과 선천적 결함 여부 확인
② 임신 후반기 : 태아의 성숙도, 양막염 진단

10 태아의 안녕상태를 평가할 수 있는 Triple test 검사 방법에 해당하는 것은?

① 에스트리올, hCG, 프로게스테론
② 혈중 알부민, 에스트로겐, HPL
③ 프레그난디올, 에스트리올, hCG
④ 에스트리올, hCG, 모체 혈청을 통한 AFP 검사
⑤ hCG, 모체 혈청을 통한 AFP 검사, 프로게스테론

해설 [삼중검사(triple marker test)]
① 목적 : 고령 산모는 다운증후군 같은 염색체의 수적 이상을 진단하는 산전검사로도 이용
② 시기 : 임신 16~18주 실시
③ 검사 : 모체혈청에서 3가지의 표지물 검사(AFP, Estriol, hCG)

11 태아의 폐성숙을 검사하기 위해 shake test를 실시했다. 폐성숙 시 나타나는 반응을 바르게 설명한 것은?

① L/S 비율이 2.0 이상 시에는 폐성숙을 의미한다.
② 임신 20주경이 되어야 일반적으로 폐가 완전히 성숙한다.
③ shake test 결과 거품이 없어야 폐가 성숙했다고 볼 수 있다.
④ 태아 폐성숙을 알기 위해 혈액에서 인지질을 채취하여 분석하는 것이다.
⑤ 대부분 신생아의 사망원인이 간기능 미숙으로 인해 발생하므로 태아의 간성숙을 검사하는 것이 중요하다.

해설 [폐성숙도 검사]
• 목적 : 신생아의 호흡의 능력을 파악할 수 있는 폐성숙도를 확인
• L/S 비율이 2.0 이상 시에는 폐성숙을 의미

12 태아는 두정위로 후두위가 산모의 오른쪽에서 느껴졌다. 그렇다면 태아의 심음을 어떤 부위에서 청취가능한가?

① 오른쪽 상복부 ② 오른쪽 하복부
③ 왼쪽 상복부 ④ 왼쪽 하복부
⑤ 제와부

해설 [태아 심음 측정 부위]
좌후두전방(LOA), 좌후두후방(LOP) : 좌측하복부(LLQ)
우후두전방(ROA), 우후두후방(ROP) : 우측하복부(RLQ)
우둔위전방(RSA) : 우측상복부(RUQ)
좌둔위전방(LSA) : 좌측상복부(LUQ)

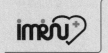

간결 간호사 **국가시험대비**
모 성 간 호 학

분만기 여성

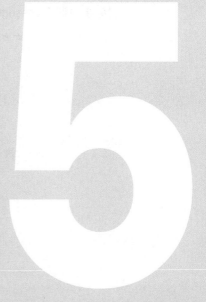

5

P A R T

CHAPTER 01

정상 분만 간호

모성간호학

🔖 UNIT 01 분만의 요소

정상분만 : 태아와 그 부속물이 자궁수축 및 산모의 힘주는 노력으로 산도를 따라 질강 밖으로 만출되는 과정

1) 분만과정에 영향을 미치는 요인

분만의 필수 요소(5P) ★

① 만출물(passenger) : 태아와 그 부속물(태반, 양수 등)
② 산도(passageway) : 태아가 질식 분만 시 이동하는 경로
③ 만출력(power) : 자궁수축력, 산부의 복강내압(아래로 힘주는 노력)
④ 산모의 자세(position) : 분만 중 산부가 취하는 자세
⑤ 산모의 심리상태(psychologic response) : 과거의 경험, 정서 상태, 가족 지지체계 및 환경

(1) 만출물 – 태아(passenger)

가. 태아의 두개골 ★★

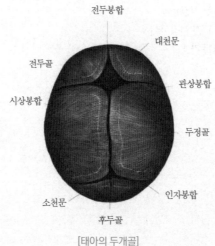

[태아의 두개골]

① 두개골 : 전두골(2개), 두정골(2개), 측두골(2개), 후두골(1개)
② 봉합 : 시상봉합(두정골 사이), 관상봉합(전두골과 두정골 사이), 인자봉합(후두골과 두정골 사이), 전두봉합(좌우 전두골 사이) ★
③ 천문 : 두개골이 연결되는 부위에 있는 골화되지 않은 막조직
   ㉠ 대천문 : 다이아몬드형, 양쪽 두정골과 전두골 사이(시상, 관상, 전두봉합 교차점)
   ㉡ 소천문 : 삼각형, 양쪽 두정골과 후두골 사이(인자, 시상봉합의 교차점)

나. 태아 머리의 주요경선 ★

시기	특징
전후경선	• 전후경선(occipitofrontal diameter) – 미간~후두 융기(12cm) • 소사경선(SOB: suboccipito-bregmatic diameter) – 후두융기 아래 함몰부~대천문 중앙(9.5cm) – 가장 작은 경선, 태아 완전 굴곡 시 • 대사경선 : 턱끝~후두간 최대거리(13.5cm), 가장 긴 경선
횡경선	• 대횡경선(biparietal diameter, BPD) – 좌우 두정골 결절간 거리, 가장 넓은 횡경선(9.25cm) – 골반입구에서 대횡경선 통과 하면 진입을 의미 ★ • 소횡경선 : 좌우 관상봉합 간 최대거리(8cm)

다. 모체와 태아와의 관계 용어 ★

종류	정의	분류
선진부 (presentation)	골반 입구에 먼저 들어가는 태아의 신체부위	• 두위(96%) ★ – 두정위 : 후두골 – 전정위 : 대천문 – 안면위 : 얼굴 – 전액위 : 이마 • 둔위(breech presentation) : 3~4% – 단둔위 : 양다리를 몸의 전면에서 굴곡(둔위에서 50~70%), 무릎 신전 – 완전둔위 : 양다리를 대퇴부쪽으로 굴곡 • 족위 : 다리 한쪽이나 양다리가 밑으로 빠진 경우 • 견갑위(schoulder presentation) : 횡위, 선진부 어깨, 1%, 다산부, 자궁이나 태아기형, 전치태반 등
태위(lie)	모체 장축과 태아 장축과의 관계	• 종위 : 태아 장축과 모체 장축이 평행을 이룸 • 횡위 : 태아 장축과 모체 장축이 직각을 이룸

태세(attitude)	태아의 자세
	머리, 몸통, 사지
		• 완전굴곡 : 정상태세, 선진부 후두골(두정위),
		  – 질식분만에 적합한 자세
		  – 머리는 앞으로 숙여지고 턱은 앞가슴에 붙
		    인 자세
		• 불완전굴곡 : 선진부 대천문(전정위)
		  – 머리가 약간 구부러진 자세
		• 불완전신전 : 선진부 이마(전액위)
		  – 목이 약간 뒤로 젖혀진 상태
		• 완전신전 : 선진부 안면(안면위)
		  – 목이 뒤로 젖혀지고 후두골이 등에 붙은 상태

태향(position) ★★★★★	모체 골반과 태아 선진부의 전· 후, 좌·우 관계 ★★ ① 선진부가 모체골반의 좌측인 지, 우측인지(L,R) ② 선진부 지적부위(후두, 턱, 천 골, 견갑)확인(OM,S.A) ③ 선진부가 모체 골반의 후방인 지 전방인지(A,P,T)	태아 위치 명명의 예 ★★ • LOA(Left Occipito Anterior):좌후두전방 (가장 흔한 태향) • ROA(Right Occipito Anterior) : 우후두전방 • LOP(Left Occipito Posterior) : 좌후두후방 ★ • ROP(Right Occipito Posterior) : 우후두후방 • LSA, RSA, RMA, LMA,

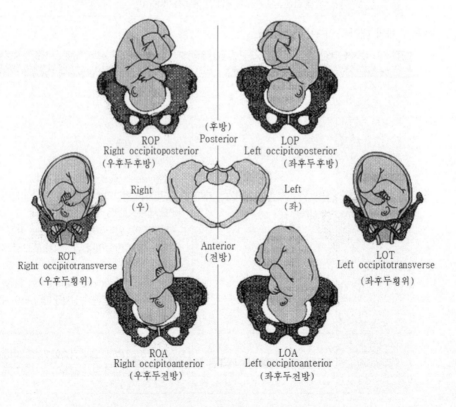

[태향 → 태위 : 종위, 태세 : 완전굴곡, 선진부 : 두정위, 지적부위 : 후두골]

※ 준거지표

	선진부	지적부위
두위	• 두정위	• 후두골(occiput, O)
안면위	• 안면위 • 전정위 • 전액위	• 턱(mentum, M) ★ • 대천문 • 이마
둔위	• 완전골반위 • 순골반위 • 불완전골반위	• 천골(sacrum, S)
견갑위	• 횡위 시	• 견갑골(scapular, Sc) 혹은 견봉(acromion, A)

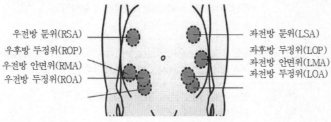

우전방 둔위(RSA)
우후방 무정위(ROP)
우전방 안면위(RMA)
우전방 두정위(ROA)

좌전방 둔위(LSA)
좌후방 무정위(LOP)
좌전방 안면위(LMA)
좌전방 두정위(LOA)

[태위에 따른 태아심음 청취 부위]

(2) 산도(passage way)

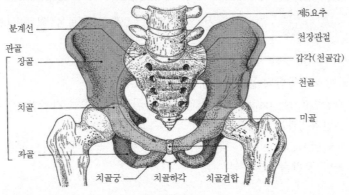

제5요추
천장관절
갑각(천골갑)
천골
미골

분계선
관골
　장골
치골
좌골

치골궁　치골하각　치골결합

[골반의 구성]

가. 골반의 구성

① 관골(innominate bone, hip bone) : 2개

㉠ 장골(ilium)

㉡ 치골(pubis)

㉢ 좌골(ichium)

② 천골 : 1개

㉠ 5개 척추골 융합

㉡ 천골갑(천추와 요추 접합부위의 돌출부)

③ 미골 : 1개

분만 시 후방으로 밀려나 산도를 넓혀줌(전후경선이 확대됨)

장골		골반의 위와 뒷면을 구성하는 가장 큰 부분
좌골		• 고관절 아랫부분 • 앉을 때 힘을 받는 좌골결절 위치 • 좌골극 : 중골반 출구의 지표 　– 좌골극 간의 거리는 골반강에서 가장 협소하며, 정상분만 여부를 결정 　　(10cm 이상) 　– 태아 선진부 하강정도의 기준(-5~+5)
치골		• 골반강 앞쪽에 위치 • 각도(90° 이상)는 자연분만의 좋은 지표
천골		• 골반의 후벽을 이루는 5개의 척추골로 융합된 뼈 • 골반입구의 전후경선 지표
미골		• 골반의 후벽을 이루는 천골끝부분에 4~5개의 척추골이 융합되어 있는 하나의 뼈 • 이동성이 있어 분만 시 골반 출구의 전후 경선을 넓혀 주는 역할
관절	천장골 관절	• 천골과 장골의 상면을 연결하는 관절, 골반 뒤쪽 • 임신 중 대부분의 요통
	치골 결합	• 양쪽의 치골이 연골로 결합되어 있으며 골반의 앞쪽에 있다. • 임신 말에 약간 벌어져 통증
	천미골 관절	천골과 미골 사이의 관절로 아두 만출 시 앞뒤로 움직여 태아만출을 돕는다.

나. 골반의 주요 경선

가골반과 진골반의 골반분계선 : 골반입구

① 가골반(false pelvis) : 골반 입구를 중심으로 위쪽을 가골반, 아래쪽을 진골반, 분만과정과는 관계없으며 외부골반 측정의 기준점

② 진골반(true pelvis) : 태아가 지나가는 통로, 골반하부 깊은 부분, 골반입구, 중골반, 골반출구로 구분

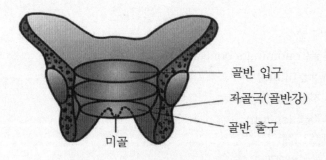

골반 입구

좌골극(골반강)

골반 출구

미골

[골반입구, 골반강, 골반출구]

구분	특성 ★★
골반입구	태아의 머리 중 가장 긴 경선(전후경)이 골반 입구의 가장 긴 경선인 횡경선에 일치하여 진입 골반입구 : 횡경선 〉 전후경선 ① 대각결합선 • 치골결합 하연~천골갑 • 내진을 통해 측정(12.5cm) ② 진결합선 • 치골결합 상연~천골갑까지의 거리 • 대각결합선 − 1.5cm • 전후경선 11cm 이상 ③ 산과적 진결합선 • 선진부가 골반강 안으로 진입할 수 있는 지 결정 • 치골결합 내면 최대 돌출부~천골갑까지의 거리 • 진결합선-0.5cm : 10cm 이상 시 정상분만 가능 • 골반입구 중 가장 좁은 경선

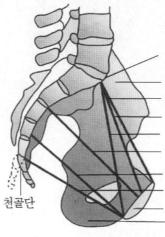

천골갑
가골반
진결합선
산과적 결합선
대각 결합선
골반강의 최장 전후경선
중골반의 전후경
골반출구의 전후경
치골결합
진골반
천골단

[골반의 주요경선]

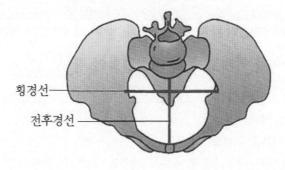

횡경선
전후경선

[전후경선, 횡경선]

다. 골반의 유형

결과	산도의 구분 ★★
중골반 (골반강)	골반입구에서 좌골극까지 후방을 향하다가 좌골극에서 출구까지 전방을 향함 • 전후경 > 횡경 • 횡경선의 특성 – 양쪽 좌골극간 거리 = 10.5cm ★ – 9.5cm 이하 시 난산 → 제왕절개

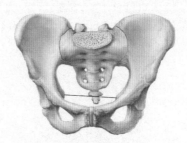

[좌골극간 거리]

골반출구	• 좌골결절(좌우), 미골하단의 정점(후면), 치골결합 하단(전면)을 연결해 4개의 점을 잇는 공간 • 전후경 > 횡경 ① 전후경선 – 치골결합 하연~천미관절 – 미골이 뒤로 젖혀져 늘어남, 12cm 이상 ② 횡경선 – 좌골결절간 길이 : 10~11cm

항목	여성형(여성의 50%)	남성형(23%)	유인원형(24%)	편평형(3%)
모양	약간 계란형, 횡타원형	각진 심장 모양	전후경선 긴 계란형	전후경선 짧고 횡경선 길
분만 형태	• 질분만 • 자연분만 • 전방두정위	• 수술분만 • 질분만 • 겸자사용이 힘듦	• 겸자분만 • 후방두정위 • 전방두정위	• 자연분만

라. 골반 계측
　① 외부골반 계측
　　㉠ 골반측정기를 통해 외부 치수를 측정하여 골반의 경선을 추정
　　㉡ 장골능 사이의 지름, 좌골극간 거리, 대전자 사이의 거리 측정, 좌골결절 간 거리

ⓒ 쇄석위 상태에서 측정
② 골반내부 측정
　ⓐ 질 내진을 통한 측정 : 대각결합선을 측정하여 진결합선을 추정함
　ⓑ 돌출 및 거리, 치골결합의 길이
　ⓒ X-선 촬영 : 임부의 난소나 태아호르몬에 영향을 주므로 임신 중반기 이후부터 사용 가능

(3) 만출력(power)

- 분만 1기 : 불수의적인 자궁수축으로 분만 시작
- 분만 2기 : 불수의적인 자궁수축 + 산모가 수의적으로 아래로 힘주는 노력(복부내압 상승)
- 자궁수축

불수의적 자궁수축	수의적 만출력
① 분만 진행 　• 자궁 수축의 간격 짧아짐 　• 기간은 길어짐 　• 강도가 강해짐 ② 생리적 견축륜 ★ 　• 분만 시 자궁상부는 두터워지고 짧아지며, 자궁 하부는 길어지고 얇아짐 　• 자궁상부와 하부의 경계가 생김 　• 경계선을 생리적 견축륜(수축륜)이라 함 ③ 자궁내압의 상승 : 자궁 수축 ④ 자궁경부의 개대와 거상 : 자궁수축과 견축 ⑤ 자궁저부의 수축〉경부의 수축 : 개대 가능	① 선진부가 골반층에 도달 : 대변 볼 때 주는 힘 ② 기전 　• 숨을 깊게 들이마셔 횡경막과 복근 수축 　• 복강내 압력 높아짐 　• 자궁압박 　• 태아만출 ③ 불수의적 자궁수축과의 협응 필요 ④ 분만 2기 선진부 만출 후 　• 수의적인 힘주기를 하지 못하게 함 　• 자궁수축으로만 태아 만출 되도록 도움 　• 회음부 손상 예방

(4) 산모의 자세(position)

해부학적·생리적으로 분만 진행에 영향

(5) 산모의 심리상태

① 자궁수축에 대한 산모의 반응
② 분만 진통에 대한 문화적 영향과 지각
③ 산전 출산 교육
④ 의미 있는 사람과 감정을 의사소통할 수 있는 능력
⑤ 지지체계 등에 의해 영향

🔬 UNIT 02 분만 시작 이론 ★

종류	특징
에스트로겐- 프로게스테론 이론	• 에스트로겐과 프로게스테론의 비율이 임신과 분만의 시작과 관련 • 프로게스테론 감소 : 자궁수축 촉진과 프로스타글란딘의 형성 증가 • 에스트로겐 : 프로스타글란딘의 부분적 합성을 증가
옥시토신 이론	• 옥시토신 : 임신 말기에 자궁수축이 증가되어 분만이 시작
태아의 내분비 조절이론	• 태아의 성숙으로 코르티코스테로이드가 분비 : 자궁수축의 전조물질인 프로스타글란딘의 분비를 자극 → 자궁수축자극, 분만시작
프로스타글란딘 이론 ★★	• 임신 말기에 자궁의 탈락막, 제대, 양막 등에서 자궁수축을 촉진하는 prostaglandin 전구물질을 양수로 더 많이 분비 • 양수와 혈액에서 prostaglandin 수치가 현저히 증가 : 분만을 유도
자궁신전이론	• 자궁근육세포가 수축되기 쉽도록 자궁이 신전 → prostaglandin 생성이 자극되어 분만시작에 영향 • 분만의 시작은 이러한 요인들 간의 상호작용으로 이루어짐

🔬 UNIT 03 분만의 전구증상 ★★★★

(1) 태아 하강감(lightening)

분만 2~4주 전에 태아 선진부가 진골반 속으로 하강하면서 나타나는 징후

① 초임부 : 분만 2~3주 전, 초임부에게 주로 하강감이 나타남

② 경산부 : 분만 직전

③ 증상

　㉠ 자궁이 하강하여 횡격막에 주는 압박이 줄어들어 호흡이 편해짐

　㉡ 위장장애 및 불편감의 완화

　㉢ 방광, 골반압박감은 심화되어 빈뇨, 다리경련 ★

　㉣ 자궁은 앞으로 더 돌출

(2) 가진통(false lavor) ★

① 특징 : 불규칙하고 빈도가 잦은 강한 자궁수축(false lavor)

② 증상

　㉠ 서혜부와 하복부의 통증

　㉡ 수면곤란, 긴장, 피로감이 증가

[진진통과 가진통의 차이] ★★

특징	진진통	가진통
규칙성	규칙적	불규칙적
간격	간격이 점점 짧아짐	간격 변화 없음
강도	• 강도가 점점 강해짐 • 걸으면 점점 심해짐	• 강도 변화 없음 • 걸으면 완화됨
부위	등과 하복부에 나타남	하복부에 국한됨
이슬	대개 이슬이 보임	이슬이 안 보임
진정제 효과	효과 없음	효과 있음

※ 참고 : 산부가 진진통이 있을 때, 즉 규칙적인 자궁수축이 있고 통증(수축) 간격이 짧아지고 강도가 점점 심해질 때 병원으로 즉시 내원 ★

(3) 혈성 이슬(bloody show) ★

① 혈액 섞인 갈색 경관점액
② 자궁의 선진부가 하강하여 자궁경관의 미세혈관이 파열되어 나온 혈액과 자궁경부의 점액마개의 분비물

(4) 자연적 양막파열(Rupture Of Membrane, ROM)

태아의 상태를 파악하기 위해 심음을 측정
① 선진부 하강으로 양막이 파열되고 양수가 방출
② 양막파열 후 선진부 진입이 안 되면 → 제대하수, 자궁 내 감염의 위험 발생

(5) 증가된 활동량

① 보금자리 본능 둥지틀기(nesting)
② 분만시작 24~48시간 사이 갑작스런 에너지 상승(청소, 요리, 육아 준비등 분만 준비를 위해 에너지 사용)

(6) 체중감소

호르몬의 변화 때문에 전해질이 이동하여 수분이 줄어들어 체중감소 (0.5~1.5kg)

(7) 기타

① 경부가 부드러워짐
② 지속적인 요통
③ 부분적인 자궁경부의 거상(짧아지고 얇아지면서 종이장처럼 되는 과정)

🧬 UNIT 04   분만의 단계

① 분만 제 1기(개구기) : 규칙적인 자궁의 수축 시작부터 자궁경관의 완전 개대
② 분만 제 2기(만출기) : 자궁경관의 완전개대로부터 태아의 만출
③ 분만 제 3기(태반기) : 태아만출 직후부터 태반 만출
④ 분만 제 4기 : 태반만출 후 산후 1~4시간까지

(1) 분만 1기 ★★★★★★

자궁 경부가 10cm까지 완전 개대 될 때까지 규칙적인 자궁수축이 이루어짐
① 자연 분만 시 분만소요 시간
　　㉠ 초산부 : 평균 12~14시간
　　㉡ 경산부 : 평균 7~8시간
② 자궁의 수축의 주기
　　㉠ 간격(inteval) : 수축의 시작부터 다음 수축의 시작까지
　　㉡ 휴식기 : 수축과 수축사이 이완하는 기간
　　㉢ 기간(duration) : 수축이 시작되어 수축이 사라지기까지
　　㉣ 강도(intensity) : 수축 시 압력 ★
　　　- 분만 1기 : 25~50mmHg, 분만 2기 : 80~100mmHg
　　　- 이완기의 압력 : 8~15mmg(이완기 때, 자궁내압이 상승될 때 중재 필요)
　　※ 분만이 진행됨에 따라 간격은 좁아지고 수축하는 기간이 길어지고 강도는 강해짐

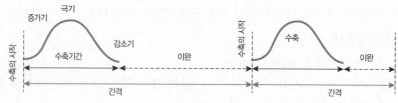

[자궁수축주기]

③ 분만 1기의 특징 ★
　　㉠ 잠재기 : 자궁 경관 개대는 미미하나 자궁경관소실 있음
　　㉡ 활동기 : 자궁 경관 개대가 본격적으로 시작되는 시기
　　㉢ 이행기 : 선진부 하강이 일어나는 시기

[분만 1기의 특징] ★

구분	잠재기(0~3cm) ★	활동기(4~7cm)	이행기(8~10cm)
소요시간	8~10시간	3시간	1~2시간
선진부 하강	-2~0	+1~+2	+2~+3

자궁 수축	간격	5~30분	3~5분	2~3분
	기간	10~30초	30~45초	45~60초
	강도	약함	중등도	강함
이슬		• 양은 적음 • 갈색, 분홍색 점액	• 양은 보통 • 혈성 점액	• 양이 많음 • 혈성 점액
산모의 상태		• 약간 흥분상태 • 지시에 따름	• 심한 요통, 경련 • 걷기가 어려움 • 분만에 관심이 집중 • 지시 따르기 어려움	• 항문압박감, 배변감 ★ • 극심한 통증 • 과다호흡 • 오심, 구토, 발한

④ 경부거상(cervical effacement)

　㉠ 자궁경부가 자궁수축이 시작되면서 점차 짧아지고 얇아져서 종이장처럼 들어 올
　　려짐(2~3cm → 1cm)

　㉡ 초임부 : 경부소실 후 개대

　㉢ 경산부 : 소실과 개대가 동시

　㉣ 소실의 정도는 백분율로 표현(완전 거상 100%)

　cf. 잠재기(0~40%), 활동기(40~80%), 이행기(80~100%) 소실

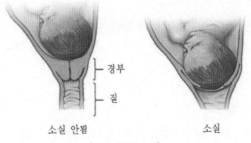

소실 안됨　　　　　　　　소실

[자궁경관의 소실]

⑤ 경부개대(cervical dilatation) ★

　㉠ 자궁경부가 태아 머리가 통과할 수 있도록 개방되는 것

　㉡ 0~10cm로 표시(완전 개대 10cm)

　　• 완전 개대의 기전 : 양수의 압력, 자궁수축, 태아 선진부의 압력, 자궁하절과 경
　　　부에서 감소된 저항

　㉢ 활동기에 주로 이루어짐

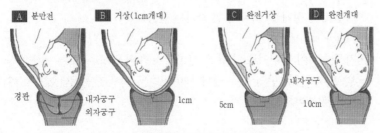

[자궁경관의 거상과 개대]

⑥ 하강도(station) ★

　　㉠ 선진부가 좌골극을 기준으로 골반 아래로 내려온 정도

　　㉡ station : -5~+5로 명시

　　　㉾ -2 이면 좌골극에서 2cm 위의 위치에 선진부가 하강 ★

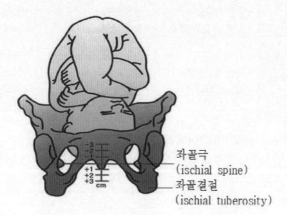

[태아의 하강]

⑦ 태포(bag of water)

　　진통이 시작되어 양막이 선진부 아래 자궁경관내로 들어와 팽륜된 것

(2) 분만 2기

자궁의 경관이 완전개대가 되어 태아 만출까지의 시기

① 소요 시간

　　㉠ 초산부 : 1시간

　　㉡ 경산부 : 15~30분

② 분만 2기의 특징

　　㉠ 자궁수축이 지속되면서 산모는 아래로 밀어내는 느낌

　　㉡ 불수의적인 자궁수축과 수의적인 힘주기에 의해 만출됨

　　㉢ 팽륜(bulging)

　　　• 선진부의 회음부 압박으로 회음부가 불룩해지는 것

　　　• 항문 올림근과 회음부층이 얇게 늘어나는 동시에 항문이 벌어져서 항문 전벽이
　　　　밖으로 보임

　　㉣ 배림(appearing)

　　　• 자궁수축 시 아두가 하강되어 아두가 양 음순 사이로 보임

　　　• 자궁수축 정지 시 아두가 안 보이는 현상

　　㉤ 발로(crowning)

　　　• 자궁수축이 없어져도 양 음순 사이로 노출된 현상 → 회음절개술 실시

　　　• 발로 후 한 두 번의 수축 후에 태아머리는 외부로 밀려나오고 어깨, 등, 몸체의
　　　　순으로 태아가 만출

(3) 분만 3기

- 태아분만 직후 ~ 태반 및 태아막의 만출이 될 때까지의 기간(태반분리 및 만출기)
- 태반은 정상적으로 태아가 만출된 후 3~4번의 강한 자궁수축으로 박리된 후 다음 자궁수축 시에 만출
① 분만 3기의 특징
　㉠ 자궁이 수축되며 태반이 탈락
　㉡ 양막이 융모막에서 분리
　㉢ 태만 만출기 : 박리된 태반은 자궁 수축이 있을 때 산모의 복압으로 만출
② 태반박리 징후
　㉠ 자궁 : 원반형→난형
　㉡ 자궁저부 : 상승
　㉢ 질 : 팽만
　㉣ 출혈 : 질에서 소량의 혈액이 분출
　㉤ 자궁저부 : 일시적으로 제와부 이상으로 상승
　㉥ 태반 : 질구에서 제대가 늘어지고 치골결합 상부를 약간 눌러도 당겨 올라가지 않음
③ 태반박리 형태

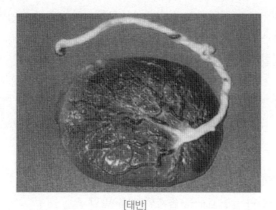

[태반]

[태반 박리 기전]

양상	[A] Schultz 기전	[B] duncan 기전
먼저 떨어지는 부위	중앙면	가장자리
질구에서 보이는 면	매끈한 태아면 뒤집어진 우산모양	울퉁불퉁한 모체면 (불완전 박리 가능성)
출혈	태반배출 후 출혈 (출혈량 적음)	출혈량 많음

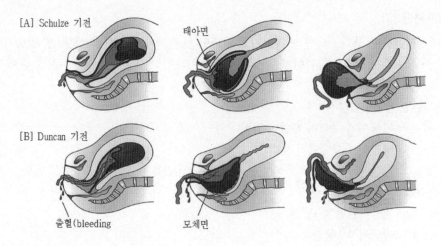

[A] Schulze 기전

태아면

[B] Duncan 기전

출혈(bleeding

모체면

(4) 분만 4기

  ① 분만 후 1~4시간까지의 시기
  ② 출혈이 중지되고 회복되는 기간
  ③ 임신 전 상태로 적응하는 모체의 생리·심리적 변화가 극적으로 일어나는 시기
  ④ 모아상호작용이 촉진되는 시기
  ⑤ 자궁이 수축과 견축을 반복하여 태반부착부위의 출혈을 조절함
  ⑥ 산후 출혈과 같은 합병증을 관찰할 수 있는 중요한 시기(자궁 이완으로 인한 출혈,
     요정체, 저혈압 등의 합병증 관찰)

UNIT 05 분만의 기전 ★★★

※ 진입 → 하강 → 굴곡 → 내회전 → 신전 → 외회전 → 만출

1) 진입(engagement)

  ① 아두의 대횡경선이 골반입구를 통과할 때를 말함 ★
  ② 진입 시기
     ㉠ 초산부 : 분만 2주 전
     ㉡ 경산부 : 분만 시작 시
  ③ 태아의 시상봉합이 골반입구에 횡경이나 사경으로 진입됨
  ④ 복부검진, 질검진을 통해 확인 가능함

2) 하강(descent)

  ① 태아가 골반입구를 지나 골반출구를 향하여 내려가는 모든 과정
  ② 기전 : 양수의 압력, 자궁수축, 복부 근육 수축에 의해 하강이 일어남
  ③ 초산부 : 활동기 후반에 빠르게 진행
     경산부 : 진입과 하강이 동시에 일어남

3) 굴곡(flextion) ★

선진부가 하강하면서 골반의 저항으로 굴곡되어 턱을 앞가슴에 당기면서 가장 짧은 소사경(9.5cm)으로 만출되기 위한 기전(골반입구)

4) 내회전(internal rotation)

① 골반입구는 횡경선이 길어 횡위로 진입하지만 골반출구는 전후경선이 길어 아두가 만출 시 회전해야 하는데 이를 내회전이라 함

② 후두가 전방 혹은 후방으로 회전함

5) 신전(extention) ★

① 내회전하여 완전 굴곡된 태아의 머리가 회음부에 닿으면 후두가 치골결합 하단에 닿게 되는데, 이 때 다시 고개를 들게 됨

② 태아의 후두, 이마, 얼굴 순으로 질 밖으로 배출

6) 외회전(external rotation)

태아 머리 만출 후 골반입구 진입 시 위치로 다시 회전

7) 만출

치골결합 밑에서 전방견갑이 먼저 나오고 후방견갑이 나와 태아가 완전히 만출

🔖 UNIT 06 　 분만 시 산부의 생리적 변화 ★★

1) 심혈계, 조혈계 : 분만 동안 심박출량, 혈압, 맥박이 상승

[분만 시의 심혈관계의 변화]

구분	특징
심박출량	• 자궁수축 동안 심박출량 증가 　– 분만 2기 : 분만 전보다 40~50% 증가(분만 시 최고조에 달함) • 일시적 빈맥 : 불안, 근육활동에 따른 대사량 증가(80~100회/분)
혈압	• 혈압 상승 　– Valsalva 시 혈압상승 : 태아저산소증 • 혈압 하강 　– 체위성 저혈압 (앙와위 시 증상 → 창백, 현기증, 차고 끈끈한 피부) 　– 자궁이 혈관을 눌러 혈량감소의 원인 → 우선 중재 : 좌측위를 취하게 함 21 • 기타 : 불안, 통증, 진통제, 마취제
혈액량	• 정상 출혈량 : 200~300mL
백혈구	• 25,000~30,000/mm³ 까지 증가(이것보다 상승 시 감염위험) • 신체, 정서적 스트레스 및 조직 외상으로 발생
혈액응고	• 혈장 섬유소원의 증가, 혈액응고 시간 감소 　→ 산후 출혈의 위험 감소

2) 신장계

① 다뇨증 : 사구체 여과율 증가, 심박출량 증가

② 방광팽만 : 선진부의 압박으로 소변정체, 방광점막 외상, 빈뇨, 긴장성 실금, 비뇨기 감염 유발

③ 빈뇨, 긴급뇨, 긴장성요실금 : 선진부의 압박이 원인

④ 케톤뇨증 : 피로, 탈수, 전해질 불균형, 영양결핍이 원인

3) 호흡기계

① 저산소

② 호흡성 알칼리증 : 과다호흡의 원인으로 저산소증, 저탄산증이 초래

4) 근골격계

① 연골연화 : 분만 시 릴랙신(relaxin) 분비로 연골 연화작용 및 근육활동 증가

→ 골반크기가 2cm 정도 증가

→ 요통, 지골부위의 통증, 관절통 초래

② 회음부 조직이 얇아짐

5) 신경계

① 불편감 : 자궁수축과 경관개대가 원인

② 통증 : 회음부의 통증 호소

③ 감정적 변화 : 분만 초기 행복감→심각성→망각증→피로, 의기양양

6) 소화기계

① 소화기능 저하

② 탈수

③ 오심, 구토

7) 대사계

① 탄수화물 대사 증가

② 대사활동 증가• 조기 파수 시의 체온상승, 정상범위 이상의 체온상승 → 감염징후

🔖 UNIT 07 　분만 시 태아의 변화

1) 태아의 심혈관계의 변화

① 정상 심박동수 : 120~160회/분

② 태아의 혈액순환은 산부의 자세, 자궁수축, 혈압, 제대혈류 등에 영향

2) 태아의 호흡과 행동

① 호흡 : 분만 이후 첫 울음을 통해 호흡이 이루어짐

② 행동 : 양막파열 후 태아 움직임이 줄어듦

3) 태아 아두의 변화

　① 산류 : 태아두피 부분의 부종

　② 주형 : 태아 두부 봉합이 겹쳐지는 상태

　③ 두혈종 : 두개골 표면에 혈액이 고임

🔖 UNIT 08　분만통증 완화법

1) 분만통증이론

(1) 관문통제이론

　① 통증자극이 중추로 올라가는 과정에서 정신·심리적 통증 완화 요인 제공

　　→ 척수의 관문의 개폐를 조절함으로 통증자극을 감소할 수 있다는 이론

　② 피부자극을 통한 통증완화, 시각, 청각 자극에 의한 통증완화에 적용

(2) 엔도르핀이론

　① 뇌에 모르핀에 대한 수용체가 있어서 인간 스스로 통증을 조절할 수 있는 능력이 존재

　② 엔도르핀은 분만 진행에 따라 점차 분비가 증가하여 분만 직후 최고로 분비되다가 분만 후 4시간에 급격히 떨어짐

2) 분만 통증의 원인

(1) 불안과 공포

　① 불안은 정서적인 상태이나 생리적인 변화를 유도

　② 근육을 떨리게 하고 통증 발생 물질을 배출

(2) 기대와 인지적 평가

　① 통증에 대한 두려움은 통증을 증가시킴

　② 분만 시의 통증에 대한 선입견

(3) 자기효능감과 자기조절력

　분만 시 통증을 조절할 수 있다는 자기 믿음과 조절력은 통증을 감소시키게 함

3) 분만통증의 특성

　① 자궁수축으로 인한 통증

　② 요통

　　㉠ 태아가 천골을 압박함으로 발생하는 통증분만

　　㉡ 산부의 25%가 경험

　③ 출산 시 통증

　④ 심리적 요인 : 불안, 공포, 임신에 대한 기대와 인지 정도, 자기효능감 및 자가조절력에 영향

4) 분만통증 완화법

(1) 비약물요법 ★

이완법, 호흡법, 치료적 접촉, 마사지(관문통제), 음악요법, 지압법, 아로마테라피, 연상법(심상법), 정보제공, 정서적 간호

(2) 약물요법

① 마약성 진통제 ★

㉠ 종류 : Morphine sulfate, Meperidine(demerol)

㉡ 투약 시기 : 분만 1기 활동기에 투약

㉢ 장점 : 진통효과

㉣ 단점 : 분만 지연(잠재기 투여 시)과 신생아 호흡곤란(분만 직전 투여 시) ★

심장 질환이 있는 산부에게 사용하지 않음 (demerol, ∵ 빈맥)

② 진정제

㉠ 종류 : Seconal, Nembutal

㉡ 투약 시기 : 극도로 불안한 경우 사용, 분만 직전에는 사용하지 않음(태아 호흡중추 억압)

③ 마취제

㉠ 국소마취 : 경막외 마취 ★

• 투약시기 : 자궁경관이 4~6cm 개대 시 사용

• 특징 : 분만 동안 산모는 깨어 있고 감각을 차단

• 합병증 : 저혈압(중재 : 정맥주입 속도 증가시킴), 오심, 구토, 요정체 유발

㉡ 전신마취제

• 중추신경에서 통증을 지각할 수 없도록 하는 것

🐾 UNIT 09   분만간호

1) 분만 1기의 간호

(1) 입원 시 사정

① 간호력

㉠ 일반적 상황, 산과력, 주호소, 산전진찰 여부

㉡ 출산에 대한 준비도, 신생아 수유계획, 산모의 심리적 반응과 대처양상 사정

② 활력징후

(2) 분만초기 징후 사정

① Braxton Hicks Contractions, 진진통 여부와 양상

② 이슬 및 양수파막 여부 확인 → 이슬의 양 증가

③ 변의나 요의 호소 확인

(3) 분만진행 사정

가. 자궁수축 측정

① 자궁수축 : 시작시기, 특성, 기간, 간격, 규칙성, 강도, 사정

㉠ 자궁수축 측정방법

- 산부의 주관적 표현 : 산부가 말한 시간, 간격, 강도, 규칙성으로 확인
- 간호사 측정 : 직접 자궁저부(가장 측정이 잘됨)에 손바닥을 대고 확인 ★
- 자궁수축 감시기

② 자궁수축의 특성

㉠ 자궁수축은 60초 정도 지속

㉡ 90초 이상 자궁수축 : 태아곤란증 유발

나. 복부검진(leopold's maneuver) ★★★★★

① 목적 : 태아 선진부, 태향, 태동 등을 확인

② 시기 : 임신 28주 이후, 태위나 태세를 확인

③ 준비

㉠ 방광 비우기

㉡ 베개 한 개 정도 베고, 무릎을 약간 구부린 자세를 취함

④ 4단계 촉진법

단계	목적	방법
1단계	태아의 머리와 엉덩이 부분 확인	• 시술자는 임부의 머리쪽을 바라 봄 • 양손으로 자궁저부를 촉진 • 모양, 크기, 운동성 확인
2단계	태아의 등, 팔다리의 구분	• 시술자는 임부의 머리쪽을 바라 봄 • 양손으로 산모의 복부 양쪽을 촉진
3단계	골반진입 여부 확인	• 시술자는 임부의 머리쪽을 바라 봄 • 엄지와 가운데 손가락을 벌려 두덩결합 상부인 하복부 촉진
4단계	아두의 굴곡 여부, 선진부 확인	• 시술자는 임부의 다리쪽을 바라 봄 • 골반 안에 세손가락을 눌러 치골상부를 깊이 촉진

다. 질검진(내진)

① 목적 : 선진부와 태위, 선진부와 골반과의 관계, 경관상태, 거상 및 개대 정도, 파막 여부, 파막 시 제대 탈출 여부 등 확인

라. 태아건강사정

① 목적 : 태아 안녕 상태 확인

② 내용 : 태아심박동, 양수 내 태변 착색 여부, 태동 등 검사

- 태아의 생리적 서맥 : 자궁수축 시 태아의 심박수 저하 → 30초 내에 회복 시 정상
- 태아심음 청진부위

- 두정위 : 제대 아래(예 ROA 태향에서는 우하복부에서 잘 들림)
- 둔위 : 제대부위나 제대 위의 부분
- 태아곤란증(태아 절박가사(fetal distress))의 증상 ★★★
  - 태아심박동 120회/분 이하, 160회/분 이상
  - 자궁수축이 끝난 후 태아 서맥이 30초 이상 지속
  - 두정위이면서 태변 배출 시(둔위에서 태변 배출은 정상)
  - 자궁수축 지속시간이 90초 이상 지속 시
  - 자궁수축 간격이 2분 미만
  - 자궁내압이 75mmHg 이상 시
    → 간호 : 옥시토신 중단, 좌측위, 산소투여(5~10L/분) ★★

마. 파막검사 ★★★
　① 파막 여부 : 나이트라진 검사(Nitrazine test)로 확인
　　㉠ 양수 : 알칼리성(pH 7.0~7.5)으로 청색으로 변색 ★
　　㉡ 질분비물 : pH 4.5~5.5으로 약산성, 노란색
　② 양수의 성상
　　㉠ 정상 : 맑고 연한 노란색
　　㉡ 비정상 : 탁하고 불쾌한 냄새(감염), 녹색(태변), 포도주색(출혈)
　③ 양막파열 시의 간호
　　㉠ 태아 : 심음 확인
　　㉡ 산모 : V/S 확인, 체온을 2시간마다 확인하여 감염 여부 확인
　　㉢ 제대탈출 여부, 분만 진행상태 확인, 양수의 특성 확인

(4) 분만 1기의 간호중재

구분	특징
사정	• 산모 사정 　- 분만 초기의 증상, 분만 진행정도 　- 입원 시 산모의 간호력, V/S(체온상승 : 감염, 과다호흡 : 호흡성알칼리혈증, 혈압 : 고혈압, 저혈압) 　- 소변검사, 혈액검사 　- 심리적 반응 • 태아 사정 　- 심음, 전자태아감시, 양수 내 태변, 태동 　- 태아곤란증 : 심박동 수 120회 이하, 160회 이상 　　→ 중재 : 산모는 좌측위, 다리 상승
관장 (enema) ★★	• 목적 : 분만 시 오염방지와 장을 비워 선진부 하강을 용이하게 하여 분만 촉진 • 시기 : 분만 초기 • 주의 사항 : 따뜻한 물로 소량씩 천천히 주입, 자궁 수축 시 관장 멈춤 • 금기 : 급속분만, 질 출혈 시, 진입되지 않은 두정위나 횡위
회음부 준비	• 부위 : 소음순, 회음부, 항문주위의 음모만 삭모

배뇨	• 목적 : 방광 팽만으로 인한 분만지연, 산후 출혈, 산후 소변정체 및 방광염 예방 • 2시간마다 배뇨 권장 • 활동기 이후에는 변기 사용
수분섭취	• 잠재기에 약간의 음료수 공급 가능 • 활동기에는 흡인의 위험으로 금식, 구강 간호 필요

안위간호	• 산모의 체위
	  – 산모가 원하는 체위 취하도록
	  – 활동기에는 휴식, 잠재기에는 걷도록(자궁수축 촉진)
	• 통증완화와 호흡법 : 라마즈호흡법 사용 ★
	  – 잠재기 : 느린 흉식호흡
	  – 활동기 : 빠르고 얕은 흉식호흡
	    ※ 1기 활동기 사정 : 과호흡으로 인한 호흡성 알칼리증(손발 저리고 얼얼, 두통, 어지럼증) ★
	  – 이행기 : 빠르고 일정한 흉식호흡(히-히-히-히-후 호흡)
	    → 아두발로 시 : 회음부 열상방지 위해 헐떡거리는 호흡
	• 접촉
	  – 지속적인 정서적 지지를 제공하고 필요 시 정보 제공

2) 분만 2기의 간호 ★★★★★

(1) 분만 2기의 시작 증상 ★★

① Bearing down effort : 산모가 스스로 힘주기 시작
② 불안, 안절부절못함, 접촉을 꺼리거나 울음
③ 혈액 섞인 이슬의 증가, 파막되며 양수 배출, 팽륜(bulging)
④ 오심, 구토
⑤ 대변감 호소, 회음부 얇아지고 항문은 개대
⑥ 통증의 증가 : 수술해 달라고 하거나 자고 싶다고 호소

(2) 산부의 건강사정

① 15분마다 맥박을 측정하여 쇼크 예방
② 호흡법과 힘주는 방법에 대해 설명
③ 학습에 대한 지각의 폭이 좁아지므로 필요한 지시사항은 짧게, 반복해서 제공

(3) 태아의 건강사정 ★

① 태아심박수 확인(자궁 수축 전후) : 심박수가 떨어지면 좌측위, 산소공급

(4) 산부간호

① 힘주기 ★★★★
  ㉠ 대변감을 호소할 때, 힘주고 싶을 때만 힘을 주도록 교육함
  ㉡ 성문을 연 채 힘주기
  ㉢ 수의적인 힘주기는 6~7초 이상 지속적으로 주지 않도록 함(태아저산소증 예방)
② 심리적 지지
  명확하고 짧게 반복해서 지시 → 격려와 지지로 자신감을 심어줌

③ 출산 준비
  ㉠ 분만실로 이송
    • 초산부 : 자궁경관 완전 개대 후, 회음부 팽륜, 발로 초기 이동
    • 경산부 : 자궁경관이 7~8cm 개대 시 이동
  ㉡ 출산자세
    • 서거나 쪼그리거나 꿇어앉는 자세는 분만진행에 도움이 됨
    • 쇄석위 : 회음봉합 시 용이
      → 주의점 : 1시간 이상 쇄석위 시 골반정맥염 초래
    • 반좌위 : 아래대정맥 압박으로 저혈압, 태아의 저산소 초래
    • 배횡와위 : 경산부에 효과적, 회음부 긴장완화로 회음열상 감소
④ 태아만출 시 처치 및 간호
  ㉠ 회음절개술 ★
    • 시기 : 아두가 3~4cm 보일 때
    • 장점 : 절개부위의 회복 촉진, 방광류/직장류 예방, 분만 2기의 단축, 3도 열상
      이 예방

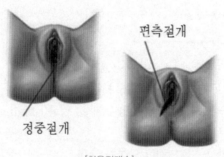

편측절개

정중절개

[회음절개술]

  ㉡ Ritgen's maneuver(리트겐 조작법)
    • 아두의 가장 작은 경선이 만출 되도록 손가락을 이용하여 만출 속도와 방향을
      조절하는 방법
    • 회음부 열상을 방지하며 분만촉진에 도움
    • 발로 상태에서 회음절개 후 시행함

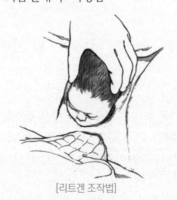

[리트겐 조작법]

⑤ 신생아 간호

  ㉠ 건강사정 : Apgar 점수로 사정

  • 0~3점 : 심한 기능저하

  • 4~6점 : 중등도의 기능저하

  • 7~10점 : 곤란의 정도가 미미하거나 스트레스가 없는 상태

[아프가 점수]

구분/점수	0	1	2
심박동	무박동	100회 이하	100회 이상
호흡	무호흡	불규칙적, 호흡이 느림	잘 울고 규칙적 호흡
근육긴장도	축 늘어져 있음	사지를 약간 굴곡	활발한 움직임, 굴곡이 잘됨
자극에 대한 반응	무반응	울거나 약간 움직임	활기찬 울음
피부색	푸르고 창백	몸은 분홍, 손발은 푸른색	전신이 분홍색

측정

– 출산 후 1분 : 즉각적인 생존 여부 평가

– 5분에 측정 : 장기간의 생존과 신경학적 상태를 파악(7점 미만 시 10분 후 재평가)

  ㉡ 신생아 간호 순서 : 기도유지→보온→제대결찰순으로 진행

[신생아 간호]

분류	설명
기도관리	• 호흡 확인 후 분비물 배출을 위해 신생아의 머리를 낮추어 눕힘 • 정상호흡수 : 40~60회/분 • 첫 호흡 기전 : 높은 이산화탄소 분압, 낮은 주위의 온도, 낮은 pH, 계면활성제
체온관리	• 신생아 한랭스트레스 : 추위에 노출 시 발생 → 저산소증, 대사성 산증, 저혈당증, 혈압감소 증세 • 분만 즉시 빨리 양수나 분비물 닦아주고, 보온
제대간호	• 교환수혈, 미숙아, 태아적아구증 : 채혈 위해 3~4cm 지점 결찰 • 혈관 확인 : 2개의 동맥과 1개의 정맥 • 소독 : 절단면을 소독수로 닦음. 출혈관찰 후 소독된 마른 거즈로 싸줌 • 제대결찰 : 제와위 1cm 지점
눈 간호	• 1% 질산은 용액 도포 : 신생아 임균성 안염, 클라미디아 균 예방 • erythromycin, tetracycline 연고 도포
신분확인	• 이름표 부착 : 신생아의 팔, 다리에 이름표(아버지, 어머니 이름, 출생기간, 성별기록) • 신생아 발도장 : 신생아 기록지에 찍음 • 산모와 가족에게 아기 보여 줌 : 시각적 확인
Vit.K 주사	• 목적 : 출혈 예방(저트롬빈혈증) • 부위 : 대퇴부에 근육 주사

모아 상호작용	출생 후 눈 맞춤, 젖물림, 안아보게 함

3) 분만 3기의 간호 ★★

(1) 태반만출 ★

신생아 분만 직후 태반이 박리(5~7분 이내)

(2) 간호중재 ★

가. 자궁저부 마사지

자궁저부가 단단하지 않을 때 자궁근육섬유 수축과 응고된 혈액을 배출시키기 위해 시행

나. 자궁수축을 위한 약물 투여 ★

① 적응증

㉠ 과거 분만 시 자궁근무력증이 있던 경우

㉡ 분만 1, 2기의 지연 시

㉢ 자궁수축제를 이용하여 유도분만한 경우

㉣ 고령의 다산부

㉤ 양수과다, 다태임신, 거대아 등으로 자궁의 과다팽창이 있던 경우

㉥ 임신 중 고혈압의 문제가 있었던 경우

㉦ 분만을 위해 과다하게 진통제나 마취제를 사용한 경우

② 약물의 종류 ★★★

구분	옥시토신(pitocin)	Methergine(메틸에르고노빈), ergonovine ★
작용	자궁수축	지속적 경련성 자궁수축 자극
시기	임신 말기, 분만 직후에 희석하여 사용	태반 분만 직후에 사용
부작용	항이뇨 효과, 저혈압, 빈맥	혈압상승(고혈압 환자 금기), 흉통, 심계항진, 호흡곤란 등

다. 산도의 열상관리 ★

① 원인

겸자분만, 과숙아, 자궁경부의 완전 개대분만, 반흔, 옥시토신 과다 투여, 급속 분만

② 열상의 종류

열상의 종류	상태
1도 열상	음순소대의 피부열상(근육은 열상이 없는 상태)
2도 열상	음순소대, 회음, 회음체까지의 열상
3도 열상	음순소대, 회음, 회음체, 항문조임근까지의 열상
4도 열상	음순소대, 회음, 회음체, 항문조임근, 직장까지의 열상

③ 열상예방법

  ㉠ 힘조절 연습

  ㉡ Ritgen's manuever

  ㉢ 어깨만출 시 열상 주의

④ 열상의 관리

  ㉠ 회음 봉합 : 2도 열상 시 작용

  ㉡ 봉합 후 냉찜질, 좌욕, 건열요법 작용 : 통증감소, 부종감소, 감염예방

라. 태반잔여물 확인, 태반의 결손 여부 시진(∵ 태반이 남아 있으면 산후 출혈과 감염의 원인)

4) 분만 4기의 간호 ★★★★

(1) 산모의 신체사정

사정부위	사정간격	결과
자궁저부	15분마다	• 단단함 : 제와부, 제와 2cm 아래 정중선에 위치 • 부드러울 때 : 자궁저부가 단단해질 때까지 마사지 → 혈괴를 배출 • 우측으로 치우쳐짐 → 방광팽만 확인
회음부		• 회음절개 봉합부위와 회음상태 확인 – 정상 : 상처가 깨끗하고, 약간의 부종, 봉합 확인 – 비정상 : 심한 부종, 심한 압통
오로	15분마다	• 보통 : 정상이나 혈액 분출 시에는 경관열상 의심 • 양이 많을 때 : 3~5분 후 재확인하여 출혈과 구분이 필요
방광	1시간 간격	• 자연배뇨 촉진, 필요 시 인공도뇨 • 방광팽만 : 자궁이완, 소변정체, 감염위험
혈압	• 안정될 때까지 : 15분마다 • 이후 : 30분마다 2회 측정	• 흥분과 분만 시 피로로 인해 약간 상승 → 1시간 내 정상으로 회복 • 고혈압 : 임신성 고혈압 의심
맥박	15분마다	• 1시간 이내 정상 복귀 • 일시적 서맥 증상(50~70회/분)이 나타날 수도 있음 • 빈맥 : 출혈, 감염의 위험
체온	1시간 간격, 2시간 후 병원의 규칙에 따름	• 탈수나 피로 시 약간 상승 • 분만 24시간 이내 38℃ 이하는 정상으로 간주

(2) 간호중재

가. 안정과 격려

① 침상안정 : 최소한 2시간 정도

  ㉠ 복압의 급격한 감소로 장으로 가는 혈관이 확대

  ㉡ 내장에 혈액이 차게 됨에 따라 산모가 똑바로 설 때 어지럼증을 호소

② 보온 : 스트레스, 탈진 등으로 인해 오한을 호소

나. 출혈 예방

  ① 원인

    ㉠ 자궁이완이 가장 흔한 원인

    ㉡ 태반조직 잔여, 회음과 산도열상

  ② 치료 및 간호 ★★★

    ㉠ 자궁수축 촉진 위해 자궁마사지, 자궁수축제 투여

    ㉡ 태반 잔여조직 제거, 열상 시 봉합

다. 배뇨간호 ★★★

  ① 1시간 마다 방광팽만 정도 사정

    ∵ 방광팽만으로 산후출혈, 소변정체, 감염초래

  ② 간호

    ㉠ 분만 후 자연배뇨 격려 : 좌욕이나 물 흐르는 소리로 자극

    ㉡ 자연 배뇨 안 되면 인공도뇨 실시

라. 안위간호

  ① 감염예방 : 패드교환, 손 씻기

  ② 산후통 관리

    ㉠ 산후통의 생리에 대한 설명

    ㉡ 방광 비우기, 복부 온찜질

    ㉢ 진통제, 필요시 자궁수축제 투여

    ㉣ 이완 및 호흡운동 격려

마. 수분균형 유지

  ① 당분을 첨가한 적당량의 수분을 천천히 마시도록 함

  ② 분만 한 시간 후 산모상태가 안정되면 가벼운 식사 제공

바. 모아관계 촉진 ★

  ① 눈 맞춤

  ② 수유를 통해 애착 형성

  ③ 조기접촉

  ④ 칭찬과 격려

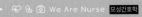

단원별 문제

01 선진부의 하강정도(station)가 "0"일 때 아두는 골반의 어디에 있는가?

① 좌골결절   ② 골반입구
③ 골반출구   ④ 좌골극
⑤ 치골결합

 [하강도(station)]
    ㉠ 선진부가 좌골극을 기준으로 골반 아래로 내려온 정도
    ㉡ −5~+5로 명시

02 태아가 모체의 골반을 통과할 때 목이 완전히 굴곡된 상태로 통과한다면 이때 아두전후경선은 어디가 되는가?

① 후두융기에서 미간까지   ② 턱에서 소천문까지
③ 소천문에서 후두융기까지   ④ 대천문에서 후두융기 후하방까지
⑤ 미간에서 후두융기 하방까지

 [소사경선(SOB: suboccipito-bregmatic diameter)] 후두융기 아래 함몰부~대천문 중앙(9.5cm)
    - 가장 작은 경선, 태아 완전 굴곡 (선진부 : 후두골)

03 정상분만의 가능성 여부를 결정하는 데 중요한 경선은?

① 진결합선과 산과적 결합선   ② 횡경선과 좌골극 간격
③ 대각결합선과 태아머리둘레   ④ 산과적 결합선과 좌골극 간격
⑤ 산과적 결합선과 좌골결절 간 간격

 ※ 정상 분만 가능성을 결정하는 요소
    • 산과적 결합선 : 골반 입구의 가장 짧은 경선, 10cm 이상
    • 좌골극간 경선 : 중골반의 거리, 10cm 이상 (9.5cm 이하 난산, 8cm 이하 제왕절개)

04 34세 여성이 분만을 하기 위해 산부인과에 왔다. 간호사가 내진을 통해 산도의 크기를 측정하였다. 다음 중 정상분만이 가능한 경우는?

① 대각결합선 10cm, 양좌골극 간 간격 12cm
② 진결합선 10cm, 좌골결절 간 길이 11cm
③ 대각결합선 13cm, 양좌골극 간 간격 11cm
④ 산과적 결합선 11cm, 양좌골극 간 간격 9cm
⑤ 중골반 10cm, 좌골결절 간 길이 7cm

해설 ※ 정상 분만 가능성을 결정하는 요소
- 산과적 결합선 : 골반 입구의 가장 짧은 경선, 10cm 이상
- 좌골극간 경선 : 중골반의 거리, 10cm 이상 (9.5cm 이하 난산, 8cm 이하 제왕절개)
- 대각결합선 : 12.5cm 이상
- 진결합선 : 대각결합선-1.5cm
- 산과적결합선 : 진결합선-0.5cm
- 골반강(좌골극간 거리) : 10cm 이상
- 골반출구 : 골반입구와 골반출구 통과되면 문제없이 통과됨

05 다음 중 골반입구 경선 중 가장 작은 경선으로 치골결합 내면 최대돌출부에서 천골갑까지의 거리는?

① 횡경선   ② 중골반
③ 진결합선   ④ 대각결합선
⑤ 산과적 결합선

해설 [산과적 결합선]
- 선진부가 골반강 안으로 진입할 수 있는 지 결정
- 치골결합 내면 최대 돌출부~천골갑까지의 거리
- 진결합선-0.5cm : 10cm 이상 시 정상분만 가능
- 골반입구 중 가장 좁은 경선

06 태아의 분만 시 굴곡기전은 언제 일어나는가?

① 만출 직전   ② 가진통이 있을 때
③ 태동이 일어날 때   ④ 골반입구로 진입할 때
⑤ 신전 후 아두가 보일 때

해설 [굴곡(flextion)]
선진부가 하강하면서 골반의 저항으로 굴곡되어 턱을 앞가슴에 당기면서 가장 짧은 소사경(9.5cm)으로 만출되기 위한 기전, 골반입구 진입 시 굴곡기전

07 자궁수축과 분만으로 인한 통증을 경감시키기 위하여 경막외(epidural)마취를 시행하였다. 경막외 마취와 관련하여 옳은 것은?

① 빈뇨가 올 수 있다.　　　② 의식을 잃을 수도 있다.

③ 빈맥이 발생할 수도 있다.　④ 태반만출 직전에 투여한다.

⑤ 저혈압이 나타날 수도 있음을 안다.

해설 [경막외 마취]
• 투약시기 : 자궁경관이 4~6cm 개대 시 사용
• 특징 : 분만 동안 산모는 깨어 있고 감각 차단
• 합병증 : 저혈압(중재 : 정맥주입 속도 증가시킴), 오심, 구토, 요정체 유발

08 분만 중 산부가 방광팽만을 경험하다 소변이 잘 나오지 않는다고 호소하였다. 이유로 적합한 것은?

① 분만 중 수분제한 때문이다.

② 힘주기가 적절하지 않기 때문이다.

③ 산모가 저혈압 시에 주로 발생한다.

④ 방광근육의 긴장도가 증가하였기 때문이다.

⑤ 태아선진부가 방광을 지속적으로 압박하기 때문이다.

해설 방광팽만 : 선진부의 압박으로 소변정체, 프로게스테론으로 방광근육의 이완, 방광점막 외상, 빈뇨, 긴장성 실금 비뇨기 감염 유발

09 분만 중 통증 메시지의 전달에 관여하며 산모가 통증을 적게 느끼도록 작용하는 신경전달물질은?

① 프로스타글란딘　　　② 에스트로겐

③ 옥시토신　　　　　　④ 엔드로핀

⑤ 코티코스테로이드

해설 [엔도르핀이론]
① 뇌에 모르핀에 대한 수용체가 있어서 인간 스스로 통증을 조절할 수 있는 능력이 존재
② 엔도르핀은 분만 진행에 따라 점차 분비가 증가하여 분만 직후 최고로 분비되다가 분만 4시간에 후에 급격히 떨어짐

10 산모의 자궁이 10cm 개대되었을 때 demerol을 투여했다. 신생아에게서 나타날 수 있는 위험증상은?

① 저혈당증
② 태변 배설
③ 신생아 황달
④ 분만진행 지연
⑤ 신생아 호흡억압

해설 마약성 진통제 : 분만 지연(잠재기 투여 시)과 신생아 호흡곤란(분만 직전 투여 시)

11 다음 중 분만에 영향을 주는 5p 요소는?

① 통증
② 빠른 호흡
③ 산모의 자세
④ 태아의 운동성
⑤ 조력자의 능력

해설 분만의 필수요소(5P) : 만출물(passenger), 만출력(power), 산도(passageway), 산모의 자세(position), 산모의 심리상태(psychologic response)

12 태아 두개골에서 관상봉합의 위치는?

① 전두골·두정골 사이
② 두정골·두정골 사이
③ 후두골·두정골 사이
④ 후두골·측두골 사이
⑤ 전두골·전두골 사이

해설 봉합 : 시상봉합(두정골 사이), 관상봉합(전두골과 두정골 사이), 인자봉합(후두골과 두정골 사이), 전두봉합(좌우 전두골 사이)

13 다음은 모체-태아와의 관계에 관한 용어로 옳은 것은?

① 종위 : 태아 장축과 모체 장축이 직각을 이룸
② 태세 : 태아의 자세
③ 두정위 : 골반입구에 대사경 진입
④ 태위 : 골반 입구에 먼저 들어가는 태아의 신체부위
⑤ 완전굴곡 : 태아의 자세로 비정상적인 굴곡

해설 태세 : 태아의 자세
태위 : 태아 장축과 모체 장축과의 관계
두정위 : 소사경 진입
종위 : 태아의 장축과 모체 장축이 평행을 이룸
완전굴곡 : 태아의 자세로 정상적인 태세

14 내진 시 태아 선진부를 촉진한 결과 단둔위로 진단되었다. 예상되는 태아의 선진부는?

① 후두 　　　　　　② 턱
③ 어깨 　　　　　　④ 천골
⑤ 발바닥

해설 선진부는 골반입구가 먼저 들어가는 태아의 신체부위로 단둔위이므로 태아의 천골이 예상된다.

15 정상분만 시 가장 흔한 태향은?

① LOP 　　　　　　② LOT
③ LOA 　　　　　　④ LMP
⑤ LMA

해설 태향은 선진부 지적부위와 모체 골반의 전후, 좌우 면과의 관계이다.
표시방법 : 태향 결정 시 모체가 기준 : 모체 골반의 좌우면, 모체의 앞뒤면
－ L.O.A(left Occipito Anterior) : 좌후두전방 → 가장 흔함

16 골반을 구성하는 뼈로 분만 시 후방으로 밀려나 산도를 넓혀주는 역할을 하는 것은?

① 장골 　　　　　　② 치골
③ 좌골 　　　　　　④ 천골
⑤ 미골

해설 미골 : 1개
분만 시 후방으로 밀려나 산도를 넓혀줌(전후경선이 확대됨)

17 다음 중 분만 직후 자궁퇴축을 위해 옥시토신을 투여하려 할 때 고려할 수 있는 부작용은?

① 항이뇨작용 ② 체온하강
③ 고혈압 ④ 변비
⑤ 빈호흡

 해설

구분	옥시토신(Oxytocin)
작용	자궁수축
시기	임신 말기, 분만 직후에 희석하여 사용
부작용	항이뇨 효과, 저혈압, 빈맥

18 골반의 유형 중 여성형 골반의 특징에 대해서 바르게 설명한 것은?

① 전후경선이 긴 계란형이다.
② 천골은 넓고 깊은 만곡이 있다.
③ 겸자분만이 요구된다.
④ 천골은 약간 만곡되고 새모양이다.
⑤ 치골궁은 좁다.

해설 [골반의 유형]

	여성형(여성의 50%)
모양	약간 계란형, 횡타원형
골반강	적당
좌골극	중간은 무디고 넓게 분리
천골	넓고 깊은 만곡
치골궁	넓음
분만 형태	질분만, 자연분만, 전방두정위

19 다음 중 분만의 전구증상은?

① 정맥류
② 진진통
③ 흉식호흡에서 복식호흡으로의 변화
④ 태아하강감
⑤ Chadwick's sign

해설 분만의 전구증상은 태아하강감과 가진통이다.

20 다음 중 진진통의 특징은?

① 진통간격이 점점 길어진다.
② 통증은 걸으면 완화된다.
③ 진정제 및 진통제에 효과를 보인다.
④ 대개 이슬이 보인다.
⑤ 통증이 하복부에 국한된다.

해설 [진진통의 특징]

특징	진진통
규칙성	규칙적
간격	간격이 점점 짧아짐
강도	• 강도가 점점 강해짐 • 걸으면 점점 심해짐
부위	등과 하복부에 나타남
이슬	대개 이슬이 보임
진정제 효과	효과 없음

21 다음 중 가진통과 비교해 볼 때 진진통의 특징에 해당하는 것은?

① 통증이 등과 하복부에 나타난다.
② 통증이 걸으면 완화된다.
③ 통증이 하복부에 국한된다.
④ 진통간격이 점점 넓어진다.
⑤ 진정제 및 진통제에 효과를 보인다.

해설 20번 해설 참고

22 분만전구증상 중 태아하강 후 임부에게 나타날 수 있는 변화는?

① 변비   ② 빈뇨

③ 빈호흡   ④ 소화장애

⑤ 혈전증 발생

해설 [태아하강이 나타난 후]
① 자궁이 하강하여 호흡이 편해짐
② 위장장애 및 불편감의 완화
③ 빈뇨, 다리경련, 골반압박감은 심화
④ 자궁은 앞으로 더 돌출

23 분만을 위해 임산부의 심체검진을 실시하였다. 내진 시 대각결합선을 촉진한 결과 13cm였다. 이때 적절한 관리로 맞는 것은?

① 골반유형을 확인한다.
② 골반입구와 횡경선을 확인한다.
③ 산도가 좁으므로 X-선 골반 계측을 실시한다.
④ 정상분만이 가능하므로 특별한 처치가 필요 없다.
⑤ 난산이 예측되므로 제왕절개를 실시하도록 교육한다.

해설 대각결합선 : 12.5cm 이상 정상 분만 가능

24 전자태아감시의 목적은 분만 중 태아 스트레스와 질식을 감지하는 것이다. 전자태아감시 준비와 절차로 옳은 것은?

① 산모는 쇄석위를 취하게 한다.
② 산모에게 움직임을 격려한다.
③ 산모의 침대머리를 20~30도 상승한다.
④ 자궁수축과 태아의 움직임을 파악하는 검사이다.
⑤ 제왕절개 수술 시에 거의 시행되는 감시이다.

해설 전자태아감시목적 : 분만 중 태아 스트레스와 질식을 감지
[준비와 절차]
① 산모에게 절차를 설명 후 침대머리를 20~30도 상승
② 자궁수축과 태아심음 동시 감지

25 분만이 임박한 산모가 양막파열이 되었을 경우 간호중재로 가장 우선적인 것은?

① 질 내진을 실시한다.　　　　② 체온을 측정한다.
③ 감염 여부를 파악한다.　　　④ 태아의 심음을 측정한다.
⑤ 제대탈출 여부를 확인한다.

해설 [양막파열(membrane rupture)시 태아의 심음을 측정]
① 선진부 하강으로 양막이 파열되고 양수가 방출
② 양막파열 후 선진부 진입이 안 되면 → 제대하수, 자궁 내 감염의 위험 발생

26 임부의 양막이 파열되었을 때 양수 내에서 태변이 확인되었다. 태아의 선진부가 두정위일 때 유발될 수 있는 사항은?

① 정상　　　　　　　　　② 빈혈
③ 뇌수종　　　　　　　　④ 저산소증
⑤ 두부손상

해설 양막파열 후 양수에서 태변이 확인이 되면 태아의 폐로의 태변 흡입이 의심되며 저산소증이 나타날 수 있다.

27 분만 시 자궁저부는 짧고 두꺼워지며 자궁경부는 늘어나서 자궁이 상, 하로 구분되는 것을 무엇이라 하는가?

① 거상　　　　　　　　　② 생리적 견축륜
③ 병리적 견축륜　　　　　④ 개대
⑤ 발로

해설 [생리적 견축륜]
① 분만 시 자궁상부는 두터워지고 짧아지며, 자궁하부는 깊어지고 얇아짐
② 자궁상부와 하부의 경계가 생김
③ 경계선을 생리적 견축륜(수축륜)이라 함

28 다음 중 분만 중 방광이 팽창되지 않게 해야 하는 이유는?

① 태아질식 예방　　　　　② 지연분만 예방
③ 태아상해 예방　　　　　④ 제대탈출 예방
⑤ 조기파수 예방

해설 방광이 팽창되면 지연분만이 발생할 수 있다.

29 자궁수축과 분만으로 인한 통증을 경감시키기 위하여 잠재기에 경막외(epidural) 마취를 시행하였다. 경막외 마취와 관련하여 옳은 것은?

① 요정체가 올 수 있다.
② 의식을 잃을 수도 있다.
③ 서맥이 발생할 수도 있다.
④ 태반만출 직전에 투여한다.
⑤ 약에 따라 고혈압이 나타날 수도 있음을 안다.

해설 ① 국소마취 : 경막외 마취
② 투약시기 : 자궁경관이 4~6cm 개대 시 사용
③ 특징 : 분만 동안 산모는 깨어 있음
④ 합병증 : 저혈압, 오심, 구토, 요정체 유발

30 분만 중 태아곤란증이 나타났을 경우 해주어야 할 중재는?

① 좌측위를 취한다.
② 제왕절개를 즉시 실시한다.
③ 옥시토신을 주어서 조속히 분만을 촉진한다.
④ 산모에게 태아에게 이상이 없을 거라고 안심시킨다.
⑤ 자궁이완제를 주어서 분만을 지연시킨다.

해설 태아곤란증 : 심박동 수 120회 이하, 160회 이상 → 중재 : 산모는 좌측위, 다리 상승

31 분만 1기의 간호중재로 옳은 것은?

① 산모의 회음부는 분만 중의 청결을 위해 치구부터 철저히 삭모한다.
② 급속분만의 산모에게 관장을 실시하여 분만을 촉진한다.
③ 분만 1기 동안에는 수분섭취를 격려한다.
④ 2시간마다 이동식 변기로 배뇨를 권장한다.
⑤ 산모의 분만 초기의 증상과 분만 진행정도를 확인한다.

 해설

구분	특징
사정	• 산모 사정 　- 분만 초기의 증상, 분만 진행정도 　- 입원 시 산모의 간호력, V/S(체온상승 : 감염, 과다호흡 : 호흡성알칼리혈증, 　　혈압 : 고혈압, 저혈압) 　- 소변검사, 혈액검사 　- 심리적 반응 • 태아 사정 　- 심음, 전자태아감시, 양수 내 태변, 태동 　- 태아곤란증 : 심박동 수 120회 이하, 160회 이상 　→ 중재 : 산모는 좌측위, 다리 상승이 점점 짧아짐
관장 (enema)	• 목적 : 분만 시 오염방지와 선진부 하강을 용이하게 하여 분만 촉진, 장내 수축 운동 • 시기 : 분만 초기 • 주의 사항 : 따뜻한 물로 소량씩 천천히 주입, 자궁 수축 시 관장 멈춤 • 금기 : 급속분만, 질 출혈 시
회음부 준비	• 부위 : 소음순, 회음부, 항문주위의 음모만 삭모
배뇨	• 2시간마다 배뇨 권장 • 활동기 이후에는 변기 사용
수분섭취	• 잠재기에 약간의 수분 공급 가능 • 활동기에는 흡인의 위험으로 조심

32 다음 중 회음절개를 실시하는 이유는 무엇인가?

① 아두손상을 방지한다.
② 분만 3기 시간을 줄인다.
③ 제대 손상을 방지한다.
④ 회음부와 항문괄약근의 열상을 방지한다.
⑤ 산모의 통증을 감소시켜 안위를 도모한다.

해설 [회음절개술]
① 시기 : 아두가 3~4cm 보일 때
② 장점 : 절개부위의 회복 촉진, 방광류/직장류 예방, 분만 2기의 단축, 3도 열상의 예방

33 다음 중 태반박리 시 나타나는 징후로 옳은 것은?

① 질의 팽만감이 느껴진다.
② 질에서부터 제대가 짧아지게 된다.
③ 자궁이 난형에서 원반형으로 바뀐다.
④ 갑자기 질에서 다량의 혈액이 분출된다.
⑤ 질구에서 제대가 늘어지나 치골결합 상부를 누르면 당겨 올라간다.

해설 [태반박리 징후]
① 자궁 : 원반형 → 난형
② 자궁저부 : 상승
③ 질 : 팽만
④ 출혈 : 질에서 소량의 혈액이 분출
⑤ 자궁저부 : 일시적으로 제와부 이상으로 상승
⑥ 태반 : 질구에서 제대가 늘어지고 치골결합 상부를 약간 눌러도 당겨 올라가지 않음

34 다음 중 분만 2기의 간호에 대한 설명으로 옳은 것은?

① 힘주는 자세는 머리를 젖히고 반좌위 상태로 힘을 준다.
② 수축이 강해지면 산부의 불안이 증가하고 탈진되므로 지시를 길고 상세하게 해준다.
③ 수축이 강해지고 길어지면서 힘이 주어지면 산부에게 느린 흉식호흡을 하도록 한다.
④ 산부가 복압을 느끼고 변의를 호소하면 15초 이상 수의적 힘주기를 격려한다.
⑤ 발로 시에는 다리를 충분히 구부려 헐떡거리는 짧은 흉식호흡을 한다.

해설 [발로(crowing)]
① 자궁수축이 없어져도 양 음순 사이로 태아머리가 노출된 현상
   → 회음절개술 실시
② 발로 후 한 두 번의 수축 후에 태아머리는 외부로 밀려나오고 어깨, 등, 몸체의 순으로 태아가 만출

35 분만 3기에 해당하는 특징은 무엇인가?

① 자궁수축 시 태아의 아두가 음순 사이로 보인다.
② 태아의 분만 이후 태반 만출 전 시기이다.
③ 자궁이 수축이 되고 태반이 탈락된다.
④ 자궁경관이 10cm 열리는 시기이다.
⑤ 회음절개가 이루어지는 시기이다.

해설 [분만3기]
① 태아분만 직후 ~ 태반 및 태아막의 만출이 될 때까지의 기간(태반분리 및 만출기)
② 태반은 정상적으로 태아가 만출된 후 3~4번의 강한 자궁수축으로 박리된 후 다음 자궁수축 시에 만출
[분만 3기의 특징]
① 자궁이 수축되며 태반이 탈락
② 양막이 융모막에서 분리
③ 태반 만출기 : 박리된 태반은 자궁 수축이 있을 때 산모의 복압으로 만출

36 태아 분만 시 가장 중요한 신생아 간호순서로 옳은 것은?

① 보온 → 기도유지 → 제대결찰
② 기도유지 → 보온 → 제대결찰
③ 기도유지 → 눈간호 → 신분확인
④ 기도유지 → 제대결찰 → 눈간호
⑤ 기도유지 → 보온 → 모유수유

해설 신생아 간호순서 : 기도유지 → 보온 → 제대결찰순으로 진행

CHAPTER 02

We Are Nurse

위아너스
간호사
국가시험
이론편

고위험 분만 간호

모성간호학

UNIT 01 분만과정 관련 건강문제

1. 난산 (dystocia)

- 분만과정이 비정상적으로 느리게 진행되고 어려움이 있는 분만
- 모든 분만의 약 8~11%에서 발생

※ 원인 : 분만의 요소(5P) 문제 ★★

① 만출력 이상 : 자궁수축력의 약화, 부적절한 수의적 힘주기
② 태아이상 : 태위, 태향이상, 태아의 크기 및 발육이상
③ 산도이상 : 산도의 크기 및 형태의 변화, 생식기 기형 등
④ 심리적 이상 : 출산준비 부족으로 불안, 공포
⑤ 자세이상 : 부적합한 자세

1) 만출력 문제

① 자궁기능부전 : 경관 개대와 태아하강을 방해하는 비정상적인 자궁수축 ★★★★★
  ㉠ 고긴장성 자궁수축 : 자궁 수축의 힘이 과도, 수축 양상은 비정상, 비조화
  ㉡ 저긴장성 자궁수축 : 자궁 수축의 힘이 부족, 수축 양상은 정상

구분	고긴장성 자궁수축 ★ (hypertonic uterine dysfunction)	저긴장성 자궁수축 (hypotonic uterine dysfunction)
발생시기	분만 1기 잠재기	분만 1기 활동기
위험요인	• 초산부에서 주로 나타남 • 자궁수축 과다	• 경산부에서 주로 나타남(과도 신장) • 자궁수축 미약
원인	자궁저부보다 수동적 자궁하부와활동적 자궁상부 사이에 일어남 자궁의 여러 곳에서 비동시적 수축	다태임신으로 자궁 과다 신전, 거대아, 과도한 진통제, 비정상적 태위, 국소마취사용 등

증상	• 중증도 이상의 강한 수축 • 극심한 통증 • 태반조기박리	• 약하고 불규칙한 수축 • 통증은 약하거나 없음 • 자궁 수축 시에도 자궁 저부 이완
태아질식	초기부터 발생	늦게 발생
옥시토신	금기 ★	옥시토신 투여로 자궁수축 유발
간호중재 및 치료	• 치료적 휴식, IV로 수액공급 • 약물 : 진정제 및 진통제 투여하여 진정 및 이완, 진통억제제 • 정상진통 회복 시 : 정상질식분만 • 태아질식 시 : 제왕절개	• 내진 2시간 마다 • 인공파막, 관장 : 자궁수축 자극 • 옥시토신 : 진통유발 • 정상진통 시 : 정상질식분만 • 태아가사 시 : 제왕절개
합병증	• 태아 : 저산소증, 질식, 가사, 손상 • 산부 : 태반조기박리 • 파막 시 분만지연 : 자궁내 감염	• 태아 : 가사, 손상 • 산부 : 탈수, 탈진 • 파막 시 분만지연 : 자궁내 감염

② 수의적 만출력 이상(inadequate voluntary expulsive force)경관 완전 개대 후 자궁 수축 시 산모가 적절한 힘주기를 못하는 경우 발생
  ㉠ 원인
    • 다량의 진통제, 마취 시 발생
    • 탈진, 부적절한 체위
  ㉡ 간호
    • 호흡법 및 힘주기 격려
    • 산소공급
③ 병리적 견축륜(Bandl's ring) ★★★

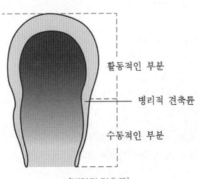

활동적인 부분
병리적 견축륜
수동적인 부분

[병리적 견축륜]

  ㉠ 기전
    • 자궁상부는 계속적 수축과 견축으로 두터워지고 하부는 늘어나서 얇아짐
    • 자궁상부와 하부 사이에 반지 모양의 수축 발생으로 자궁파열의 전조증상 임
  ㉡ 원인 : 아두골반 불균형, 옥시토신 과다투여, 경산부에 많음
  ㉢ 증상
    • 비정상적 견축륜

- 태아하강 안 됨
- 심한 복통, 불안, 탈수, 태아질식
㉣ 치료 및 간호
- 신속한 제왕절개 요구됨
- 옥시토신 중지
- 모르핀 주사로 수축력 감소시킨 후 → 제왕절개 시행
㉤ 주의 : 자궁수축제, 관장은 절대 금기
④ 급속분만, 지연분만

종류	급속분만 ★	지연분만 ★
정의	분만이 급속히 종료 : 3시간 이내	분만이 늦어짐 : 24시간 이상

합병증	• 태아 : 저산소증, 경막하출혈, 뇌손상
	• 모체
	  – 산도열상, 산후출혈
	  – 태빈조기박리, 자궁파열, 양수색전
		• 태아 : 질식, 저산소증
		• 모체 : 감염, 탈수

2) 태아의 문제

① 선진부와 태향 이상 ★★
→ 질식 분만 시도는 가능하나 실패 시 제왕절개 적용

분류	특징

후방후두위	• 원인 : 남성형, 유인원형 골반, 협골반
	• 증상
	  – 산모 : 심한 요통, 제대탈출, 분만지연, 산후출혈 및 산후감염 빈도의 증가
	  – 태아 : 제대 탈출
	• 간호
	  – 허리마사지, 체위변경
	  – 배뇨 : 2시간마다, 선진부 하강 촉진
	  – 수액공급 : 탈수예방
	  – 제왕절개 : 전방 회전 안되어 횡경 정지 시 ★

둔위	• 원인
	  – 둥근 자궁, 자궁의 저부의 공간이 넓은 경우
	  – 다태임신, 조산, 다산부, 양수과다증, 태아기형, 자궁기형
	• 합병증
	  – 상부 : 조기파막, 분만지연, 감염, 산도열상, 이완성 출혈
	  – 태아 : 뇌외상, 뇌출혈, 제대탈출(두정위보다 8배 높음), 저산소증
	• 간호
	  – 외회전 : 초임부는 32주, 경임부는 34주 이후 시도(슬흉위)
	    → 진통과정 감시하면서 질분만 시도, 태아가 크고 골반작으면 제왕절개
	  – 유도분만 : 태아가 클 경우, 37~38주경에 실시
	  – 제왕절개 : 둔위교정 실패 시

안면위	• 제왕절개 : 태아의 뇌외상 우려, 초임부〈경임부
횡위	• 원인 : 자궁과 복벽근육의 이완, 다산부, 양수과다, 다태임신 • 산모 : 자궁파열 • 태아 : 조산, 산소결핍 → 제왕절개

② 거대아

ⓐ 정의 : 태아체중 4,500g 이상

ⓒ 원인 : 모체의 당뇨병, 다산부, 비만

ⓒ 합병증

• 자궁기능부전, 어깨난산, 아두골반불균형, 자궁파열, 산후출혈

• 주산기 사망률 높음, 쇄골골절, 경부신경 마비

③ 태아기형

ⓐ 뇌수종

• 뇌실에 뇌척수액이 축적

• 아두의 크기를 줄인 후 분만시킴

ⓒ 무뇌아

• 태아의 아두의 상부나 두개가 없는 경우

• 분만지연, 회음열상의 위험

3) 산도의 문제

① 골반 이상

ⓐ 정의 : 산도, 즉 골반의 입구, 골반강, 출구가 협소한 것

ⓒ 특징 : 아두의 크기와 골반의 크기가 불균형

• 협소골반 : 전후경선 - 10cm 이하, 대각결합선 - 11.5cm 이하, 횡경선 - 12cm 이하

• 아두 골반 불균형 : 질 분만 시 하강이 일어나지 않음, 제대탈출, 태아외상, 감염의 위험

ⓒ 간호 : 제왕절개술 실시 ★

② 연조직 이상

ⓐ 정의 : 자궁경관, 질, 외음 등의 이상으로 난산이 발생

ⓒ 원인 : 쌍각자궁, 자궁근종, 과거 분만 시의 손상, 원추조직절제술

ⓒ 간호 : 제왕절개, 회음절개를 통한 분만 실시

4) 산모의 심리적 이상

① 원인 : 산모의 불안이나 스트레스 → 카테콜라민 분비로 자궁기능부전 발생

② 간호 : 스트레스 완화, 휴식, 수액제공

5) 산모의 자세 이상

① 원인

산부의 자세 고정 시 → 분만지연 초래

② 간호

앙와위, 쇄석위를 피하고 걷거나 쪼그려 앉는 자세, 즉 중력방향으로 앉는 자세가 효과적

2. 조기분만(조산 : preterm birth) ★★★★

1) 정의

임신 20~37주 사이의 분만에 이루어짐

2) 원인

① 주로 50%는 원인 불명

② 조기파수 후 발생(1/3 경우)

③ 인구학적 요인 : 미혼모, 모성연령이 20세 미만, 40세 이상

④ 산과적 과거력

    ㉠ 과거의 조기분만 경험

    ㉡ 자궁기형

    ㉢ 임신중기 유산 경험

⑤ 현 임신 산과적 문제

    ㉠ 산전관리가 잘 이루어지지 않은 경우

    ㉡ 32주에 아두 진입, 자궁경관의 길이가 1cm 이하

    ㉢ 다태임신, 양수과다, 발열성 진환

⑥ 내과적 과거력 : 심장병, 빈혈, 비뇨기 감염, 스트레스

3) 입원 시 간호 ★

(1) 증상 확인 및 관찰

① 월경통과 유사한 복통, 장의 통증, 골반의 압통, 설사, 하부요통, 질분비물 증가

② 자궁 수축 시 감시

(2) 치료 및 간호 ★★★★★

① 예방이 중요

② 비뇨기 감염 예방(∵ 조산의 원인)

③ 조산의 징조 시 : 절대안정, 성관계 자제, 질 분비물 관찰

④ 필요시 스테로이드제(34주 이후 베타메타손(Betamethasone ★)투여

    (∵ 태아의 폐성숙을 위해)

⑤ 분만억제제 투여 : 리토드린(유토파, Yutopar), 황산마그네슘(자궁수축억제)

※ 리토드린(자궁수축억제제)적응증 ★★

    • 절박유산, 조기진통

    • 양막파수 되기 전, 자궁 개대 및 거상이 4cm, 50% 이하 진행시

    • 임신 유지가 가능할 때, 태아질식, 융모양막염, 태반조기박리, 중증 자간전증 등의 문제가 없을 때, 태아생존력이 있는 경우

    • 부작용 ★ : 빈맥, 심계항진, 저혈압, 저칼륨혈증, 혈당상승, 변비, 구토

3. 과숙분만(postmature birth) ★

1) 정의
① 임신이 42주 이상 지연
② 거대아, 자궁기능부전, 유도분만, 흡인만출, 제왕절개 빈도가 높아짐

2) 원인
① 월경주기가 긴 여성
② 살리실산염 사용 여성
③ 첫 번째 임신인 경우

3) 문제점
① 태반 노화로 인한 태반기능부전 ★
② 영양소, 산소 감소로 인한 태아 저산소증 및 질식
③ 거대아
④ 양수과소증

4) 임신 시 간호
① 산모자궁경관 확인, 복부촉진 및 초음파 검진(임신주수 확인)
② 태아성숙도 확인 : 양수천자, 24시간 소변, 무자극 검사
③ 검사결과 비정상 시 : 분만예정일 다시 계산
④ 검사결과 정상 시 : 유도분만

5) 분만간호
① 유도분만
② 자궁경관 확인, 태동의 횟수와 형태 확인, 매일 분만징후와 자궁 상태 관찰
③ 분만 중 태아심음 관찰, 과숙아 간호

4. 조기파수 ★★★

1) 정의
① 분만이 시작되기 24시간 전에 파수(분만 1기말~2기초)
② 파막 후 Nitrazine test 시행 → 결과 청색(pH 6.5~7.5)으로 변함 ★★★

2) 원인
① 불분명
② 자궁경관 무력증, 선진부의 늦은 진입, 자궁 내 압력이 높은 경우
③ 고령산모, 다산, 조산, 흡연

3) 합병증
감염, 제대탈출, 분만지연, 조산, 자궁파열, 병리적 수축륜 형성 ★

4) 간호중재 ★

- 양수색, 양상, 파수 시간 확인
- 태아 안녕 상태 확인

(1) 임신 38주 이후(조기파막, PROM)

① 관장 후 유도분만(24시간 안에 분만의 진전이 없을 경우)

② 유도분만 실패 시 : 제왕절개 분만

③ 양수의 색변화 : 유도분만 시도

(2) 임신 37주 이전(만삭 전 조기파막, PPROM)

① 임신기간 연장 : 태아가 최적의 상태로 분만되게 도움

② 태아 심박동 모니터링 후 자궁수축 상태 확인 ★

③ 침상안정, 내진 제한, 태아상태 관찰, 수분공급

5. 다태분만(multiple pregnancy)

1) 원인

유전, 시험관 아기, 자궁기형(2개 자궁)

2) 종류

① 일란성 쌍생아 : 하나의 수정란이 발달 초기에 두 개의 배아로 분할되어 성숙됨

② 이란성 쌍생아 : 두 개의 난자에 각각 수정되어 발육됨

구분	태반	융모막	양막	유전형질	성	외모
일란성	1 또는 2	1 또는 2	1 또는 2	같음	같음	비슷
이란성	2	2	2	다름	같거나 다름	다름

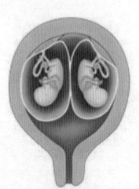 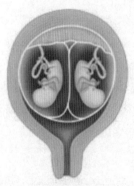 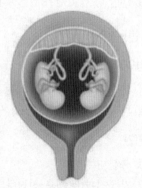

2융모막 2양막
(이란성 또는
일란성)

1융모막 2양막
(일란성)

1융모막 1양막
(일란성)

[쌍태아의 융모막과 양막]

3) 문제점

(1) 모체측

① 심혈관계 부담 : 혈액량 ↑
② 빈혈 : 태아의 철분요구량 증가
③ 자궁증대, 자궁기능부전
④ 전치태반, 태반조기박리
⑤ 양수과다, 자간전증
⑥ 감염의 위험성
⑦ 사회, 정신적인 문제

(2) 태아측

① 선천성 기형
② 저체중
③ 조산 : 다태아의 대표적 주산기 사망 원인
④ 태아위치 이상(대부분은 둘 다 두정위인 경우가 많음)

4) 간호 및 중재

① 산전관리 : 임신 중기부터 2주에 1회 정기적 관리(임신 중 감염예방, 임부의 고위험 상태 선별, 부모가 되기 위한 마음가짐 교육)
② 식이 및 체중조절 : 18kg 정도의 체중증가, 영양공급
③ 요통 예방 : 임산부 거들 착용
④ 좌측위로 휴식하도록 교육
⑤ 태아의 성장과 발달을 모니터링
⑥ 분만관리 : 자연분만 가능하나 주로 제왕절개 함

6. 자궁파열 ★

1) 정의

자궁의 협부나 체부에서 자궁 근육의 열상으로 발생

2) 원인

① 다산으로 자궁근육의 탄력성 저하
② 분만중단 : 자궁 수축 지속 시 병리적 수축륜
③ 과거 제왕절개, 자궁수술의 흔적, 인공유산으로 얇아진 자궁 내막
④ 과다한 자궁수축제 사용

3) 증상 ★

종류	특징
완전파열	• 산부 　– 날카로운 복부통증(하복부, 심와부, 어깨 방사됨), 자궁수축 정지 　– 복강 내 출혈 혹은 질 출혈, 복부팽만감 　– 쇼크증상 : 빠르고 약한 맥박, 혈압하강, 차고 창백한 피부 • 태아 : 태아의 심음 없어짐, 태아촉진이 쉬워짐
불완전파열	• 산부 　– 자궁수축 시 복통 　– 경관 개대의 진전이 없음 　– 질 출혈로 쇼크 증상 • 태아 : 태아심음 소실

4) 치료 및 간호

① 자궁적출술
② 수혈준비 : 출혈량 사정, 활력징후 사정 및 수혈 실시
③ 항생제 투여(복막염, 패혈증 예방)
④ 저혈량 쇼크 증상 및 복막염 위험 사정 및 대처

7. 양수색전증

1) 정의

색전(태지, 솜털, 태반 등이 섞인 양수)이 모체혈류 속에 들어가 폐순환을 차단하는 것

2) 원인

① 분만 직후, 난산 후, 옥시토신을 이용한 유도분만 후 주로 발생
② 고령산모, 거대아, 쌍태아 분만

3) 증상

① 청색증
② 저혈압, 분만 직후의 호흡곤란, 빈호흡과 흉통을 동반한 호흡부전
③ 발작, 폐부종, 심장기능 부전, 저산소증
④ DIC(파종성혈관내 응고장애), 사망

4) 간호중재

① 산소공급, 반좌위
② 수혈
③ 응고결함의 치료 : 섬유소원과 항응고제 투여
④ 지지간호

8. 자궁내번증

1) 정의 : 자궁이 출산 후 뒤집히는 경우

태반박리 전후나 태아만출 후에 자궁이 뒤집히는 현상

2) 원인

① 자궁수축이 없을 때 제대를 무리하게 잡아당기는 경우
② 자궁이완 시 태반배출을 위한 자궁저부 압박 시 발생
③ 기타 : 자궁무력증, 급속분만, 제대가 짧은 경우, 다산 등

3) 증상

① 완전 내번 ; 질 밖으로 자궁저부 안쪽이 돌출
② 불완전 내번 : 눈으로 확인 안되는 부드러운 덩어리 촉진
③ 통증, 쇼크, 출혈(치명적)

4) 간호

① 정맥으로 수액공급
② 산소투여
③ 활력징후 측정, 쇼크, 무뇨증, 감염 등을 관찰
④ 자궁저부를 서서히 밀어 넣음 → 되돌아 오기 전까지 옥시토신 중지, 자궁 원상복귀 시
자궁수축제
⑤ 심한 통증 : 모르핀 근육 주사 투여(∵ 통증 쇼크 예방 위해)

🐾 UNIT 02 태아부속물 관련 건강문제

1. 제대탈출(prolapse of cord) ★★

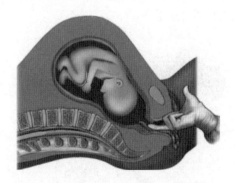

1) 정의

① 태아의 머리가 만출되기 전에 제대가 선진부로 내려온 것
② 태아에게는 저산소증 발생

2) 원인

① 모체측 요인 : 조기파수, 양수과다, 자궁내 종양, 전치태반, 다태임신
② 태아측 요인 : 조산아, 이상 태위(둔위, 견갑위, 안면위 혹은 전액위), 아두골반 불균형, 비정상적으로 긴 제대

3) 증상

① 모체 : 제대가 질강에서 보이나 산모는 별다른 증상 없음
② 태아 : 제대의 압박으로 태아 질식, 절박가사(fetal distress) 증상 → 태아 전자감시기에서 변이성 감퇴 양상 ★

4) 진단

① 내진
② 파막 후 태아심음의 갑작스런 하강은 제대탈출과 관련이 많음
③ 분류
　㉠ 은닉탈출 ; 제대기 선진부의 옆에 위치
　㉡ 전방탈출 : 제대가 선진부의 앞, 막 내에는 위치
　㉢ 완전탈출 : 제대가 질로 하강

5) 간호중재 ★★★

① 태아심음 사정
② 산모 자세 골반고위 : 슬흉위, 좌측위, 트렌델렌버그 체위, 변형된 심스체위(골반 부위 베개) (∵ 제대가 눌리는 것을 방지하기 위해) ★
③ 적신 거즈 : 제대가 건조되지 않도록 소독된 생리식염수 거즈로 덮어 줌, 탈출된 제대는 다시 넣지 않음
④ 산소공급
⑤ 아두를 뒤로 밀어주어 제대를 압박하지 않도록 함
⑥ 제왕절개 : 분만경과가 어려울 경우

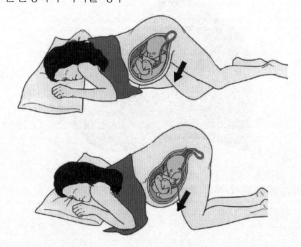

[변형된 심스체위(골반고위), 슬흉위]

2. 양수 장애 ★

양수과다증과 양수과소증 : 양수의 양은 임신말기 800~1,200cc가 정상이나, 정상범위에서 벗어난 경우 문제가 됨

[양수 장애의 특징]

구분	양수과소증	양수과다증
정의	양수 : 500mL 이하	양수 : 2,000mL 이상
원인	• 정확한 원인은 불명 • 정상태반의 노화, 자궁내 성장지연 • 조기파막, 양수의 누수 • 요로폐쇄, 신장결손증에서 발생 빈도 높음	• 정확한 원인은 불명 • 당뇨병 임부, 임신성 고혈압, 심장질환 임부 • 무뇌아, 뇌수종 • 식도폐쇄, 위장계통의 폐쇄아 • 다태임신
증상	• 임신주수에 비해 작은 자궁 • 복부에서 태아가 쉽게 만져짐 • 태아질식	• 호흡곤란 • 부종(하지, 음순, 하복부) • 복부불편감
합병증	• 양수량이 적어 제대압박 위험 • 태아 질식위험 증가, 태아저산소증 • 태아 기형	• 조산, 난산 • 조기파수, 제대탈출, 태반조기박리 • 높은 주산기사망률 • 이완성 자궁출혈
치료 및 간호	• 태아상태 관찰 • 심한 경우 : 양막 내 생리식염수 주입 • 태아심음 저하 : 유도분만 • 분만 후 신생아의 신장을 포함한 요로배설 상태를 사정	• 중증 시에만 간호 • 조산 시 태반검사 • 안위제공, 정서적 지지 • 양수천자를 통한 배액 • 저염식이 • 태아심음의 지속적 관찰 • 산후출혈 예방 : 자궁수축제 투여 • 신생아의 위장, 식도폐쇄 관찰

3. 융모양막염

1) 정의

융모, 양막, 양수의 감염성 질환

2) 특징

① 모체 : 초기에 과호흡, 빈맥, 38℃ 이상의 체온상승, 오한, 탈진, 자궁압통 증가

② 태아빈맥, 조산, 미숙아 출생 위험 높음

③ 양수색이 혼탁하거나 화농성, 불쾌한 냄새

④ 자궁압통, 이상진통, 지연분만

3) 원인 및 유발요인

(1) 감염

① 상행성 감염 : 대부분 질이나 경관으로부터 태반을 통한 감염

② 하행성 감염 : 복강에서 나팔관으로 감염

4) 진단 : 감염증상, 양수검사

5) 치료 및 간호

① 항생제 치료, 발열 시 해열제 투여, 감염 스트레스와 모성 및 태아상태 관찰

② 제왕절개보다는 질식분만(옥시토신 투여)

③ 양수 특성 및 태아심음, 자궁수축 활동 관찰

④ I/O 조사(탈수와 케톤증 동반 위험)

⑤ 다른 신생아에게 감염을 막기 위해 격리간호 필요

🐾 UNIT 03 대안적 분만과 간호

1. 유도분만 ★★★★

1) 정의

자연적인 자궁 수축이 있기 전에 인위적으로 자궁 수축을 유도하여 분만시키는 것

2) 적응증

① 태아 : 위험 신호 있으나 분만 지연, 자궁 내 태아 사망

   - 선행 조건 : 종위, 두위, 생존력이 있을 때, 아두골반 불균형이 없을 때

② 산모 : 분만 지연 시, 산모 건강 위험 시, 24시간 이상 치료하여도 효과가 없는 임신성 고혈압, 당뇨병, Rh 부적합증 등의 모체질환, 과숙임신, 조기 파막으로 감염 위험이 있을 때

③ 분만 : 분만지연, 파막 후 24시간이 지나도 분만이 시작되지 않을 때

④ 유도분만 준비도 사정(Bishop score) : 5가지 항목의 점수화, 점수가 높을수록 성공가능하고 시간이 짧게 소요

   ⓐ 경관개대(가장 중요한 항목) ⓑ 경부소실 ⓒ 태아하강정도 ⓓ 경관경도 ⓔ 경관에 연접한 태향

   - 7점 이상 : 유도분만 시도 가능

   - 9점 이상 : 성공가능성이 높음

항목/점수	0	1	2	3
경관에 연접한 태향	후방	중앙	전방	
경관 경도	단단	보통	연화	

경관 거상	0~30%	40~50%	60~70%	80%이상
경관 개대	닫힘	1~2	3~4	5cm이상
하강 정도	-3	-2	-1~0	+1~+2

3) 금기증

① 태아 : 태아질식 상태, 저체중아, 미숙아

② 산모 : 아두골반 불균형, 산도기형, 태위이상, 태아 선진부 이상, 4회 이상의 다산부

③ 산모 과거력 : 제왕절개술 또는 자궁수술 경험(자궁파열 위험성이 높음)

④ 전치태반

⑤ 질의 헤르페스 감염

⑥ 질출혈

4) 종류

(1) 옥시토신

가. 적용조건

① 태아 위치 : 종위, 선진부는 두위 시

② 생존력있는 태아

③ 경부거상이 시작, 아두골반 불균형이 없을 때

나. 효과

① 자궁수축 유발하여 분만유도, 촉진

② 항이뇨효과 : 투여 중지 후 즉시 회복

③ 부작용 : 저혈압, 빈맥

다. 투여방법 ★

① 정맥투여

② 근육주사 금지

라. 간호 ★★★★

① 태아 상태 사정 : 태아저산소증, 태반기능, 태아의 심음 감시

② 후기감퇴, 심한 가변성 감퇴 : 옥시토신 중단, 좌측위, 산소투여

③ 자궁수축 확인

: 자궁 수축 이상이 지속될 때(수축시간이 90초 이상 지속, 수축간격이 2분 미만, 자궁내 압력 75mmHg이상 → 투여 중단, 주입속도 감소 ★

④ 두통, 고혈압, 태변배출 → 옥시토신 중단

⑤ 핍뇨 증상 시 → 의사에게 보고, 섭취량/배설량 확인(∵ 옥시토신의 항이뇨효과)

⑥ 분만 실패 : 제왕절개 분만

⑦ 옥시토신 금기 : 과거의 6회 이상의 산과력 있는 산모, 비정상적인 선진부, 양수과다증, 거대아, 다태아의 경우 사용하지 않음 ★

(2) 경관성숙(프로스타글란딘 투약) ★

가. 효과

① 자궁경관을 부드럽게 하고, 개대, 소실을 일으켜 옥시토신에 대한 자궁근층의 민감도를 높여 효과적인 자궁수축 유발

② 임신 중 태아사망 시 유도분만에 사용

나. 방법

옥시토신 투여 전날 프로스타글란딘을 좌약이나 젤 형태로 질에 삽입

(3) 양막파막술(인공적으로 양막 파수) ★★

가. 적용조건

① 자궁경관 상태가 양호하며 질식분만 조건 시

② 선진부 진입 시, 분만 유도, 분만 촉진을 위해

③ 분만진통이 있을 때, 제대탈출이나 제대 압박의 위험이 없을 때

나. 금기증

① 선진부 진입이 안 되는 경우(제대탈출의 위험)

② 둔위, 횡위

다. 부작용 : 제대탈출, 제대압박, 아두압박

라. 간호중재

① 제대탈출, 제대압박 여부 사정 : 태아심음을 통해 확인

② 산부를 눕힌 후 무릎을 굽히고 다리를 양쪽으로 벌려 이완함

③ 양수상태 관찰

④ 산부에게 시술에 대해 설명하여 산모를 안정시킴

⑤ 감염징후 확인 : 2시간마다 체온 측정

⑥ 감염되지 않도록 내진을 삼가고, 깨끗한 침대보와 홑이불을 제공

⑦ 파막 이후 양수 확인 : 색, 냄새, 양, 농도

2. 흡인만출(Vaccum extraction)

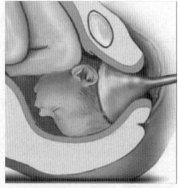

[흡인만출]

1) 정의

태아의 만출을 돕기 위해 특수 진공흡인 만출기를 이용하여 흡인컵을 아두에 부착하여 견인

2) 적응증 ★

(1) 모체측 요인

① 분만 2기의 지연, 마취로 힘을 줄 수 없을 때
② 산부가 힘을 주면 안 되는 경우 : 심장병, 고혈압, 폐결핵
③ 다산부, 과거 제왕절개를 하였으나 질식 분만을 원할 때

(2) 태아측 요인 : 제대탈출, 태아질식

3) 적용조건

① 두정위, 아두골반불균형이 없어야 함
② 양막파수 후 회음절개 후 시행
③ 아두 진입 후 아두가 만져지지 않는 정도에 사용
④ 방광을 비운 후 시행

4) 금기증

조산아, 안면위, 둔위 시 금기

5) 간호

① 산부와 가족에게 시술에 대해서 설명
② 호흡법과 힘주기 지도
③ 체위 : 앙와위에서 무릎을 굽히게 하고 이완시킴, 쇄석위
④ 자궁수축 시 효과적인 힘주기 격려
⑤ 태아심음 확인
⑥ 산류가 없어짐을 설명

6) 합병증

① 경관열상
② 산류, 두혈종, 뇌출혈, 경막하출혈
→ 태아나 산부의 손상을 최소화하기 위해 흡인기는 30분 이하로 적용, 흡인 파워 조정, 태아심음 측정 등이 필요함

3. 겸자분만(Forceps delivery)

1) 정의

겸자를 통하여 태아의 만출을 돕는 방법

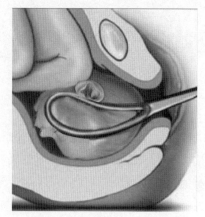

[겸자분만]

2) 적응증

① 산부 : 힘을 줄 수 없는 산모 상태(심장병, 피로 등)

② 태아 : 태아가사, 아두의 내회전이 일어나지 않을 경우

③ 제대탈출, 태반조기박리

3) 합병증

① 산부 : 자궁파열, 산도열상

② 태아 : 태아 두개 내 출혈과 뇌손상, 태아 안면신경마비

4. 제왕절개분만(cesarean section, C/S) ★★★★

1) 정의

복부절개하여 인공적으로 태아를 만출시키는 것

2) 적응증

(1) 산부

① 과거 제왕절개분만, 중증 자간전증

② 아두 골반 불균형, 산도감염(음부 포진 등)

③ 모체의 질병 : 중증심장병, 고혈압성 질환, 당뇨병, 자궁경부암

(2) 태아

① 태아질식 또는 임박한 질식, 아두골반 불균형

② 횡위, 둔위

(3) 전치태반, 태반조기박리

(4) 유도분만 실패 시

3) 금기증

태아사망, 미숙아

4) 제왕절개 수술 방법

① 고전적 수직절개 : 복부조직과 자궁체부를 수직으로 절개
  ㉠ 장점 : 수술시간이 짧고 태아 접근이 용이, 방광과 자궁의 유착 시, 전치태반, 응급분만 시 선호
  ㉡ 단점 : 자궁근 허약하여 파열위험이 있고 출혈양 증가
② 자궁하부 수평절개 : 복부 횡절개 및 자궁 횡 또는 수직 절개
  ㉠ 장점 : 미용상 선호, 봉합용이, 출혈, 감염 합병증 적음
  ㉡ 단점 : 장 유착 가능성이 있고, 수술 범위가 클 때, 응급수술인 경우 시행의 어려움

5) 수술 전 간호

① 심호흡, 기침 등 합병증 예방교육
② 수술전 검사, 정보제공, 정서적 지지, 수술전 투약
③ 삭모
④ 유치도뇨관 삽입
⑤ IV 확보, 수혈준비 등

6) 수술 후 간호 ★★

① 심호흡, 기침, 체위변경, 혈전성정맥염(하지의 통증, 부종, 오한, 발열 등 증상 확인) 예방, 진통제 투여(통증 시), 척추 마취의 경우 → 앙와위, 감각회복 사정
② 수분 및 영양균형 유지, 조기이상 시 체위성 저혈압 고려
③ 배뇨간호
  ㉠ 24시간 유치도뇨관 유지
  ㉡ 제거 후 4~8시간 내에 자연배뇨 확인
④ 출혈 및 감염예방 ★
  ㉠ 패드, 자궁수축 관찰(자궁저부가 배꼽부위에서 부드럽게 만져지는 자궁이완이 있는지), 수술부위 관찰
  ㉡ 지혈 : 모래주머니로 상처부위 압박
  ㉢ 활력징후 사정
⑤ 조기모아애착 형성 ★
⑥ 산모의 일반적 간호제공 : 유방간호, 회음부간호, 산후통, 변비
⑦ 제왕절개 이력이 있는 산부 : 질식분만을 고려 할 때 가장 위험한 합병증 → 자궁파열
  (∴ 응급 제왕절개술이 준비된 상태에서 질식분만을 고려함)

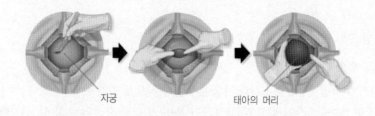

자궁　　　　　　　　　　　태아의 머리

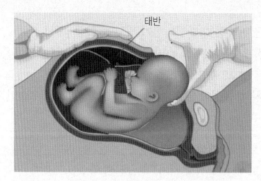

태반

[제왕절개술]

<복부절개 방법>

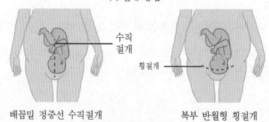

수직
절개

횡절개

배꼽밑 정중선 수직절개　　　　　복부 반월형 횡절개

<자궁절개 방법>

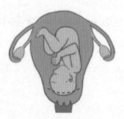 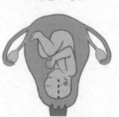 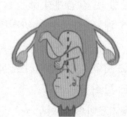

자궁하부 횡절개　　　　　하부 수직절개　　　　　고전적 종절개

[제왕절개술의 복부 절개 및 자궁절개 방법]

♡ ☻ ⃝ We Are Nurse 모성간호학

단원별 문제

01 다음 중 난산의 요인 중 만출력 이상으로 인한 요인은?

① 이상태위일 때　　　　　　② 산모의 극심한 불안
③ 아두골반 불균형인 경우　　④ 생리적 수축륜이 있을 때
⑤ 불규칙한 자궁수축과 이완이 있는 경우

> **해설** [만출력 이상]
> 자궁수축력의 약화, 부적절한 수의적 힘주기

02 다음 중 지연분만 시 나타날 수 있는 모체 측 문제는?

① 산도열상　　　　　② 감염
③ 태반조기박리　　　④ 산후출혈
⑤ 자궁파열

> **해설** [지연분만]
> 24시간 이상 분만이 늦어짐
> • 태아 : 질식, 저산소증
> • 모체 : 감염, 탈수

03 분만 중 완전자궁파열과 관계있는 것은?

① 태아촉진이 안 된다.
② 초산부에게서 발생되기 쉽다.
③ 파열 후 자궁수축이 강해진다.
④ 파열 후 즉시 유도분만을 시행한다.
⑤ 파열이 임박한 경우 병리적 수축륜이 나타난다.

04 과숙아 분만이란?

① 임신 37주 이내 분만
② 임신 42주 지나서 분만
③ 임신 38~42주 내 분만
④ 4500g이상인 신생아를 40주 이후 분만
⑤ 4500g이상인 신생아를 43주 지나서 분만

05 조기진통으로 리토드린을 주입하고 있는 산부에게 나타날 수 있는 부작용은?

① 저혈압   ② 핍뇨
③ 저혈당증   ④ 설사
⑤ 고칼륨혈증

06 분만 1기 고긴장성 자궁기능부전의 간호로 적절한 것은?

① 즉시 제왕절개 실시   ② 옥시토신 투여
③ 관장 실시   ④ 진통억제제 투여
⑤ 인공 파막 시도

07 난산 시 자궁하부가 극도로 얇아지고 융기선이 현저해져 치골결합과 제와부 사이에 융기선이 생겨, 심하면 자궁파열이 일어날 수 있는 경우는?

① 생리적 견축륜   ② 병리적 견축륜

③ 규칙적 자궁수축   ④ 수의적 자궁수축

⑤ Braxton Hicks Contractions

> **해설** [병리적 견축륜(Bandl's ring)]
> ① 정의 : 심한 기능부전성 분만
> ② 기전
>   – 자궁상부는 계속적 수축과 견축으로 두터워지고 하부는 늘어나서 얇아짐
>   – 자궁상부와 하부 사이에 반지 모양의 수축 발생으로 자궁파열의 전조증상임
> ③ 원인 : 아두골반 불균형, 옥시토신 과다투여, 경산부에 많음

08 다음 중 경관개대와 태아하강을 방해하는 비정상적인 자궁수축을 무엇이라 하는가?

① 난산   ② 분만지연

③ 자궁기능부전   ④ 고긴장성자궁

⑤ 저긴장성자궁

> **해설** 자궁기능부전은 경관개대와 태아하강을 방해하는 비정상적인 자궁수축이다.

09 다음 중 고긴장성 자궁수축에 대해 적절히 설명한 것은?

① 경산부에게 주로 나타난다.
② 분만 1기 활동기에 발생한다.
③ 내진을 2시간마다 실시한다.
④ 제왕절개를 실시한다.
⑤ 옥시토신 투여는 금기이다.

> **해설** [고긴장성 자궁수축]

구분	고긴장성 자궁수축
위험요인	초산부 주로 나타남, 자궁수축 과다
발생시기	분만 1기 잠재기
증상	중증도 이상의 강한 수축, 극심한 통증, 태반조기박리
태아질식	초기부터 발생
옥시토신	금기

10 경관의 완전개대 후 자궁수축 시 산모가 적절한 힘주기를 하지 못하는 경우 발생하는 것은?

① 난산 　　　　　　　　　② 분만지연
③ 수의적 만출력 이상 　　　④ 고긴장성자궁
⑤ 저긴장성자궁

> **해설** [수의적 만출력 이상(inadequate voluntary expulsive force)]
> 　　　정의 : 경관의 완전개대 후 자궁수축 시 산모가 적절한 힘주기를 못하는 경우 발생

11 다음 중 급속분만으로 인해 초래될 수 있는 흔한 태아의 위험은?

① 저산소증 　　　　　　　② 황달
③ 감염 　　　　　　　　　④ 산류
⑤ 사지골절

> **해설** • 태아 : 저산소증, 경막하출혈, 뇌손상
> 　　　• 모체
> 　　　　① 산도열상, 산후출혈
> 　　　　② 태반조기박리, 자궁파열, 양수색전

12 임신 39주 김씨 부인은 경산부로 현재 22시간째 진통을 하고 있다. 현재 경관이 3cm 개대, 70% 소실된 상태이다. 이때 적합한 치료계획은?

① 자궁수축제를 투여하여 분만을 촉진한다.
② 호흡법을 지속적으로 실시한다.
③ 정상과정이므로 좀 더 지켜보도록 한다.
④ 회음부 절개를 실시한다.
⑤ 산소를 공급한다.

> **해설** 분만이 지연되고 있으므로 자궁수축제를 투여하여 분만을 촉진한다.

13 김씨 부인은 임신 32주로 조기 진통을 호소하고 있다. 산모를 위한 간호중재로 옳은 것은?

① 수분섭취를 격려한다.
② 자궁수축제를 투여한다.
③ 절대안정을 취하고, 성관계를 자제하게 한다.
④ 인공파막하여 분만을 유도한다.
⑤ 관장을 실시하고 자연분만을 준비한다.

해설 조산의 위험을 피하기 위해 절대안정을 취하고, 성관계를 자제하게 한다.

14 다음 중 분만 시의 완전자궁파열과 관계있는 것은?

① 태동이 사라진다.
② 산모의 혈압이 증가한다.
③ 파열 후 자궁수축이 강해진다.
④ 파열 후 즉시 유도분만을 시행한다.
⑤ 산모에게 날카로운 복부통증이 나타난다.

해설

종류	특징
완전파열	• 산모 　– 날카로운 복부통증, 자궁수축 정지 　– 복강내 출혈 혹은 질 출혈, 복부팽만감 　– 쇼크증상 : 빠르고 약한 맥박, 혈압하강, 차고 창백한 피부 • 태아 　– 태아의 심음 없어짐, 태아촉진이 쉬워짐

15 다음 중 다태임신에서 가장 빈도가 높은 합병증은 무엇인가?

① 지연분만　　　　　② 제대탈출
③ 임신성고혈압　　　④ 위치이상
⑤ 조산

해설 다태임신인 경우 조산의 위험성이 높아진다.

16 다음 중 제대탈출 시 적용할 수 있는 간호로 옳은 것은?

① 자궁수축제를 투여하여 분만을 촉진한다.
② 산소를 공급한다.
③ 정상과정이므로 좀 더 지켜보도록 한다.
④ 회음부 절개를 실시한다.
⑤ 쇄석위를 취하게 한다.

> 해설 [제대탈출 시의 간호중재]
> ① 산모 자세 : 슬흉위, 좌측위, 고골반위를 취함
> – 제대가 눌리는 것을 방지하기 위해 고골반위를 취함
> ② 적신 거즈
> – 제대가 건조되지 않도록 소독된 생리식염수로 덮어 줌
> ③ 산소공급
> ④ 멸균적으로 아두를 뒤로 밀어주어 제대를 압박하지 않도록 함
> ⑤ 제왕절개 : 분만경과가 어려울 경우

17 다음 중 분만 시에 자궁파열이 나타났을 때 가장 적절한 치료는?

① 옥시토신을 투여하고 유도분만을 실시한다.
② 즉시 회음절개를 실시한다.
③ 쇼크상태를 관찰한다.
④ 쉬면서 자궁수축이 돌아오는 것을 기다린다.
⑤ 분만촉진제 주입을 중지하고 상태를 관찰한다.

> 해설 [자궁파열 시의 치료 및 간호]
> ① 자궁적출술
> ② 수혈준비 : 출혈량 사정, 활력징후 사정 및 수혈 실시
> ③ 항생제 투여(복막염, 패혈증 예방)
> ④ 저혈량 쇼크 증상 및 복막염 위험 사정 및 대처

18 양수과다증 임부에게서 흔히 발견되는 태아기형은?

① 태아감염 ② 청력장애
③ 요로폐쇄증 ④ 선천성 빈혈
⑤ 위장관폐쇄증

해설 양수가 2,000ml 이상의 양수 과다증의 태아 기형
- 무뇌아, 뇌수종
- 식도나 위장계통의 폐쇄아

19 만삭 전 조기파막 시 간호중재는?

① 침상안정을 취하고 24시간 이내에 분만이 시작될 수 있으므로 분만준비를 한다.
② 분만 진행 상태를 정확히 알기 위해 내진을 한다.
③ 산모에게 관장을 실시한다.
④ 조기파막 직후 감염예방을 위해 유도분만을 시도한다.
⑤ 옥시토신을 투여한다.

해설 [간호중재]
- 양수색, 양상, 파수 시간 확인
- 태아 안녕 상태 확인
(1) 임신 38주 이후(조기파막, PROM)
　① 관장 후 유도분만(24시간 안에 분만 진전 없을 경우)
　② 유도분만 실패 시 : 제왕절개 분만
　③ 양수의 색변화 : 유도분만 시도
(2) 임신 37주 이전(만삭 전 조기파막, PPROM)
　① 임신기간 연장 : 태아가 최적의 상태로 분만되게 도움
　② 자궁수축 상태 확인 : 태아 심박동 모니터링
　③ 침상안정, 내진 제한, 태아상태 관찰, 수분공급

20 유도분만을 위해 옥시토신 투여 시 투여중지를 해야 할 경우는?

① 분만 중 자궁수축 시 후기 감퇴가 나타났을 때
② 경부거상 시
③ 자궁수축이 30초 지속될 때
④ 양수에서 태변이 배출된 경우
⑤ 모체 맥박이 80~90회/분으로 상승했을 때

해설 [옥시토신 투여 시 간호]
① 태아 : 태아저산소증, 태반기능, 태아의 심음 감시
② 후기감퇴, 심한 가변성 감퇴 : 옥시토신 중단, 좌측위, 산소투여
③ 자궁수축 확인 : 수축기간이 90초 이상 → 일시적 투여 중단, 주입속도 감소
④ 소변량 감소 : 의사에게 보고
⑤ 분만 실패 : 제왕절개 분만
⑥ 옥시토신 금기 : 과거의 6회 이상의 산과력 있는 산모, 비정상적인 선진부, 양수과다증, 거대아, 다태아의 경우는 사용하지 않음

21 다음 설명 중 분만을 유도하는 방법으로 옳은 것은?

① 경관의 개대와 소실이 되지 않았을 때는 옥시토신보다 프로스타글란딘이 더 효과적이다.
② 유도분만은 임신기간을 단축하여 조기분만하기 위한 목적으로 사용한다.
③ 프로스타글란딘은 자궁수축을 유발하므로 옥시토신과 같은 작용을 한다.
④ 인공파막은 태아가 진입되지 않았을 때 수행하는 것이 좋다.
⑤ 옥시토신은 자궁수축이 정상적으로 있을 때 사용하여 분만시간을 단축하는데 이용된다.

해설 [프로스타글란딘을 이용한 경관성숙]
① 효과
– 자궁경관의 연화, 개대, 소실을 일으켜 옥시토신에 대한 자궁근층의 민감도를 높여 효과적인 자궁수축 유발
– 임신 중 태아사망 시 유도분만에 사용
② 방법 : 옥시토신 투여 전날 프로스타글란딘을 좌약이나 젤 형태로 질에 삽입

22 다음 중 흡인분만을 할 수 있는 경우는?

① 분만 2기의 지연 ② 조산아
③ 안면위 ④ 급속분만 시
⑤ 둔위

해설 [흡인분만의 적응증]
① 모체측 요인
분만 2기의 지연, 산부가 힘을 주면 안 되는 경우 : 심장병, 고혈압, 폐결핵, 산부가 과산증, 과거 제왕절개술, 마취로 힘을 줄 수 없을 경우
② 태아측 요인 : 제대탈출, 분만 2기에 자궁내 태아질식
→ 금기 : 아두골반불균형, 조산아, 안면위, 둔위 시 금기

정답 📷 **21.** ① **22.** ①

23 다태분만과 관련되어 나타나는 현상으로 옳은 것은?

① 지연분만   ② 산후출혈의 증가
③ 포상기태   ④ 자궁경부무력증
⑤ 양수과소

> **해설**   다태분만시 산후출혈이 증가한다.

24 분만 중 관장을 시행하는 시기는?

① 질출혈이 있는 경우
② 분만 초기
③ 급속분만이나 분만이 빨리 진행되는 경우
④ 양수에 태변이 보이는 경우
⑤ 진입되지 않은 두정위 시

> **해설**   [관장(enema)]
> • 목적 : 분만 시 오염방지와 선진부 하강을 용이하게 하여 분만 촉진, 장내 수축 운동
> • 시기 : 분만 초기
> • 주의 사항 : 따뜻한 물로 소량씩 천천히 주입, 자궁 수축 시 관장 멈춤
> • 금기 : 급속분만, 질 출혈 시

25 다음 중 유도분만을 할 수 있는 경우는?

① 전치태반이 있는 경우
② 아두골반 불균형이 있을 경우
③ 과거 제왕절개수술을 받았던 경우
④ 생식기에 헤르페스 감염이 있는 경우
⑤ 비효과적인 자궁수축으로 분만지연이 되는 경우

> **해설**   [유도분만]
> ① 태아 : 위험 신호 있으나 분만 지연, 자궁 내 태아 사망
>   – 선행 조건 : 종위, 두위, 생존력이 있을 때, 아두골반 불균형이 없을 때
> ② 산모 : 분만 지연 시 산모 건강 위험 시, 24시간 이상 치료하여도 효과가 없는 임신성 고혈압, 당뇨병,
>   Rh 부적합증 등의 모체질환, 과숙임신, 조기 파막으로 감염 위험이 있을 때
> ③ 분만 : 분만지연, 파막 후 24시간이 지나도 분만이 시작되지 않을 때

26 제왕절개분만으로 분만한 산욕부의 자궁수축지연으로 인한 출혈을 확인하려고 할 때 적절한 간호사정은?

① 얼굴의 부종이 있는지 확인한다.
② 자궁저부를 촉진하고 패드를 관찰한다.
③ 복부수술 부위의 드레싱을 자주 관찰한다.
④ 맥박을 측정하여 서맥이 나타나면 출혈증상이다.
⑤ 수술 후 바로 뇨의가 있는지 확인하고 자연 배뇨를 격려한다.

해설 [제왕절개 수술 후 간호]
　① 호흡기능 증진 : 심호흡, 기침, 체위변경
　② 수분 및 영양균형 유지
　③ 배뇨간호
　④ 모아애착 형성
　⑤ 혈전정맥염 예방 : 조기이상과 체위변경
　⑥ 진통제 투여, 편안한 체위 유지 : 수술부위 통증 조절
　⑦ 출혈 및 감염예방
　　– 패드, 자궁수축 관찰, 수술부위 관찰
　　– 지혈 : 모래주머니로 상처부위 압박
　　– 활력징후 사정
　⑧ 산모의 일반적 간호제공 : 유방간호, 산후통, 변비 관리 등

모 성 간 호 학

산욕기 여성

6

P A R T

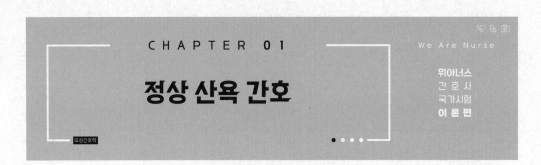

CHAPTER 01

We Are Nurse

위아너스
간 호 사
국가시험
이 론 편

정상 산욕 간호

모성간호학

🔍 UNIT 01 산욕기 여성의 생리적 적응

1. 생식기계의 회복

※ 산욕기 : 임신과 분만에 의해 생긴 변화가 임신 전의 상태로 복귀되는 기간. 보통 6~8주

1) 자궁

(1) 자궁크기 및 위치의 변화 ★★★★★

시기	자궁의 특징
분만 직후	위치 : 제와부위나 제와부 2cm 아래 크기 : 1,000g
분만 1주 후	위치 : 치골결합과 제와부 중간 부분에 위치 크기 : 500g
분만 6주 후	위치 : 자궁의 위치는 매일 1~2cm씩 하강하여 10일 후에는 복부 촉지가 어려워짐 크기 : 50~60g의 정상 크기로 회복, 퇴축 종결

(2) 자궁퇴축기전

① 자궁근 섬유의 수축과 견축
② 자궁벽세포 단백물질의 자가분해
③ 자궁내막의 재생 : 자궁 내막은 재생되고, 기존의 기능층은 오로로 배출
   → 자궁퇴축은 수유부, 초산모에게서 더 빨리 일어남 ★

(3) 자궁저부높이(HOF: height of fundus)의 변화 ★★★

① 출산 이후 자궁 저부의 높이는 매일 1cm(손가락 폭) 정도씩 낮아짐
② 분만 이후 자궁저부의 높이 변화
   ㉠ 분만 후 12시간 : 제와부나 제와부 바로 위로 상승(1cm 정도)
   ㉡ 출산 후 24시간 : 배꼽(제와)부 1cm 아래

ⓒ 출산 2일 : 제와부 2cm 아래

ⓔ 출산 9~12일 : 복벽에서 촉지 불가함 ★

※ 참고 : 분만 직후 자궁저부는 제와부나 제와부 2cm <u>아래</u>에 있어야 하나, 제와부 2cm 위에 있고 자궁이 물렁하게 촉진될 때 산후 출혈을 의미 ★

(4) 자궁경부(cervix)

가. 경과

① 분만 3~4일 동안 부종과 열상이 있어 감염에 취약함

② 1주 후 외형상 회복

③ 6~12주경 완전 회복

나. 모양

① 초산부 : Pin point

② 경산부 : Fish mouth

2) 오로(lochia) ★★★

(1) 정의

① 분만 후 자궁내막이 치유되면서 나오는 분비물

② 탈락막, 혈액, 영양막 조직으로 특이한 냄새가 나는 알칼리성 분비물

③ 신선한 냄새

(2) 오로의 변화

종류	분비기간	정상 상태	비정상 상태
적색오로 (rubra)	출산 후 1~3일	• 성분 : 혈액, 탈락막 조직, 양수, 태지, 솜털 • 활동, 서 있을 경우 양 증가	• 출혈양이 많고 큰 응혈이 많음 • 나쁜 냄새
갈색오로 (serosa)	4~9일	• 성분 : 유기체, 백혈구의 분 홍 또는 갈색의 장액성 물질 • 혈액성분이 감소	• 나쁜 냄새 • 패드가 푹 젖음
백색오로 (alba) ★	10일~3주	• 성분 : 백혈구, 유기체, 경 관점액, 소량이고 흰색	• 나쁜 냄새 • 지속적 장액성 오로, 2~3주 이상 갈색 분비물의 지속

(3) 오로의 양상

① 오로의 양 : 경산모, 비수유부 〉 초산부, 수유부

② 위험증상

• 적색오로의 반복, 2주 후에도 장액성 오로 지속 시 → 태반조직 잔류, 산욕기 출혈 의심

• 나쁜 냄새, 다량의 혈괴 배출 → 자궁내막염, 태반조각 잔류, 자궁퇴축 지연 의심

3) 산후통(after pain) ★

(1) 정의

분만 후 자궁에 간헐적인 수축이 일어나는 것으로 자궁내부에서 응고된 혈액을 배출시키기 위해 자궁이 수축할 때 느껴지는 통증, 1주일 정도 지속 후 자연소실

(2) 특성

① 경산부, 다산부, 쌍태분만, 양수과다증인 경우 심함

② 모유수유나 자궁수축제 투여 시 일시적으로 심해질 수 있음

③ 통증의 강도 : 경산모, 수유부 〉 초산모, 비수유부

4) 질(vagina)

① 부종, 충혈, 열상 : 6주 안에 회복됨

② 산후 에스트로겐 결핍으로 질점막이 얇아지고 추벽이 소실

③ 질 분비물이 적고, 건조하여 성적 반응이 감소됨

④ 질벽은 3~4주 후 추벽이 다시 나타나며, 난소기능 회복 시 월경이 나타나면서 두꺼워짐

5) 회음(perineum)

회음절개부위 상처 : 2~3주 후 회복

6) 골반근육

① 출산 시 손상된 골반근육, 인대, 방광, 요도, 요관, 질, 직장벽, 근육 등이 이완
   → 자궁탈출, 방광류, 직장류, 요실금 발생 위험 증가

② 간호 : Kegel's Exercise, 오랫동안 서 있거나 무거운 물건은 들지 않도록 함

2. 유방의 변화

1) 유즙분비

(1) 기전

① 분만 후 에스트로겐과 프로게스테론(태반 분비)의 급격한 감소 → 뇌하수체전엽의 프로락틴 분비 → 유선세포(acini cell, 선방세포)에서 유즙분비 증가

② 프로락틴 분비(유방팽창, 수유준비) → FSH 분비 억제 → 에스트로겐 감소 → 유방 울혈

(2) 유즙분비에 영향을 미치는 호르몬

① 에스트로겐, 프로게스테론 : 임신 중 태반에서 분비됨. 유관 및 유관소엽 발달

② 프로락틴 : 출산 24~48시간 내 분비. 선방세포에서 유즙생성

③ 옥시토신 : 유두를 빠는 자극에 의해 유즙사출이 됨. 자궁수축에 관여

2) 유방울혈(engorgement)

(1) 정의

분만 3, 4일경 유선에 혈관 림프계 순환증가로 유방정맥의 낮은 흐름과 림프관 증대로 인해 처지고, 단단하고 촉진 시 통증을 동반한 증상

(2) 기전

① 1차 유방울혈(울유)
- 림프와 정맥의 팽창이 원인
- 분만 3~4일 유즙분비를 준비
- 산욕 초기 유방에 민감성과 울혈 동반

② 2차 유방울혈
- 유즙분비 후 발생
- 유방소엽의 젖이 채워져서 발생
- 젖몸살 발생, 보통 24~48시간 동안 나타남

(3) 특징

0.5~1℃ 정도의 체온상승 있으나 12시간을 넘지 않음

(4) 간호

① 통증 시 유방 마사지, 규칙적인 수유, 유방을 비워줌 → 유즙생산이 지속됨 ★
② 유두흡입자극, 산욕부의 시각, 후각, 촉각 자극 → 뇌하수체 후엽이 oxytocin 분비 촉진 → 유관과 유선 자극으로 유즙사출반사 발생

3) 초유(colostrum)

① 분만 후 1주일까지 배출되는 노란색의 모유
② 성분 : 단백질 및 면역체(IgA) 함유
③ 신생아의 면역에 도움이 되므로 수유 권유

3. 심혈관계의 변화

1) 혈액량

- 임신 중 1L 증가되었던 혈액이 분만 중 실혈량에 의한 혈액량 감소
① 정상분만 시 실혈량 : 400~500mL
② 제왕절개 시 실혈량 : 1,000~1,500mL
③ 분만 4주 후 : 임신 전 수준으로 혈액량이 회복

2) 심박출량

① 분만 후 48시간 동안 일시적으로 순환혈액량이 15~30%까지 최대로 증가
→ 심장부담이 최대가 됨(심장병 산모에게 가장 위험한 시기)

② 원인
- 자궁태반 혈류소실로 자궁혈액이 체순환으로 이동하여 정맥귀환량 증가
- 조직체액의 혈관 내 이동
- 복부의 압력소실로 심장으로의 귀환혈류량 증가
  → 2~3일 후 배뇨와 발한으로 수분이 빠져나가 3~4주면 임신 전 상태로 회복됨

3) 혈압, 맥박, 체온 ★

(1) 기립성 저혈압의 발생

분만 후 48시간까지 내장의 팽창으로 인해 나타남

(2) 일시적 서맥 발생

① 분당 40~50회/분의 맥박이 24~48시간 동안 지속됨
② 원인 : 분만 동안 증가된 교감신경계의 활동에 대한 미주신경 반사작용과 혈액역동성의 변화로 인해 발생
③ 3개월 후 임신 전 상태로 회복

(3) 체온 ★

분만 후 첫 24시간은 38℃ 이하의 체온 상승은 정상. 단, 24시간 내 분만으로 인한 탈수 때문에 38℃ 이상까지 일시적으로 상승할 수 있음
① 원인 : 분만으로 인한 탈수
② 중재 : 수분공급, 휴식
※ 24시간 이후 2일~10일 사이 38℃ 이상 2회 이상 혹은 2일 이상의 체온 상승은 감염의 전조

4) 혈액성분의 변화 ★

① Hct의 상승 : 분만 후 3~7일에 이뇨작용으로 혈장 소실량이 혈구 소실량보다 더 많으므로 발생
② 백혈구 수치의 증가(백혈구 증다증) : 분만 10~12일에 20,000~30,000까지 증가(감염과 구별 필요)
③ 혈액응고 인자(섬유소, thromboplastin)의 상승 → 산후혈전증의 소인으로 작용

4. 호흡기계의 변화

① 복압감소와 자궁크기 감소로 횡격막이 하강하여 정상위치로 회복
② 산소포화도는 분만 후 즉시 회복
③ 호흡기능은 산후 6개월경에 임신 이전으로 회복(가장 늦게 회복)

5. 소화기계의 변화

1) 식욕

① 분만 후 허기와 심한 갈증 호소(분만 중 금식, 수분소실, 이뇨와 관련)

② 수유 산모인 경우 식욕 증가

2) 변비

① 원인

임신으로 인한 장이완, 복근팽창, 분만 시 금식, 회음절개술, 관장, 분만 시 약물투여로 산욕 초기에 주로 발생

② 간호

수분섭취, 조기이상, 고섬유질 식이 섭취 등

3) 체중감소

① 분만 직후 : 5kg 정도 감소(태아, 태반, 양수, 실혈 등)

② 분만 후 1주일까지 : 4kg 감소(자궁퇴축, 오로, 발한, 이뇨작용 등)

→ 총 10kg 정도의 체중 감소

6. 비뇨기계의 변화

1) 요도와 방광

분만 중 손상 및 자극, 마취로 인한 방광감각이 둔화, 산후 이뇨작용의 증가 → 방광의 과도팽창 → 요실금, 잔뇨증 초래

※ 복압성 요실금 : 임신 중 자궁 증대, 호르몬에 의한 골반 근육 이완, 지지근육 약화로 재채기, 기침 등 복압이 상승될 때 실금 ★

2) 신기능

분만 후 6주경 비임신기의 상태로 회복

3) 소변 ★★★★

① 다뇨증 : 혈량증가, GFR의 상승 → 산후 4~5일까지 1일 3,000mL 소변배설(∵ 임신 중 축적된 체액배출) ★

② 정상 소변 성분

• 단백뇨(proteinuria) : 자궁의 자가분해 과정에서 경한 단백뇨 배설(+1)

• 아세톤뇨(acetonuria) : 분만 중 탈수, 지연분만 시 나타남

• 당뇨(lactosuria) : 수유부에게서 나타남

③ 자연배뇨 격려 분만 4~6시간 내에 (방광 회복 확인, 방광염 예방, 자궁수축 촉진)

7. 신경계 및 근골격계의 변화

① 골반근육의 이완 → 직장류, 탈장, 자궁탈수, 요도류, 방광류 가능

② 방광근육의 이완 → 요실금(Kegel's Exercise로 예방)

③ 손목터널증후군(carpal tunnel syndrome), 다리경련, 요통이 호전됨(분만 후 이뇨작용, 부종감소, 정중신경압박 감소 등에 의해)

8. 피부계의 변화

1) 색소침착의 호전

① 멜라닌 색소 침착으로 인한 유두 착색, 기미, 흑선 등이 호전됨

② 임신선 : 탄력성은 회복되지만 탄력섬유의 파열로 인한 임신선은 영구히 남음. 후에 은색(백색)으로 눈에 잘 안 띔

2) 복직근 이개

복부의 고도 팽창 시 발생 → 휴식, 식이, 적절한 산후운동, 좋은 자세 등을 통해 복벽근 팽창 회복 촉진

3) 확장된 혈관으로 인한 섬망상 혈관종(spider an-gioma), 검은 모반, 치육종 등도 호전

4) 발한 ★

임신 중 축적된 체액배출로 인한 수분이 배설되는 과정으로 주로 밤에 발생

→ 보온, 피부청결 유지

9. 내분비계의 변화

1) 호르몬의 변화

① 에스트로겐 : 3시간 이내에 급격히 감소, 3주 이내 난포기 수준으로 회복

② 프로게스테론 : 3일 이내 황체기 수준으로 감소, 배란 후 증가됨

③ 융모성선 자극호르몬(hCG) : 24시간 내 급격히 감소, 1주일 후에는 검출 안 됨

2) 월경의 회복 ★★★

① 비수유부 : 2~3개월경 50% 정도가 월경 회복

② 수유부 : 수유기간 및 개인차에 따라 다름

③ 초기 몇 번의 월경은 무배란성인 경우가 많음

④ 피임 : 월경 중지 시에도 배란으로 임신이 될 수 있으므로 수유부나 비수유부는 첫 성교시부터 피임

🔖 UNIT 02　산욕기 여성의 간호

1. 자궁퇴축간호 ★★★★★

1) 사정

매일 아침 배뇨 후 무릎을 세우고 누워 복부에 힘을 뺀 상태에서 자궁저부, 오로의 상태, 출혈 유무 사정

2) 간호 ★★★

① 자궁이완 시 : 자궁저부 마사지 시행, 자궁수축제 ★★

- 자궁이 견고하고 본래의 강도를 유지할 때까지 간헐적으로 마사지 시행
- 자궁수축 시 과잉 마사지 금기 → 자궁이완의 원인
② 배뇨와 정기적 모유수유, 모유수유 권장 → 옥시토신 분비 촉진으로 자궁 수축 유발
③ 오로와 출혈양상 관찰
- 오로의 냄새, 양, 기간, 성상을 관찰
- 출혈 의심 시 패드를 모으고 관찰
- 자궁이 단단하나 오로양이 증가하면 경부나 질(산도)의 열상을 의심함 ★
⑤ 자궁후굴 예방 : 슬흉위(1일 3~4회, 1회에 5분씩 실시) ★

> ※ 산욕 산모의 우선적 사정
>
> 자궁수축 정도 → V/S 확인(출혈로 인한 쇼크 사정)

2. 산후통 ★

1) 원인

① 자궁근육 및 자궁인대의 탄력성 저하로 인해 간헐적 자궁수축이 일어나 통증 유발
② 경산부, 모유수유 시, 다태아, 거대아, 자궁수축제 투여 시 더 심함

2) 간호 ★★

① 배뇨 촉진
② 자궁저부 마사지
③ 온찜질 적용
④ 배 깔고 눕기(복위)
⑤ 조기이상
⑥ 다리 들어올리는 운동
⑦ 심할 경우 진통제 투여 ★ : 모유수유 30분 전

3. 배뇨 및 배변 ★

1) 자연배뇨

(1) 실시

4~6시간까지 자연배뇨 권장

(2) 목적

① 산후감염 예방
② 방광기능 확인
③ 자궁수축 촉진
④ 산후출혈 예방

(3) 간호 ★

① 산후 2시간 간격으로 방광팽만(자궁저부가 배꼽보다 위에 있고 중앙에서 한쪽으로 기울어져 있는 경우)확인 ★
② 분만 후 4~6시간 이내에 자연배뇨를 권장 → 자연 배뇨를 위해 외음부에 좌욕, 샤워기로 미지근한 물 적용 등 실시
③ 자연배뇨 못하면 인공도뇨 실시
④ 산후 첫 소변은 100cc 이상이 정상
⑤ 소변 횟수, 양, 색깔, 감염 등 특성 관찰
⑥ 필요시 잔뇨량 확인(자연배뇨나 도뇨 후 50mL 이하이면 정상임)

2) 배변

(1) 스스로 배변할 수 있도록 격려

(2) 변비의 원인

① 감소된 연동운동
② 복부근육 긴장도 감소
③ 식이양상의 변화(금식 등)
④ 회음부 불편감과 통증 : 회음부 절개 시 통증과 불편감 증가

(3) 간호

① 출산 후 2~3일 이내에 배변을 실시하도록 권장
② 운동 및 체위변경
③ 회음부 불편감의 완화
④ 정기적 배변습관 유지
⑤ 충분한 수분공급
⑥ 섬유식이 섭취를 권장
⑦ 심할 경우 완화제 투여

4. 회음부 간호 ★★

1) 목적

안위유지, 감염예방

2) 간호 ★

① 냉요법
- 목적 : 외상 직후 적용시 부종, 통증, 출혈 감소효과
- 방법 : 얼음주머니를 분만 직후부터 24~48시간까지 회음절개부위에 적용
- 주의점 : 너무 오래 적용 시 상처 회복 지연
② 좌욕
- 목적 : 회음부 순환증진, 부종 경감, 조직이완, 상처 치유 효과

- 방법 : 출혈이 멈추면 시행, 1일 3~4회 적용, 1회 20분 정도. 물 온도 38~41℃, 3~4주 까지 실시
③ 건열요법
    - 상처부위 건조, 순환증진
    - 방법 : 30~50watt, 50cm 거리, 1회 20분, 하루 3~4회 적용
④ 통증 관리 : 필요시 진통제 투여, 편안한 체위 유지(절개하지 않은 쪽으로 눕거나 앉을 때 베개 에 기대거나 도우넛 방석 이용)
⑤ 회음패드 교환 전·후 손씻기, 질 → 항문 방향으로 닦음 ★

5. 영양 및 수분 섭취

1) 배고픔을 느끼고 점차 식욕이 증가함

2) 탈수 : 분만 시 수분섭취 제한

→ 오한을 느끼므로 정맥수액, 충분한 수분섭취 필요(3,000cc 이상)

3) 영양소 공급 : 고단백, 비타민, 철분, 섬유질

① 단백질(수유부) : 비임신 시보다 20~30mg 증가, 2.0mg/kg/day
② 열량 : 비임신 시보다 500kcal 추가
③ 수분 : 유즙분비 위해 1일 2,500~3,000cc 이상의 수분공급
④ 칼슘섭취를 위해 1일 1,000mL의 우유섭취 권장

6. 모유수유

1) 모유수유의 장점 ★★

① 면역물질 함유하며 신생아 알레르기 및 질환 예방
② 태변 조기 배설 촉진
③ 모아애착 강화, 모성의 심리적 안정
④ 자궁수축 촉진으로 자궁 퇴축, 산후 출혈 예방

2) 일반적 유방관리 지침

① 유방지지 : 어깨선이 넓은 브래지어 착용
② 유두관리 ★
    - 임신 6개월부터 부드럽고 마른 수건으로 살살 문질러 단련시킴
    - 유두는 물로만 닦아 유지방이 닦이지 않도록 함(유두 보호성분)
③ 심한 유두 열상 시 유두덮개 이용
④ 유두 마사지 후 10~20분간 공기 중에 노출하여 건조시킴
⑤ 수유에 영향을 미치는 요인 : 산모의 불안, 근심, 걱정, 통증, 긴장, 약물 등
⑥ 수유의 금기증 : 치료받지 않은 활동성 결핵, 만성 간염, HIV 감염자

3) 유방울혈 시의 간호 ★

① 더운물 찜질
- 수건을 뜨겁게 하여 양쪽 유방에 적용
- 유선을 이완시켜 유방 마사지 시 통증을 경감하고 유즙분비 촉진

② 유방마사지
- 온찜질 후 실시
- 유방 주위에서 유두를 향해 윤상으로 돌리면서 마사지
- 불편감 완화, 유즙분비 자극
- 1일 2~3회, 5~10분간, 식후 1시간 정도 유방 자가간호 실시토록 교육
  → 유방울혈의 가장 좋은 간호는 모유수유

③ 모유수유 방법 ★★
- 분만 직후부터 가능하면 빨리, 자주 수유를 시작함 → 유즙분비 촉진 ★
- 1일 8~12회, 15분 이상 젖을 물리도록 함. 아기가 원할 때마다 수유
- 수유 진 비누로 손 씻기 → 감염 예방
- 수유 시 자세
  - 편안한 자세로 유방을 조금 문지른 후 유즙을 짠 다음 수유
  - 유두가 아기의 입천장을 향하게 하고 아랫입술은 유두 아래 위치하여 유륜까지 빨리도록 함
  - 양쪽 유방을 번갈아 수유
  - 수유 후 반드시 트림시킴(가스 제거, 기도흡인 위험 예방)
  - 수유 후 남은 젖은 반드시 짜서 유방을 비우도록 함 → 유즙생성 및 분비 촉진

4) 유두열상 관리 ★★★★

(1) 원인

수유 시 부적절한 자세나 수유법(유두만 물리는 경우)
→ 유두열상 : 유방염을 일으키는 직접적 원인으로 이어짐

(2) 목적

유방염으로의 진전 예방

(3) 증상

젖을 빨리고 난 후 유두의 심한 쓰림, 유두 표면의 벗겨짐, 출혈

(4) 간호

① 냉요법(수유 후)·열요법(수유 전), 수유 후 건조시킴
② 수유시간을 5분 정도로 제한
③ 심한 경우 48시간 동안 수유 금지(젖을 짜내야 함)

(5) 예방

아이를 가까이서 안고 머리, 몸통, 다리가 일직선이 되도록 하며 유륜까지 물림

5) 비수유부의 유방간호

① 유방억제대 착용
② 수유, 마사지, 더운물 찜질을 하거나 짜지 않음
③ 울유가 심한 경우 : 진통제 투여, 냉찜질 적용
④ 유즙억제제 : Parlodel 투약
    ㉠ 분만 6시간 후 활력징후 안정 시 투약
    ㉡ 부작용 주의 : 저혈압, 심계항진, 기절 등

7. 조기이상

1) 목적

① 순환증진으로 상처회복 촉진
② 혈전성 정맥염(원인 : 분만 후 장시간 침상안정 시 혈액응고 인자들이 하지에 축적되어 염증 발생)의 예방
③ 자궁퇴축 촉진
④ 방광합병증 감소
⑤ 장운동 촉진으로 변비 예방

2) 간호

① 분만 후 2시간은 침상안정. 그 후 모체상태에 따라 조기이상 실시
② 기립성 저혈압 주의 → 서서히 일어나고, 붙잡고 걷도록 교육

8. 운동과 휴식

1) 운동

① 골반저근 강화운동(Kegel's Exercise) ★
    • 목적 : 골반근육의 탄력성 유지, 혈액순환, 회음치유 촉진, 스트레스성 요실금 예방
    • 방법 : 회음근육의 수축과 이완을 반복
② 전반적인 운동 : 너무 심하지 않게 천천히 양을 늘림

2) 휴식 ★

① 분만 후 8시간 동안 휴식과 수면을 취하도록 방문객 제한 ★
② 신체 불편감 → 등 마사지, 이완요법, 필요시 수면제 투여
③ 척추마취 시 → 베개를 빼고 머리를 높이지 말고 똑바로 눕도록 함(두통 예방)
④ 경막외 마취 시 → 8시간 안정 후 조기이상 하도록 함

9. 성생활

1) 성교 시기

① 오로가 감소한 분만 후 3주 이후에 가능

② 성교 시 통증이 없을 정도로 회음부가 치유되어야 함

③ 혈종이나 감염이 없을 때

④ 호르몬의 부족으로 성에 대한 관심이 없어질 수도 있음

2) 피임

① 월경 재개 전에도 배란이 되어 임신이 가능하므로 임신을 원하지 않을 경우 수유 여부에 관계 없이 피임을 권장함

② 산욕기에는 경구피임약은 피하도록 함(혈전성 정맥염 유발 촉진)

10. 퇴원간호

퇴원 전에 산모의 신체적·정신적 상태를 사정

1) 사정내용

활력징후, 자궁퇴축, 회음부 회복, 배설, 수유, 유즙분비 억제, 조기이상, 여러 가지 검사, 예방접종 상태 등

2) 지식수준 평가 확인

자가 간호 및 신생아 간호능력, 배란과 월경의 회복, 피임, 성교의 재개, 약물 복용법, 즉시 보고해야 할 위험 증상

🔖 UNIT 03 산욕기 여성과 가족의 사회·심리적 적응

1. 산욕기 여성의 심리적 변화과정

1) 모성의 심리적 변화과정(Rubin) ★★★

구분	기간	특징	간호

소극기/의존기
(taking in phase)
	분만 후
	2~3일
		• 수동적, 의존적
		  – 힘든 분만경험으로 의존성 증가
		  – 애정, 주의를 받고 싶어함
		• 수다스러워짐
		  – 분만경험을 얘기하고 싶어함
			• 충분한 휴식
			• 수면
			• 식사 제공
			• 안위간호

적극기/독립기 (taking hold phase)★	분만 후 3~10일	• 독립적, 자율적 • 어머니로서의 새로운 역할을 하려 시도함 • 신생아 간호로 인한 피로, 우울감 발생	육아법에 대한 교육
이행기 (letting-go phase)	분만 후 1주일~산욕기	• 아기를 독립된 개체로 인정 • 새로운 어머니 역할에 대한 수용 및 실행 • 역할 분담으로 가족의 도움이 필요한 시기	지지체계 연결

2) 산후 우울 ★★★★

(1) 시기

분만 후 5일경이 가장 심하며 10일 후부터 완화

(2) 원인

① 생리적, 정신적, 사회적, 문화적 요인 등에 의해 정서장애 발생(원치 않은 아이 등)

② 산욕 초기 호르몬 변화

③ 역할부담, 긴장, 피로감

④ 사회적 지지 불충분

(3) 증상

① 정서적 변화와 신체적 증상 호소

② 이유 없이 기분이 침체, 심한 기분 변화, 울고 싶고, 허전하고 슬픔

③ 남편에 대한 적대감, 불안정, 흥미 상실

④ 기억력 및 집중력 저하

⑤ 모성에 대한 양가감정

⑥ 식욕부진, 불면, 자가간호와 신생아 간호 결핍

(4) 간호 ★★★

① 분만 초기의 감정변화는 호르몬 변화에 의한 정상적 현상임을 설명하고 산모의 감정을 표현할 기회를 제공

② 대처법 제시·경청

③ 정서적 지지 및 충분한 휴식 제공

④ 부모역할 준비 및 지지체계 의뢰

2. 모아애착

1) 애착

(1) 정의

① 부모가 자녀를 사랑하고 수용하는 과정

② 자녀가 부모를 사랑하고 받아들이는 과정

(2) 특징

① 자녀를 출산한 산후 초기는 산모와 태아 사이의 모아애착 행위로 건강한 모아관계 설정에 중요함

② 적절한 모아애착을 통해 신생아의 육체적·정서적 발달에 영향을 미침

③ 한번 형성된 애착은 지속적이고 일관성을 가짐

④ 생후 1년은 애착형성에 중요한 시기임

(3) 간호중재

① 출산 이후부터 부모가 아기를 독립된 한 개인으로, 가족의 일원으로 인정하고 상호 작용하도록 도움을 줌

② 모유수유를 격려하며 성공적인 모유수유를 할 수 있도록 지지함

③ 가능할 때마다 아기와 엄마가 함께 있도록 배려

2) 결속

(1) 정의

어머니의 아기에 대한 일방적인 애정적 결합

(2) 특징

① 초기 모아애착 행위는 건강한 모아관계 설정에 중요하며, 육체적·정서적 발달에 영향을 미침

② 결속의 기회를 상실하면 모아관계 장애, 신생아 발달과 정서장애, 애착형성에 위험을 초래

(3) 간호중재

출생 후 즉각 부모와 아기가 친밀한 접촉을 하도록 함

♡ ⓑ ⓐ We Are Nurse 모성간호학

단원별 문제

01 산후통은 산후 자궁수축 시 통증을 느끼는 것을 말하는데, 특히 어떤 대상자에게 심하게 나타나는가?

① 초산부　　　　　　　　　② 다산부
③ 나이가 많은 초산부　　　　④ 제왕절개한 초산부
⑤ 사산한 산부

> **해설** [산후통의 특성]
> ① 경산부, 다산부, 쌍태분만, 양수과다증인 경우 심함
> ② 모유수유나 자궁수축제 투여 시 일시적으로 심해질 수 있음

02 적색오로가 2주 이상 지속되고 악취가 동반된다. 의심할 수 있는 문제는?

① 자궁후굴　　　　　　　　② 자궁탈수
③ 자궁기능부전　　　　　　④ 회음절개부위는 감염
⑤ 자궁 내 태반조직의 잔류

> **해설** 적색오로 지속 시 태반 조직 잔류, 산욕기 출혈의심

03 산후 3일 된 김씨는 현재 수유중이다. 소변량이 증가하고 소변검사 결과 단백뇨 +1, 아세톤뇨, 당뇨가 미량 나타났다. 간호사가 김씨의 검사결과를 보고 옳게 해석한 것은?

① 임신성 당뇨의 소견으로 치료가 필요하다.
② 산모가 영양결핍으로 보이므로 영양에 대한 상담이 필요하다.
③ 임신성 고혈압 증상이므로 즉각적인 약물치료에 들어가야 한다.
④ 산모가 신장기능 이상으로 보이므로 이에 대한 치료를 해야 한다.
⑤ 탈수가 약간 있으나 산후에 나타날 수 있는 정상상태이므로 계속 관찰한다.

[정상 소변 성분]
- 단백뇨(proteinuria) : 자궁의 자가분해 과정에서 경한 단백뇨 배설(+1)
- 아세톤뇨(acetonuria) : 분만 중 탈수, 지연분만 시 나타남
- 당뇨(lactosuria) : 수유부에게서 나타남

04 산욕기 유즙분비는 임신 기간부터 시작하여 유두를 빠는 자극에 이르기까지 여러 호르몬에 의해 영향을 받게 된다. 다음 중 유즙분비에 영향을 미치는 호르몬 중 분만 후에 영향을 주는 호르몬은?

① 에스트로겐, 프로게스테론
② 에스트로겐, 프로락틴
③ 옥시토신, 프로게스테론
④ 프로락틴, 옥시토신
⑤ 프로락틴, 프로게스테론

[유즙분비에 영향을 미치는 호르몬]
① 에스트로겐, 프로게스테론 : 임신 중 태반에서 분비됨. 유관 및 유관소엽 발달
② 프로락틴 : 출산 24~48시간 내 분비. 선방세포에서 유즙생성
③ 옥시토신 : 유두를 빠는 자극에 의해 유즙사출이 됨. 자궁수축에 관여

05 분만 후 1일 된 산모가 옷이 젖을 정도로 발한이 심하다. 이 발한의 원인은?

① 고온의 환경
② 분만으로 인한 긴장 해소
③ 분만으로 인한 체력저하
④ 일시적 체온조절 장애
⑤ 수분대사의 역전

산욕기 초기에 발한은 임신중 축적된 수분이 배설되는 대사 과정

06 RH(-) 임부가 RH(+) 태아를 첫 임신하였을 경우 RhoGAM은 언제 주사하여야 하는가?

① 임신 28~32주
② 양수파수 이후
③ NST 직후
④ 모유수유 직후
⑤ 첫째 아이 출산 후

해설 [간호]

① 첫째 아이에게 영향을 크게 미치지 않으나 둘째 아이를 위해 예방적 면역글로블린 투여

→ 임신 28~32주에 예방적 면역글로블린(RhoGAM) 투여

첫 아이 출산 직후 72시간 내에 RhoGAM을 주사

② 유산의 경우 직후 주사하여 예방

07 분만 1일째 산모의 상태를 평가하였다. 중재가 필요한 상황은?

① 자궁저부 위치가 제와부 1cm 위

② 경한 단백뇨

③ 체온이 37.7℃

④ 맥박 58회/분

⑤ 하루 2.5L 소변배설

해설 자궁저부 위치는 자궁의 퇴축과 함께 매일 1cm씩 하강하여 제와부 1cm 아래

08 다음 중 자궁퇴축은 어느 현상에 의해 일어나는가?

① 자궁내막의 단백질 포화작용

② 자궁근의 이완

③ 자궁벽세포의 단백물질 자가분해와 용해

④ 난소와 자궁동맥 분지들의 혈관확장

⑤ 자궁근막에 의한 자궁팽대

해설 [자궁퇴축기전]

① 자궁근 섬유의 수축과 견축

② 자궁벽세포의 단백물질 자가분해와 용해

③ 자궁내막의 재생 : 자궁내막이 새로 재생되고, 기존의 기능층은 오로로 배출 됨

→ 자궁퇴축은 초산모, 수유부(프로락틴의 분비로 옥시토신의 분비가 증가)가 더 잘 나타남

09 분만 후 자궁 저부에 관한 설명으로 옳은 것은?

① 출산 1일 시 제와에서 2cm 아래에서 촉지

② 출산 2일 시 제와에서 5cm 아래에서 촉지

③ 출산 10~12일 복벽에서 촉지 불가함

④ 다태아의 경우 자궁저부의 수축이 더 빠르다.

⑤ 수유부의 경우 자궁저부의 높이 변화가 더 느리다.

해설 [자궁저부높이(HOF: height of fundus)의 변화]
① 태아의 출산 이후 자궁 저부의 높이는 매일 1cm(손가락 폭) 정도씩 낮아짐
② 분만 이후 자궁저부의 높이 변화
  - 출산 1일 : 배꼽(제외)부 1cm 아래
  - 출산 2일 : 제와부 2cm 아래
  - 출산 10~12일 : 복벽에서 촉지 불가함

10 분만 후 자궁내막이 치유되면서 분비되는 오로의 양상에 대한 특징으로 옳은 것은?

① 백색오로는 분만 후 첫날부터 10일까지 배출된다.
② 오로의 양은 경산부가 초산부보다 더 적게 나온다.
③ 적색오로는 백혈구, 유기체 등이 포함되어 있고 악취가 난다.
④ 갈색오로는 유기체, 백혈구의 분홍 또는 갈색의 장액성 물질 등이 포함되어 있다.
⑤ 적색 오로는 출혈양이 많고 큰 응혈이 나타난다.

해설 [오로의 변화]

종류	분비기간	정상 상태	비정상 상태
적색오로 (rubra)	출산 후 1~3일	• 성분 : 혈액, 탈락막 조직, 양수, 태지, 솜털 • 냄새 : 신선한 냄새 • 활동, 서 있을 경우 양 증가	• 출혈양이 많고 큰 응혈이 많음 • 나쁜 냄새
갈색오로 (serosa)	출산 후 4~9일	• 성분 : 유기체, 백혈구의 분홍 또는 갈색의 장액성 물질 • 냄새 : 신선한 냄새 • 혈괴가 없음	• 나쁜 냄새 • 패드가 푹 젖음
백색오로 (alba)	출산 후 10일~3주	• 성분 : 백혈구, 유기체, 경관점액이 소량이고 흰색 • 신선한 냄새	• 나쁜 냄새 • 지속적 장액성 오로, 2~3주 이상 갈색분비물의 지속

11 다음은 정상적인 산욕기의 생리적인 현상에 대해 옳은 것은?

① 산욕 초기에는 일시적 서맥이 온다.
② 산욕기에는 정상적으로 감염이 반복된다.
③ 분만 첫 2~3일 간에는 호흡곤란이 올 수 있다.
④ 산욕 초기 주로 고혈압이 나타난다.
⑤ 산욕기 초기에 하루 소변량은 800mL 이하이다.

해설 산욕 초기에 발생하는 일시적인 서맥은 정상이다.
[출산 후 혈압, 맥박, 체온의 변화]
① 혈압
  • 기립성 저혈압 : 분만 후 48시간까지 내장의 팽창이 원인
② 맥박서맥
  • 분만 후 24~48시간 동안 일시적으로 서맥이 나타남
  • 맥박은 분당 40~50회/분
  • 3개월 후 임신 전 상태로 회복
③ 체온
  • 분만 후 첫 24시간은 정상범위 안에서 약간 상승
    − 원인 : 분만으로 인한 탈수
    − 중재 : 수분공급, 휴식

12 다음 중 산욕기 피부계의 변화에 대한 내용으로 옳은 것은?

① 섬망상혈관종, 검은 모반, 치육종은 회복되지 않고 계속 남아 있다.
② 멜라닌색소 자극호르몬의 영향으로 인한 임신선은 없어진다.
③ 산욕기 중에는 땀 분비가 줄어들어 피부가 건조하게 느껴진다.
④ 기미, 주근깨 등이 더욱 진해진다.
⑤ 유두 착색, 기미, 흑선 등이 호전된다.

해설 [출산 후 피부계의 변화]
  1. 색소침착의 호전
    ① 유두 착색, 기미, 흑선 등이 호전됨
    ② 임신선 : 탄력성은 회복되지만 탄력섬유의 파열로 인한 임신선은 영구히 남음
  2. 복직근 이개 : 복부의 고도 팽창 시 발생 → 휴식, 식이, 적절한 산후운동, 좋은 자세 등을 통해 복벽근
     팽창 회복 촉진
  3. 확장된 혈관으로 인한 섬망상혈관종, 검은 모반, 치육종 등도 호전
  4. 발한

13 다음 중 산욕기 월경에 대한 설명으로 옳은 것은?

① 비수유부의 경우 2~3개월경 50% 정도가 월경 회복
② 수유기간 동안 전혀 월경이 복귀되지 않는다.
③ 비수유부는 수유부에 비해 월경 복귀가 늦다.
④ 초산부가 경산부에 비해 월경 복귀가 빠르다.
⑤ 수유부는 자연피임이 되므로 추가적인 피임이 요하지 않다.

[월경의 회복]
    ① 비수유부 : 2~3개월경 50% 정도가 월경 회복
    ② 수유부 : 수유기간 및 개인차에 따라 다름
    ③ 초기 몇 번의 월경 : 무배란성인 경우가 많음
    ④ 피임
      - 분만 후 수유 중인 경우 월경이 중지되나 배란으로 임신이 될 수 있음
      - 수유부나 비수유부는 첫 성교시부터 피임

14 산모의 내분비계의 정상적인 변화에 대한 설명은?

① 에스트로겐은 분만 후 급격히 감소된다.
② 산후 에스트로겐의 증가는 유방울혈과 관련이 있다.
③ 프로락틴 증가 시 에스트로겐 혈중 농도의 증가를 보인다.
④ 옥시토신이 상승되면 난소의 자극이 빨라져 월경재개가 빠르다.
⑤ 프로락틴 분비는 모유수유의 빈도, 기간, 아이의 빠는 힘과 관련이 없다.

해설 [분만 후 호르몬의 변화]
    ① 에스트로겐 : 3시간 이내에 급격히 감소, 3주 이내 난포기 수준으로 회복
    ② 프로게스테론 : 3일 이내 황체기 수준으로 감소, 배란 후 증가됨
    ③ 융모성선 자극호르몬(hCG) : 24시간 내 급격히 감소, 1주일 후에는 검출 안 됨

15 산모의 혈중 섬유소원은 정상적으로 증가되어 있다. 이러한 생리적 기전을 이해한 간호사의 간호 중재로 적당한 것은?

① 산후 수분섭취를 권장한다.
② 쉽게 멍이 들 수 있음을 설명한다.
③ 산모에게 자궁 마사지를 권장한다.
④ 섬유소원의 증가가 산후 부종을 발생시키므로 이에 대한 불편감을 완화한다.
⑤ 조기 이상을 하도록 하여 혈전성 정맥염을 예방토록 한다.

해설 분만 후에는 섬유소원이 정상적으로 증가하여 혈전의 위험이 있으므로 조기 이상을 격려한다.

16 산모의 신장기능과 소변 배설에 대한 설명으로 옳은 것은?

① 비수유부에게 당뇨가 발생한다.
② 산후 케톤뇨는 신장기능에 문제가 있음을 나타낸다.
③ 산후 신사구체여과율의 감소로 일시적으로 소변량이 감소한다.
④ 경한 단백뇨가 나타난다.
⑤ 산후 혈중 요질산(BUN)의 증가는 신장 기능의 이상이 있음을 의미한다.

> **해설** [출산 후 소변 변화]
> ① 다뇨증 : 혈액량 증가, 호르몬의 변화, GRF의 상승
> ② 정상 소변 성분
> • 단백뇨(proteinuria) : 경한 단백뇨
> • 아세톤뇨(acetonuria) : 분만 중 탈수, 지연분만이 원인
> • 당뇨(lactosuria) : 수유부에게 발생
> ③ 자연배뇨 격려
> • 분만 후 6시간 이내 자연 배뇨가 되도록 격려
> • 배뇨를 통해 방광 회복 확인, 방광염 예방, 자궁수축이 촉진 됨

17 출산 후 1~2일 후의 산모가 자신의 기본적인 욕구 충족에 관심을 가지는 시기는?

① 의존-독립기
② 의존기
③ 이행기
④ 밀월기
⑤ 예측기

> **해설** [산욕기 모성의 심리적 변화과정]
> 의존기/소극기
> ① 시기 : 출산 후 1~2일
> ② 특징
> ㉠ 산모가 자신의 기본적인 욕구 충족에 관심을 가짐
> ㉡ 타인에게 휴식, 안위, 친밀감과 양육에 대해 의존함
> ㉢ 말이 많아지고 출산 경험에 대해 생각해보기 원함
> ㉣ 쉽게 흥분되기도 함

18 다음 중 분만 후 자궁퇴축을 확인하기 위해 자궁 촉진 전 시행할 사항으로 옳은 것은?

① 자궁 수축 시 자궁이완을 방지하기 위해 강한 마사지를 시행하기도 한다.
② 복부를 가볍게 힘준다.
③ 촉진 시 숨을 참도록 한다.
④ 쇄석위를 취하게 한다.
⑤ 자궁 촉진 전 산모에게 배뇨하도록 한다.

[자궁 퇴축 간호]
　　① 자궁이완 : 자궁저부 마사지 시행
　　　주의 : 자궁수축 시 과잉 마사지 금기(자궁이완의 원인)
　　② 배뇨와 정기적 모유수유 권장
　　③ 자궁수축제 투여
　　④ 오로와 출혈양상 관찰
　　⑤ 슬흉위 : 자궁후굴 예방

19 **출산 후 4~6시간까지 자연배뇨를 권장하여야 하는 이유는?**

　① 모유 분비를 자극하기 위해
　② 산후통을 예방하기 위해
　③ 직장압박으로 인한 통증을 완화하기 위해
　④ 소변에서 단백뇨가 나오는지를 확인하기 위해
　⑤ 방광팽만으로 인한 자궁수축 지연을 예방하기 위해

[자연배뇨]
　　① 실시 : 4~6시간까지 자연배뇨 권장
　　② 목적 : 산후감염 예방, 방광기능 확인, 자궁수축 촉진, 산후출혈 예방

20 **분만 이후 산후통을 호소하고 있는 산모를 위한 간호로 적절한 것은 무엇인가?**

　① 가능한 조기이상을 격려한다.
　② 좌위를 취하도록 한다.
　③ 진통제는 모유수유 후에 투약한다.
　④ 통증 시 자궁저부를 마사지한다.
　⑤ 통증 시 유방을 마사지하게 한다.

[산후통 간호]
　　① 방광 비우기　　　　　　　　② 자궁저부 마사지
　　③ 고온팩 적용　　　　　　　　④ 배 깔고 눕기(복위)
　　⑤ 수유　　　　　　　　　　　⑥ 다리 들어올리는 운동
　　⑦ 진통제 투여 : 모유수유 30분 전에 투약　　⑧ 교육

21 다음 중 회음부 간호에 대한 설명으로 옳은 것은 무엇인가?

① 부종, 통증을 완화하기 위해 건열요법을 적용한다.
② 냉요법은 장기간 사용하여 상처 회복을 높인다.
③ 회음부 간호 시 절개한 쪽으로 측와위를 취하게 한다.
④ 습열요법의 효과는 음부 순환증진, 부종이 경감된다.
⑤ 습열요법은 출산 후 1주일간만 적용한다.

> 해설 [회음부 간호]
> ① 냉요법
>   • 목적 : 부종, 통증, 출혈 감소효과
>   • 방법 : 얼음주머니를 24~48시간까지 회음절개부위에 적용
>   • 주의점 : 너무 오래 적용 시 상처 회복 지연
> ② 습열요법(좌욕)
>   • 목적 : 회음부 순환증진, 부종 경감, 조직이완
>   • 방법 : 1일 3~4회 적용, 1회 20분 정도. 물 온도 38~41℃, 3~4주까지 실시
> ③ 건열요법
>   • 상처부위 건조, 순환증진
>   • 방법 : 30~50watt, 50cm 거리, 1회 20분, 하루 3~4회 적용
> ④ 진통제 : 필요 시 투여
> ⑤ 체위
>   • 편안한 자세 : 절개하지 않은 쪽으로 측와위가 도움

22 산욕기의 산모의 휴식에 대해 옳게 설명한 것은?

① 분만 이후 방문을 높여 산후우울을 예방한다.
② 분만 후 8시간에는 충분히 휴식과 수면을 취하게 한다.
③ 경막외 마취시 바로 조기이상을 하여 정맥염을 예방한다.
④ 신체 불편감 호소 시 좌욕을 격려한다.
⑤ 척추 마취를 한 경우 반좌위를 취한다.

> 해설 [휴식]
> ① 분만 후 8시간 : 방문객을 제한하며, 충분히 휴식과 수면을 취하게 함
> ② 신체 불편감 호소 : 등 마사지, 이완요법, 필요시 수면제 투여
> ③ 척추마취 시 : 베개를 빼고 머리를 높이지 말고 똑바로 눕도록 함
>   → 두통예방
> ④ 경막외 마취 시 : 8시간 안정 후 조기이상 하도록 함

23 다음 중 모유수유를 시행하고 있는 산모에게 유두열상을 예방할 수 있는 방법으로 옳은 것은?

① 유두 끝만 물리고 수유한다.
② 가능하다면 이유를 일찍 시작한다.
③ 수분섭취를 증가하여 젖을 묽게 만든다.
④ 1회 수유시간을 5분 정도로 제한한다.
⑤ 수유 전에 냉찜질을 시행한다.

> 해설 [유두열상 관리]
> ① 원인 : 수유 시 부적절한 자세나 수유법(유두만 물리는 경우)
> ② 목적 : 유방염으로의 진전 예방
> ③ 증상 : 젖을 빨리고 난 후 유두의 심한 쓰림, 유두 표면의 벗겨짐, 출혈
> ④ 간호
> 　⊙ 냉요법(수유 후)·열요법(수유 전), 수유 후 건조시킴
> 　ⓒ 1회 수유시간을 5분 정도로 제한
> 　ⓒ 심한 경우 48시간 동안 수유 금지(젖을 짜내야 함)
> ⑤ 예방 : 아이를 가까이서 안고 유륜까지 빨림

24 출산 이후 산모에게 유방관리에 대해 교육하려고 한다. 적절한 내용은 무엇인가?

① 불편감을 완화하기 위해 브래지어를 사용하지 않는다.
② 공기에 10~20분간 노출 후 유두 마사지를 시행한다.
③ 심한 유두 열상 시 유두덮개를 이용한다.
④ 만성 간염 산모에게도 모유 수유를 격려한다.
⑤ 유두의 청결을 위해 비누와 알코올을 사용한다.

> 해설 [유방관리 지침]
> ① 유방지지 : 어깨선이 넓은 브래지어 착용
> ② 유두관리
> 　⊙ 임신 6개월부터 부드럽고 마른 수건으로 살살 문질러 단련시킴
> 　ⓒ 유두는 물로 닦음 : 유두를 보호하기 위해 비누, 알코올 등을 사용하지 않음
> ③ 심한 유두 열상 시 : 유두덮개 이용
> ④ 유두 마사지 후 : 10~20분간 공기 중에 노출하여 건조
> ⑤ 수유에 영향을 미치는 요인 : 산모의 불안, 근심, 걱정, 통증, 긴장, 약물 등
> ⑥ 수유의 금기증 : 치료받지 않은 활동성 결핵, 만성 간염, HIV 감염자

25 다음 중 산욕기 산모에게 나타나는 정상적 신체적 상태를 나타낸 것은?

① 빈맥이 촉진되었다.
② 분만 후 혈압상승이 있다.
③ 산후 2일째 체온이 38℃로 측정되었다.
④ 분만 직후 체중이 5~6kg 감소되었다.
⑤ 분만 후 3일째 산모가 소변을 1,000mL를 보았다.

> **해설** [체중감소]
> ① 분만 직후 : 5~6kg 정도 감소(태아, 태반, 양수, 실혈 등)
> ② 분만 후 1주일까지 : 4kg 감소(자궁퇴축, 오로, 발한, 이뇨작용 등)
> → 총 10kg 정도의 체중 감소

26 B형 간염 산모와 신생아에게 제공되어야 할 간호는?

① 모유수유를 금지한다.
② 신생아의 간기능 검사를 실시한다.
③ 분만 즉시 신생아에게 B형 간염 면역글로불린을 주사 후 백신을 접종한다.
④ 신생아가 B형 간염에 걸렸으므로 이를 위한 치료를 시행한다.
⑤ 분만 즉시 산모에게 B형 간염 면역글로불린을 주사 후 백신을 접종한다.

> **해설** 신생아의 감염에 대한 보호를 제공하기 위해 분만 즉시 신생아에게 B형 간염 면역글로불린과 B형 간염 백신을 투여

27 골반저근 강화운동을 출산 후 산모에게 교육하려고 한다. 골반저근 강화운동의 목적으로 적절한 것은?

① 혈전성 정맥염을 예방한다.
② 혈액순환을 돕고, 회음치유를 촉진한다.
③ 자궁수축을 촉진시킨다.
④ 하지부종을 예방한다.
⑤ 직립성 저혈압을 예방한다.

> **해설** [골반저근 강화운동(Kegel's Exercise) 목적]
> ① 골반근육의 탄력성 유지
> ② 혈액순환을 돕고, 회음치유 촉진
> ③ 출산 후 스트레스성 요실금 예방

CHAPTER 02

고위험 산욕 간호

모성간호학

UNIT 01　산후 출혈성 건강문제

1. 산후 출혈

질 분만 후 500ml 이상의 출혈, 제왕절개 분만 후 1,000ml 이상의 출혈이 있는 경우

	조기 산후출혈 ★★	후기 산후출혈 ★
정의	분만 24시간 이내 출혈	분만 24시간 이후에서 산후 6주까지 발생되는 출혈
원인	• 자궁이완(가장 흔한 원인) ★★★, 자궁근무력 • 분만시 산도 열상 : 회음부, 질, 경관 • 태반조각 잔류 • 자궁내번, 파종성 혈액응고장애 ★	• 태반조각 잔류(가장 흔한 원인) ★ (유착태반) 　→ 태반이 박리되기 전에 태반 배출 • 태반부착부위 자궁의 복구부전 • 감염
증상	• 출혈 • 저혈량 쇼크 　– 맥박, 호흡 상승 　– 피부 창백, 습함 　– 혈압하강 　– 소변량 감소 　– 오심, 구토 　– 안절부절못함 　– 의식수준 저하, 심하면 혼수, 사망	• 적은 양의 출혈이 지속적으로 나옴 　→ 저혈량성 쇼크 • 산후 5~15일 사이에 발생 • 오로의 색 : 갈색, 백색 → 적색 오로 • 악취 나는 오로 • 촉진 시 자궁통증 • 경관이 열려 있음
간호	• 자궁이완 시 : 자궁저부 마사지, 자궁 수축제 투여 • 연산도 열상 시 : 열상부위 봉합 • 태반잔류 : 용수박리, 소파술 • 체액보충 및 수혈	• 태반조각 잔류 시 : 소파술, 자궁수축제 • 항생제(감염 예방) • 출혈 시 : 수혈, 수액요법 • 산소투여, 프로스타글란딘 투여

2. 자궁복구부전(Subinvolution of uterus) ★★

1) 정의
① 자궁복구 과정이 지연되거나 불완전한 것
② 분만 24시간 후에 발생

2) 원인
① 자궁근의 탄력성 저하 : 양수과다, 쌍태아, 다산부
② 태반조직 잔류
③ 자궁내막염
④ 골반염증성 질환
⑤ 자궁근종

3) 증상
① 산후 자궁촉진 시 이완(물렁함) ★
② 다량의 출혈
③ 오로의 지연(양이 많은 적색오로의 지속)
④ 냄새나는 질분비물 : 감염위험
⑤ 복통, 요통, 골반중압감
⑥ 미열, 피로감, 정서적 불안증세

4) 치료 및 간호 ★★
① 자궁근 탄력저하 → 자궁수축제 투여
② 태반조직 잔류, 출혈 지속 시 → 소파술
③ 자궁내막염, 골반염증 → 항생제 투여
④ 모유수유 시 자궁수축 촉진됨

3. 산후 혈종(Hematoma)

1) 정의
혈관 손상으로 질이나 회음 피부 아래 결합조직 내로 혈액이 유출되는 것

2) 원인
① 아두 만출 시 압박
② 회음 주사나 봉합 시 혈관의 천공
③ 기계분만 시 손상

3) 증상
① 혈전 부위의 심한 통증, 팽륜, 압통
② 소변보기가 힘듦

③ 질내 혈종의 경우 변의를 느낌

④ 혈종 확인

⑤ 심한 경우 출혈과 통증으로 쇼크

4) 간호

① 혈종이 작은 경우 : 자연 흡수됨, 무통각제, 찬물찜질 ★

② 혈종이 크거나(지름 5cm 이상) 진행성일 때 : 절개 후 배액, 항생제 투여

③ 상처 재생기에 좌욕, 건열요법을 실시하여 상처치유 촉진

④ 필요시 통증 관리

⑤ 필요시 도뇨 시행

4. 자궁내번증

1) 정의

자궁이 뒤집혀 자궁저부가 자궁강으로 내려온 것

2) 원인 및 유발요인 ★

① 태반박리 전 제대를 잡아당김

② 태반박리와 만출 위해 자궁저부를 지나치게 밀어냄

③ 과도한 자궁저부 마사지

④ 유착태반, 태반의 용수박리

⑤ 제대가 짧은 경우

⑥ 다태임부의 급속분만

3) 증상

① 질의 심한 통증과 충만감

② 출혈 : 가장 먼저 발생하는 증상이며, 심한 경우는 저혈량성 쇼크로 사망

③ 감염

4) 간호

① 자궁내번 의심 시 : 옥시토신 중단

② 자궁을 원래 위치로 복원하기 위해 처방된 자궁이완제나 마취제를 투여하고 수술준비

③ 자궁의 원상복귀 시에는 자궁수축제 투여

④ 예방이 중요 : 분만 3기 관리 시 태반 만출을 너무 서두르면 안 됨

5. 유착태반

1) 정의

태반이 자궁에 단단히 부착되어 정상적으로 분리되지 않는 경우

2) 원인

과거 제왕절개술, 소파술

3) 종류

① 유착태반(placenta accreta) : 태반이 기저탈락막까지 통과

② 감입태반(placenta increta) : 태반이 자궁근층까지 침투

③ 첨입태반(placenta percreta) : 태반이 자궁근층을 통과하여 장막까지 도달

4) 증상

분만 후 태반박리가 안 되고 심한 자궁출혈 유발, 자궁파열 → 저혈량성 쇼크 유발

5) 치료

유착부위가 작으면 용수박리 실시 → 그러나 대부분 완전 유착 태반인 감입 태반과 첨입 태반은 자궁절제술을 실시함

💊 UNIT 02 　산후 감염성 건강문제

1. 정의

출산 이후 생식기의 세균성 감염으로 산욕감염, 패혈증, 산욕열으로도 불림

2. 산후감염의 지표

분만 첫 24시간 이후부터 10일 동안 구강으로 1일 4회의 체온 측정 시 38℃ 이상의 열이 2일간 지속되는 경우

3. 산후감염의 발생원인

주로 질내 연쇄상구균이 분만 시 손상부위에 침투 ★

구분	내용	
산전 요인	• 빈혈 • 영양결핍 • 신우신염의 과거 • 양막파열 후의 성교	• 산전관리의 부족 • 낮은 사회경제적 수준 • 흡연과 약물남용 • 비만
분만 중 요인	• 지연분만, 난산 • 용수박리 • 겸자분만 • 회음절개술, 제왕절개 등 수술적 요인	• 잦은 질 내진 • 파수 후 분만 지연 • 질내 모니터기 부착
산후 요인	• 산후출혈	• 태반조직 잔여

4. 산후감염의 종류와 간호

1) 산도 감염

종류	원인	증상	치료 및 간호 ★★
외음감염	회음절개 및 열상으로 감염	• 산욕초기 발열 • 국소통증, 발적, 부종 • 장액성 분비물 • 맥박상승	• 항생제 투여 • 배액증진 → 반좌위 • 패드 교환 • 좌욕 • 진통제, 회음램프 • 수분공급(2,000mL 이상)
자궁 내막염 ★★★★	자연분만, 잦은 내진, 태반상, 자궁 내막에 세균감염	• 산후 2~3일에 38℃ 이상의 체온 상승 • 발열, 오한, 권태, 두통, 요통, 식욕부진 • 악취나는 암적색의 화농성 오로 • 자궁이완 및 민감성 증가	• 약물 : 항생제, 자궁수축제 투여 (∵ 오로배출 용이) • 체위배액 : 반좌위(∵ 오로배출 용이, 상행감염 방지) • 수분공급(3~4L/일) • 침상안정 • 고단백, 고비타민, 고열량식이
골반 봉와직염, 골반 주위염	경관열상, 자궁내 막염이 혈관과 림 프관을타고 전파	• 고열(39.5~40℃) • 오한, 권태, 하복부 통증 • 빈맥, 백혈구 증가 • 자궁이완과 민감성 증가 • 골반농양	• 안정 및 수분공급 • 항생제, 진통제 투여 • 배농절개

2) 혈전성 정맥염 ★

(1) 원인

산욕기 중 혈액응고인자의 상승으로 정맥내층에 혈전이 생겨 여기에 염증이 일어나 발생

(2) 종류 ★★

구분	발생부위	발병 시기	증상
대퇴혈전성 정맥염 ★★★	대퇴, 슬와, 복재, 정맥의 혈전과 감염	산후 10~20일	• 오한, 권태, 백고종(milk leg) • 침범하지의 경직, 통증, 부종 • Homan's sign(+) ★
골반혈전성 정맥염	자궁, 난소, 하복부 정맥	산후 2주	• 오한 • 급격한 체온상승 • 빈맥 • 폐색전, 폐농양, 폐렴의 위험

※ Homan's sign(호만 징후) : 무릎을 굴곡 시킨 상태에서 발목을 몸쪽으로 당길 때(족 배굴곡) 종아리 통증을 느낌

(3) 치료 및 간호 ★★★

① 안정유지
② 하지상승
         ⊙ 대퇴혈전성 정맥염 : 하지 상승 ★
         ⓒ 골반혈전성 정맥염 : 고골반위(골반을 올린 심스 체위)
③ 약물 : 항응고제, 항생제, 진통제 투여
④ 통증감소 : 냉찜질, 온찜질, 진통제 투여
⑤ 모유수유 중단, 탄력스타킹, 다리 꼬지 않기

(4) 주의점

마사지는 절대금기 → 혈전박리의 위험

(5) 예방

조기이상을 통한 예방이 최선

3) 색전증, 폐색전증 ★★

(1) 정의

① 혈관벽에서 떨어져 나간 혈전이 혈행을 따라 폐순환계 내에 머무르는 것
② 폐동맥의 일부 또는 전부가 폐쇄되어 생명에 위협

(2) 원인

① 골반혈전성 정맥염에서 혈괴가 떨어져 색전이 되는 경우로 폐색전이 가장 많음
② 제왕절개분만 등 수술 후 합병증으로 발생

(3) 증상 ★

① 빈호흡, 빈맥, 저혈압, 호흡곤란
② 가슴을 죄는 듯한 통증, 안절부절
③ 기침, 객혈, 청색증, 불안

(4) 치료 및 간호중재

① 항응고제 투여, 혈전용해제 투여, 절대안정, 산소투여
② 간호사의 응급처치와 세심한 관찰이 중요

4) 유방염 ★★

(1) 정의

산욕기 유선조직의 급속감염으로 인한 국소적 농양

(2) 원인

① 주로 황색포도상구균
② 원인균은 산모나 의료진의 손이나 신생아의 구강을 통해 감염되거나 균열된 젖꼭지
의 상처를 통해 침범

(3) 증상

① 산후 2~3주경 주로 발생

② 전구증상 : 심한 유방울혈

③ 점진적으로 체온이 오르고 오한, 허약함, 두통, 권태감

④ 편측 유방의 국소증상 : 통증, 팽만감, 발적, 민감성 증가

⑤ 촉진 시 단단하며 긴장된 느낌이 있고, 치료하지 않으면 유방에 농양을 형성

⑥ 겨드랑이 림프절 증대

(4) 치료 및 간호 ★★★★★

① 치료 초기에 항생제를 투여하면서 젖을 계속해서 모두 짜내면 염증이 가라 앉음

② 유방 농양이 이미 생긴 경우는 외과적으로 배농하고 항생제를 투여

③ 산모는 2~3시간마다 수유하도록 하고 분유를 먹이지 말고 젖꼭지 덮개를 사용하지 않도록 함. 농양 발생하면 일시적 수유중단 ★

④ 지속적 수유로 유방의 농양 형성을 예방하고 재발을 막기 위해 항생제를 처방대로 투여

⑤ 하루에 수분 섭취를 2,500~3,000ml로 하고, 통증완화를 위해 진통제를 사용

(5) 예방법 ★

① 청결 : 수유 전후 손 씻기

② 유두관리 : 유두청결, 유두의 열상 예방 → 수유자세 교정(가까이 안고 유륜까지 빨림)

③ 수유 후 남은 젖을 짜내 유방울혈 예방

5) 산후 비뇨기계 감염

(1) 잔뇨증 ★

① 정의

자연배뇨 후 5분 이내 인공 도뇨하여 남아있는 소변량이 50mL 이상일 때

② 원인 : 방광근 이완, 소변정체

③ 증상

• 산모가 1회 300mL 이하의 소변을 자주 봄

• 방광팽만

• 치골상부 불편감

④ 간호

• 잔뇨 시 매 배뇨 후 인공도뇨 ★

• 정체도뇨관 삽입

(2) 방광염

① 정의 : 방광의 염증

② 증상 : 미열, 긴급뇨, 빈뇨, 배뇨 시 통증, 방광부위 압통과 불편감

③ 진단 : 세균뇨검사

④ 간호
- 수분공급(3,000mL/일)
- 항생제 치료

(3) 비뇨기계 감염 예방을 위한 환자교육 ★

① 회음부 간호 시행
② 면제품의 속옷 착용
③ 수분섭취 권장
④ 배뇨를 자주 함
⑤ 성교 전후에 소변보기
⑥ 감염의 증상과 징후 알기
⑦ 패드 앞에서 뒤로 갈기

🔓 UNIT 03 산욕기 정서장애와 간호

1. 산후우울(Postpartum blue, Baby blue)

1) 정의

산욕부의 일시적 적응장애의 한 형태로 정상반응임

2) 발병시기

산욕 초기 일시적으로 발생, 보통 산후 3~5일에 발생하여 10일경에 없어짐

3) 원인

내분비 변화(에스트로겐의 분비 저하), 수면부족, 지지체계의 부족, 원치 않는 아이, 과거의 상실, 억압, 학대 경험

4) 증상

경한 우울반응(울음, 상실감, 부적절감, 피로, 두통, 기분변화 등) 정상적 사고 유지

5) 간호

① 정상적인 반응임을 알림
② 감정표현 격리
③ 자존감 증진
④ 인내, 지지 이해
⑤ 가족의 지지

2. 산후우울증(postpartum depression)과 산후정신병(postpartum psychosis)

산후우울과는 달리 비정상적 정서장애에 해당

구분	산후우울증 ★★	산후정신병
발병 시기	산후 2주~3개월 이내	산후 1개월 이내(80%가 산후 3~14일에 발생)
원인	• 사회문화적 요인 : 가족 간의 역할 긴장, 역할 변화 등 • 과거 산후우울증 경험 • 중증의 월경전증후군 경험	• 유전적 소인 • 호르몬 요인 • 생물학적 요인 : 월경곤란증, 수면장애 • 심리학적 요인 : 부부관계, 가정환경 등
증상	• 정상적 산후우울보다 오래 지속, 정신의학적 치료 필요 • 기분변화, 의기소침, 식욕상실 • 불안, 죄책감 • 임신과 모성에 대한 양가감정 • 기억력, 집중력 감소	• 단극성 우울증(망상, 환청, 무가치감, 정신운동 방해, 자살충동, 죄책감, 불면, 자가간호 결핍) • 양극성 우울, 조울증
간호 중재	• 약물치료(항우울제) • 산모의 기분, 호소에 적절한 반응 • 가족의 지지를 받을 수 있도록 교육	• 입원치료 필요 • 약물치료(항정신성 약물, 항우울제) • 사회적 지지체계 활용, 정신요법

We Are Nurse 모성간호학

단원별 문제

01 후기 산후 출혈의 정의는?

① 산후 2일째 500cc 출혈이 있는 질식분만 산모
② 산후 2일째 500cc 출혈이 있는 제왕절개분만 산모
③ 산후 24시간 이내 500cc 출혈이 있는 질식분만 산모
④ 산후 24시간 이내 1000cc 출혈이 있는 제왕절개분만 산모
⑤ 산후 8일째 500cc 출혈이 있는 제왕절개분만 산모

해설 [후기산후출혈]
- 분만 24시간 이후에서 산후 6주까지 발생되는 출혈
- 질 분만 후 500ml 이상의 출혈, 제왕절개 분만 후 1,000ml 이상의 출혈이 있는 경우

02 조기 산후출혈에 대한 설명으로 옳은 것은?

① 분만 24시간 이후~6주까지 발생하는 출혈이다.
② 적은 양의 출혈이 지속적으로 나오는 것이 특징이다.
③ 주요 원인은 감염이다.
④ 산후 자궁이 부드럽게 촉진되고 적색오로나 갈색오로 등이 지속적으로 나온다.
⑤ 출혈로 인한 저혈량성 쇼크가 분만 24시간 이내에 발생하므로 이에 대한 간호가 필요하다.

해설

종류	분비기간	비정상 상태
정의	분만 24시간 이내 출혈	분만 24시간 이후에서 산후 6주까지 발생되는 출혈
원인	• 자궁이완(가장 흔한 원인), 자궁근무력 • 분만시 산도 열상 : 회음부, 질, 경관 • 태반조각 잔류 • 자궁내번, 과종성 혈액응고장애	• 태반조각 잔류(가장 흔한 원인)(유착태반) → 태반이 박리되기 전에 태반 배출 • 태반부착부위 자궁의 복구부전 • 감염

01. ① 02. ⑤

03 유방염에 대한 설명으로 옳은 것은?

① 산후 1일째 주로 발생한다.
② 수유 시 유두만 빨리도록 한다.
③ 주로 연쇄상구균에 의해 발생한다.
④ 혈전색전증 환자에게서 많이 발생한다.
⑤ 전구증상으로 심한 유방울혈증상을 경험한다.

해설 [유방염]
① 주로 황색포도상구균에 의해 발생
② 원인균은 산모나 의료진의 손이나 신생아의 구강을 통해 감염되거나 균열된 젖꼭지의 상처를 통해 침범
[증상]
① 산후 2~3주경 주로 발생
② 전구증상 : 심한 유방울혈
③ 점진적으로 체온이 오르고 오한, 허약함, 두통, 권태감
④ 편측 유방의 국소증상 : 통증, 팽만감, 발적, 민감성 증가
⑤ 유방 결절, 촉진 시 단단하며 긴장된 느낌이 있고, 치료하지 않으면 유방에 농양이 형성
⑥ 겨드랑이 림프절 증대

04 산욕감염이 있는 산모의 오로 배출을 돕는 체위는?

① 앙와위
② 측위
③ 심스 체위
④ 반좌위
⑤ 배횡와위

해설 오로배출 용이 체위 : 골반저위, 반좌위

05 대퇴혈전성 정맥염이 주로 발생하는 정맥은?

① 경정맥
② 하복부정맥
③ 난소정맥
④ 자궁정맥
⑤ 슬와정맥

해설

구분	발생부위	발병 시기	증상
대퇴혈전성 정맥염	대퇴, 슬와, 복재, 정맥의 혈전과 감염	산후 10~20일	• 오한, 권태, 백고종(milk leg) • 침범하지의 경직, 통증, 부종 • Homan's sign(+)

정답 📷 **03. ⑤ 04. ④ 05. ⑤**

06 다리에 백고종(milk leg)이 있을 때 의심할 수 있는 것은?

① 유선염   ② 방광염
③ 고혈압   ④ 혈전성 정맥염
⑤ 당뇨병

> **해설** [대퇴혈전성 정맥염 증상]
> 오한, 권태, 백고종(milk leg), 침범하지의 경직, 통증, 부종, Homan's sign(+)

07 자궁내번증의 원인 및 유발요인 중 가장 큰 요인은?

① 급속분만   ② 지연분만
③ 분만 후 적절하지 못한 체위   ④ 자연적인 이유
⑤ 태반박리 전 자궁수축이 없을 때 제대를 잡아당김

> **해설** [자궁내번증]
> (1) 정의 : 자궁이 뒤집혀 자궁저부가 자궁강으로 내려온 것
> (2) 원인 및 유발요인
>   ① 태반박리 전 자궁수축이 없을 때 제대를 잡아당김
>   ② 태반박리와 만출 위해 자궁저부를 지나치게 밀어냄
>   ③ 과도한 자궁저부 마사지
>   ④ 유착태반, 태반의 용수박리
>   ⑤ 제대가 짧은 경우
>   ⑥ 다태임부의 급속분만

08 다음 중 양수색전증 주요 증상은?

① 호흡부전, 가슴통증   ② 강직성 자궁수축
③ 다리의 부종   ④ 팔, 다리의 저림
⑤ Milk leg

> **해설** [증상]
>   ① 빈호흡, 빈맥, 저혈압, 호흡곤란
>   ② 가슴을 죄는 듯한 통증, 안절부절
>   ③ 기침, 객혈, 청색증, 불안

09 분만 48시간이 지난 산모의 체온이 38℃이며, 산후통을 호소하고 자궁퇴축부전이 있다. 이 산모에게 나타날 수 있는 상황은?

① 악취나는 적색오로
② 변비
③ 요실금
④ 식욕증가
⑤ 당뇨

해설 [자궁퇴축부전 증상]
① 산후 자궁촉진 시 이완(물렁함)
② 다량의 출혈
③ 오로의 지연(양이 많은 적색오로의 지속)
④ 냄새나는 질분비물 : 감염위험
⑤ 복통, 요통, 골반중압감
⑥ 미열, 피로감, 정서적 불안증세

10 회음 열상 시 음순소대부터 항문조임근까지 열상이 생긴 경우 몇 도 열상에 해당하는가?

① 1도 열상
② 2도 열상
③ 3도 열상
④ 4도 열상
⑤ 5도 열상

해설

열상의 종류	상태
1도 열상	음순소대의 피부열상(근육은 열상이 없는 상태)
2도 열상	음순소대, 회음, 회음체까지의 열상
3도 열상	음순소대, 회음, 회음체, 항문조임근까지의 열상
4도 열상	음순소대, 회음, 회음체, 항문조임근, 직장까지의 열상

11 혈종이 작은 경우 치료하는 방법은?

① 냉찜질을 한다.
② 질에 패킹한다.
③ 도뇨관을 유치해 둔다.
④ 출혈혈관을 찾아 결찰한다.
⑤ 절개한 후 혈액을 배액시킨다.

해설 [산후 혈종 간호]
① 혈종이 작은 경우 : 자연 흡수됨, 무통각제, 찬물찜질
② 혈종이 크거나(지름 5cm 이상) 진행성일 때 : 절개 후 배액, 항생제 투여

12 산욕기 감염에 대한 설명으로 옳은 것은?

① 주로 산모의 호흡기 감염으로 나타난다.
② 산욕기 감염의 가장 먼저 생기는 증상은 복통과 구토이다.
③ 자궁내막에 주로 생기며 주위조직으로 확산되지는 않는다.
④ 분만 후 첫 24시간 내에 40℃ 이상의 체온상승이 있는 것이 특징이다.
⑤ 출산 이후 24시간 후부터 산후 10일 이내에 38℃ 이상의 열이 적어도 2일 이상 있는 경우이다.

해설 산욕감염의 정의 : 출산 이후 24시간 후부터 산후 10일 이내에 38℃ 이상의 열이 적어도 2일 이상 있는 경우

13 주요 산후감염의 원인균은?

① 임균　　　　　　　　② 폐렴구균
③ 연쇄상구균　　　　　④ 대장균
⑤ 결핵균

해설 [산후감염의 발생원인]
　　　주로 질내 연쇄상구균이 분만 시 손상부위에 침투된다.

14 분만 후 산후 감염의 요인으로 옳은 것은?

① 빈혈　　　　　　　　② 신우신염
③ 태반조직 잔여　　　　④ 흡연
⑤ 비만

해설 [산후감염의 요인]
　　　• 산후출혈
　　　• 태반조직 잔여

15 다음 중 비뇨기계 감염 예방을 위한 교육을 산모를 대상으로 실시하려고 한다. 교육 내용으로 옳은 것은?

① 분만 후 멸균 패드를 한 시간마다 교환한다.
② 분만 후 24시간 이내에 조기이상을 격려한다.
③ 철저한 질세척을 시행한다.
④ 방광팽만을 느끼면 인공도뇨를 실시한다.
⑤ 태반조직이 잔류되지 않도록 한다.

> **해설** [비뇨기계 감염 예방을 위한 환자교육]
> – 분만 후
> ① 멸균 회음패드 4시간마다 교환   ② 회음부 청결과 좌욕
> ③ 분만 후 24시간 이내에 조기이상   ④ 성교, 질세척 등은 산욕 3~4주까지 금지
> ⑤ 방문객 제한

16 혈전성 정맥염 예방을 위한 가장 좋은 간호는?

① 자궁 마사지   ② 예방적 항생제 투여
③ 하지 마사지   ④ 고단백식이 섭취
⑤ 조기이상

> **해설** [혈전성 정맥염 치료 및 간호]
> ① 안정유지
> ② 하지상승
>   ㉠ 대퇴혈전성 정맥염 : 하지 상승
>   ㉡ 골반혈전성 정맥염 : 고골반위(골반을 올린 심스 체위)
> ③ 약물 : 항응고제, 항생제, 진통제 투여
> ④ 통증감소 : 냉찜질, 온찜질, 진통제 투여
> ⑤ 모유수유 중단

17 산후 자궁내막염이 발생한 산욕기 산모의 치료 및 간호로 적절한 것은?

① 저단백, 저열량식이를 섭취한다.
② 쇄석위를 취한다.
③ 운동을 격려하여 오로 배출을 촉진한다.
④ 좌측위를 취해 산모를 편안하게 해 준다.
⑤ 수분공급(3~4L/일)을 하며 반좌위를 취한다.

산후의 자궁내막염 치료와 간호는 다음과 같다.
- 약물 : 항생제, 자궁수축제 투여
- 수분공급(3~4L/일)
- 고단백, 고비타민, 고열량식이
- 체위배액 : 반좌위
- 침상안정

18 다음 중 색전증, 폐색전증 시의 간호중재로 옳은 것은?

① 가능한 반좌위를 취한다.　　② 꽉 끼는 속옷을 입도록 한다.

③ 다리 마사지를 실시한다.　　④ 항응고제 투여, 혈전용해제를 투여한다.

⑤ 배뇨 시 통증이 심하므로 수분섭취를 1,000cc/일 이하로 제한한다.

[색전증, 폐색전증의 치료 및 간호중재]
- 항응고제 투여, 혈전용해제 투여, 절대안정, 산소투여
- 간호사의 응급처치와 세심한 관찰이 중요

19 다음 중 유방염에 대한 설명으로 옳은 것은?

① 산후 2~3일째 주로 발생한다.
② 수유 시 유두만 빨리도록 한다.
③ 주로 연쇄상구균에 의해 발생한다.
④ 혈전색전증 환자에게서 많이 발생한다.
⑤ 점진적으로 체온이 오르고 오한, 허약함, 두통, 권태감 증상을 경험한다.

[유방염 증상]
- 산후 2~3주경 주로 발생
- 전구증상 : 심한 유방울혈
- 점진적으로 체온이 오르고 오한, 허약함, 두통, 권태감
- 편측 유방의 국소증상 : 통증, 팽만감, 발적, 민감성 증가
- 촉진 시 단단하며 긴장된 느낌이 있고, 치료하지 않으면 유방에 농양이 형성
- 겨드랑이 림프절 증대

20 회음절개술 부위의 감염 발생 시 간호로 적합한 것은?

① 수분섭취를 줄인다.　　② 냉찜질을 시행한다.

③ 좌욕을 하도록 한다.　　④ 조기이상을 격려한다.

⑤ 다리를 상승하는 체위를 취한다.

[좌욕의 목적]
회음부 순환증진, 부종 경감, 조직이완, 상처 치유 효과

21 다음 중 산모에게 유방염이 생기기 쉬운 경우는?

① 손으로 젖을 짜낼 때   ② 수분섭취 부족
③ 제왕절개 산모   ④ 젖을 불규칙하게 먹였을 때
⑤ 열상이 생겼을 때

[유방염의 원인]
• 주로 황색포도상구균
• 원인균은 산모나 의료진의 손이나 신생아의 구강을 통해 감염되거나 균열된 젖꼭지나 갈라진 젖꼭지의 상처를 통해 침범

22 다음 중 자궁복구부전 시의 원인과 치료에 대한 짝으로 잘못된 것은?

① 태반조직 잔류, 출혈 지속시 → 항생제 투여
② 자궁근 탄력저하 → 자궁수축제 투여
③ 자궁내막염 → 항생제 투여
④ 골반염증 → 항생제 투여
⑤ 냄새나는 분비물 → 항생제 투여

[자궁복구 부전 치료]
① 자궁근 탄력저하 → 자궁수축제 투여
② 태반조직 잔류, 출혈 지속시 → 소파술
③ 자궁내막염, 골반염증 → 항생제 투여
④ 모유수유 시 자궁수축 촉진됨

23 다음 중 산후 혈종에 대한 설명으로 옳은 것은?

① 분만 24시간 이후~6주까지 발생하는 출혈이다.
② 적은 양의 출혈이 지속적으로 나오는 것이 특징이다.
③ 주요 원인은 감염, 자궁퇴축부전, 태반조각의 잔류이다.
④ 산후 자궁이 부드럽게 촉진되고 적색오로나 갈색오로 등이 지속적으로 나온다.
⑤ 혈관 손상으로 질이나 회음 피부 아래 결합조직 내로 혈액이 유출되는 것이다.

해설 **[산후 혈종]**
① 정의 : 혈관 손상으로 질이나 회음 피부 아래 결합조직 내로 혈액이 유출되는 것
② 원인
  – 아두 만출 시 압박
  – 회음 주사나 봉합시 혈관의 천공
  – 기계분만 시 손상

24 다음 중 분만 이후에 발생하는 자궁퇴축부전의 증상은?

① 발한과 과다한 오로 배출
② 산후 자궁촉진 시 이완(물렁함)
③ 산후 강한 복부의 통증
④ 치골결합부위의 팽만
⑤ 분만 24시간 내 38℃의 열

해설 **[자궁퇴축부전]**
① 자궁복구 과정이 지연되거나 불완전한 것
② 분만 24시간 후에 발생한다.
[증상]
① 산후 자궁촉진 시 이완(물렁함)
② 다량의 출혈
③ 오로의 지연(양이 많은 적색오로의 지속)
④ 냄새나는 질분비물 : 감염위험
⑤ 복통, 요통, 골반중압감
⑥ 미열, 피로감, 정서적 불안증세

25 다음 중 산후혈종의 간호로 적절한 것은 무엇인가?

① 혈종이 작은 경우 절개 후 배액한다.
② 혈종이 클 경우 찬물 찜질을 시행한다.
③ 질내에 혈종이 있는 경우 크기에 상관없이 절개 후 배액한다.
④ 혈종으로 인해 출혈이 지속되는 경우 좌욕을 실시한다.
⑤ 필요시 통증관리와 도뇨를 시행한다.

해설 **[혈종 시 간호]**
① 혈종이 작은 경우 : 자연 흡수됨, 무통각제, 찬물찜질
② 혈종이 크거나(지름 5cm 이상) 진행성일 때 : 절개 후 배액, 항생제 투여
③ 상처 재생기에 좌욕, 건열요법을 실시하여 상처치유 촉진
④ 필요 시 통증 관리
⑤ 필요 시 도뇨 시행

26 다음 중 자궁내번증 시 간호로 적절한 것은?

① 자궁저부 마사지를 시행한다.
② 탯줄을 잡아당겨 태반을 배출한다.
③ 자궁이 원위치로 되도록 Yutopar를 투여한다.
④ 자궁을 원상복귀 시에는 자궁수축제를 투여한다.
⑤ 옥시토신을 투여하여 자궁수축을 유발하여 자궁의 위치를 회복한다.

> **해설** [자궁내번증 간호]
> ① 자궁내번 의심 시 : 옥시토신 중단
> ② 자궁을 제위치로 복원하기 위해 처방된 자궁이완제나 마취제를 투여하고 수술준비
> ③ 자궁이 원상복귀 시에는 자궁수축제 투여
> 예방이 중요 : 분만 3기 관리 시 태반만출을 너무 서두르면 안 됨

27 다음 중 유착태반에 대한 설명으로 옳은 것은?

① 유착태반은 태반이 자궁근층까지 침투된 것이다.
② 감입태반은 태반이 기저탈락막까지 통과되는 것이다.
③ 첨입태반은 태반이 자궁근층을 통과하여 장막까지 도달한다.
④ 유착태반의 원인은 다태아 출산이나 겸자분만이다.
⑤ 감입태반인 경우 주로 용수박리를 실시한다.

> **해설** [유착태반]
> ① 정의 : 태반이 자궁에 견고히 부착되어 자연적으로 분리되지 않는 상태
> ② 종류
> ㉠ 유착태반(placenta accreta) : 태반이 기저탈락막까지 통과
> ㉡ 감입태반(placenta increta) : 태반이 자궁근층까지 침투
> ㉢ 첨입태반(placenta percreta) : 태반이 자궁근층을 통과하여 장막까지 도달

28 산후 3일째 되는 산부가 울고 있다. 적절한 간호중재는?

① 울지 말라고 위로한다.
② 왜 우는지 이유를 물어본다.
③ 울고 나면 기분이 나아질 거라고 말해준다.
④ 호르몬 치료를 받도록 권유한다.
⑤ 육아에 더욱 전념하도록 격려한다.

정답   **26.** ④   **27.** ③   **28.** ③

해설 [산후 우울 간호]
① 산모에게 분만초기의 우울함이 정상이라 설명
② 울음은 긴장을 해소시키므로 원하면 울도록 함
③ 대처법 제시·경청
④ 정서적 지지 및 충분한 휴식 제공
⑤ 부모역할 준비 및 지지체계 의뢰

모성간호학 간결

초판 1쇄 인쇄 2023년 6월 16일
초판 1쇄 발행 2023년 6월 16일
초판 2쇄 발행 2024년 3월 20일

편저자   위아너스 편집위원회
발행처   (주)IMRN
주 소   경기도 파주시 금릉역로 84, 청원센트럴타워 606호 (금촌동)

ISBN   979-11-982212-5-4